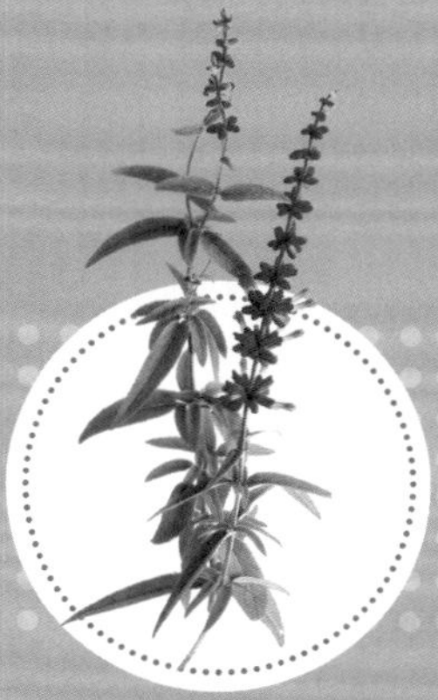

Aromatherapy

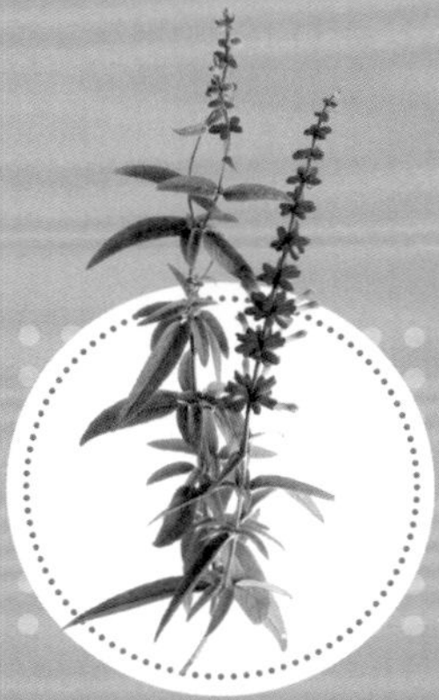

Aromatherapy

給大忙人的

以味道療癒身心，
平日保健，生病時也可以舒服過！

芳香療法

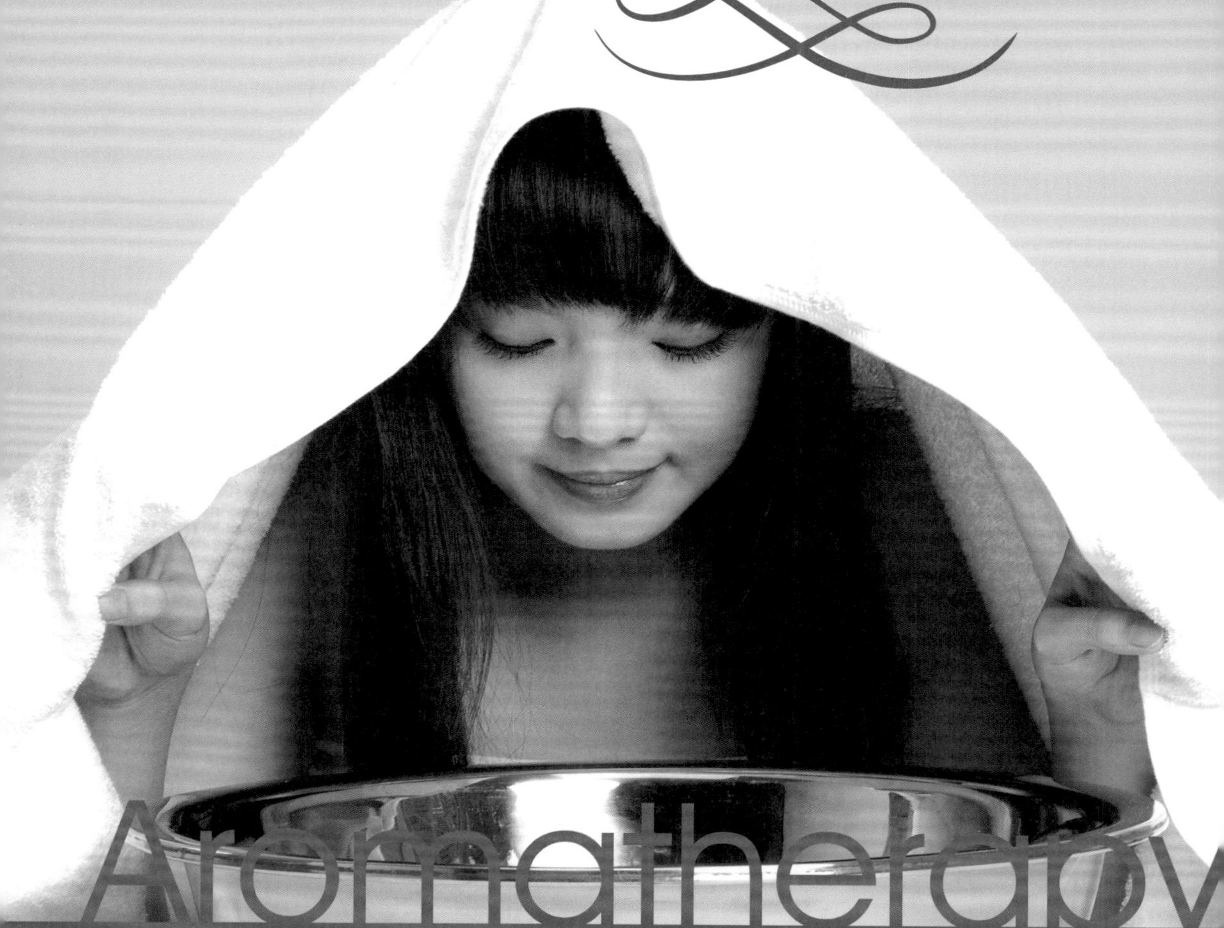

Aromatherapy

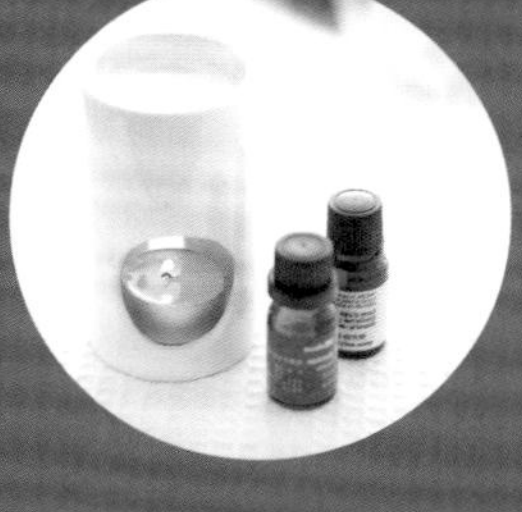

生活、環境、工作造成的心理壓力，讓你煩悶、焦慮、身體不適……
精油芳香療法，是大忙人最簡易的放鬆法。
拒絕任何化學香精，從聞香開始，
迎接純淨天然芳香分子，用嗅覺找回寧靜健康。

朱俐陵・王人仁◆著

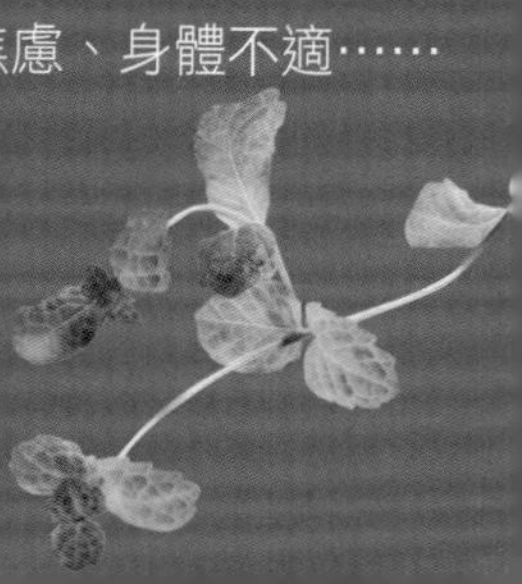

芳香療法推廣與使用

推薦序 preface

近年來，坊間常見「芳香療法」的推廣和使用，但一般民眾對於「芳香療法」仍有存疑；其實，翻閱歷史的記載，祖先早已知道利用植物的芳香治療疾病和安撫心靈。如何解開民眾的疑慮？很高興在這個時候有一本使用科學的方法介紹「芳香療法」的書出版。

開宗明義，俐陵介紹「認識芳香療法」，清楚的說明精油是什麼、如何萃取、如何分辨真偽、什麼是芳香療法、芳香療法的歷史、精油使用的方法、聞香、精油的調配方法及基礎油等，以學理的觀點深入淺出地娓娓道來，宛如揭開「芳香療法」的神秘面紗；除此之外，本書更囊括了三十種居家常用精油、常見病例芳香療法、居家常用保健手法等，讓讀者得學以致用。

俐陵是「台北縣政府工作職能」培養的教師，從事精油芳香療法教學已有多年，累積出無數的學員，並建立良好口碑，是國內少數年輕優秀的精油芳療教師，本書的內容提供完整又正確的精油芳療資訊，藉由淺顯易懂又幽默的介紹，可作為一般民眾精油芳香療法的參考書籍。

個人很榮幸應邀為俐陵的新書寫序，期盼她教學之餘繼續著書立說，推動精油芳香療法的發展，以提供大眾更完善和正確的精油芳香療法的使用資訊。

實踐大學食品營養與保健生技學系教授　張美鈴

傳播健康、美滿、快樂的種子

自序 preface

在一個偶然的機緣之下，我接觸到了芳香療法，這真是我這一生中最美妙的事情，它不但改變了我的生活，改變了我的思想，更讓我瞭解什麼是生活的意義，什麼是生命的價值。

原本我是一個時常為工作而交際應酬的人，而如今，我過著不菸不酒的生活，並且在山上種植有機農業及在社區大學和各協會教授芳香療法，所有的朋友都不敢相信這個事實，甚至有人懷疑我會再度開戒，但是至今已八、九年了，我並沒有因為時間而放棄了我的堅持，反而很享受現在的生活，我和我的朋友都知道，我會延續這個健康而且快樂的生活。並且我有些好朋友也加入我的行列，戒除了以往的惡習，這真是我最大的成就，我願將這健康、美滿、快樂的種子傳播給所有的朋友。

我學習芳香療法近二十年，時常閱讀台灣的芳香療法書籍，心中總是覺得有些欠缺，我時常問自己，這樣敘述，一般的讀者是否看得懂其中的意義？這樣的配方，效果到底如何？看完這本書，你就瞭解芳香療法？有需要的時候，是否可自行調配出適合的精油配方？是否可以多寫一些自己的經驗？多寫一些詳細完整的調配過程及使用方法？是否可以寫出一本只使用一些常用精油就可以達到最高的居家保健效果的書……這些想法一直在我心中糾結，直到俐陵老師的大力支持，願意將自己近三十年的芳療經驗分享，才敢與俐陵老師共同執筆，將我們兩人多年的芳療經驗寫出。

以最有條理的鋪陳，最口語化的語氣，最簡潔詳實的敘述，最婆婆媽媽的叮嚀，並且所有的案例及使用的配方，都是確有其事，且配方都是全程使用到改善，我想如此的芳療書籍在台灣及業界上也少有，希望如此認真寫作的書籍能夠對所有的讀者有所助益，並且也希望能在台灣的芳療界，激起一些漣漪，讓台灣芳療界的先進老師，也能夠將自己的臨床經驗，毫無保留的貢獻出來，造福所有的讀者。

朱俐陵、王人仁

CONTENTS

Part 1

認識芳香療法

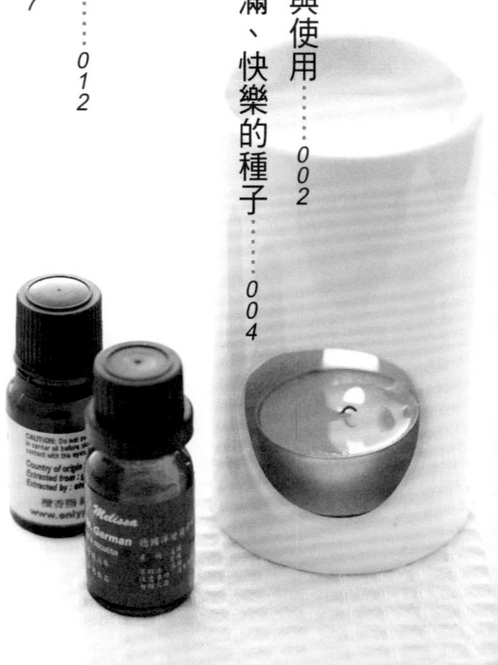

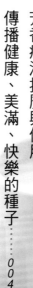

Part 2

30種居家常用精油

CONTENTS

Part 3 常見病例芳香療法

Part 4 居家常用保健手法

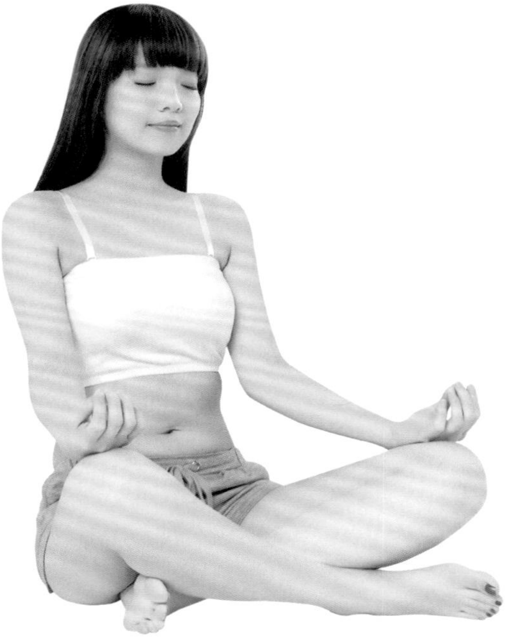

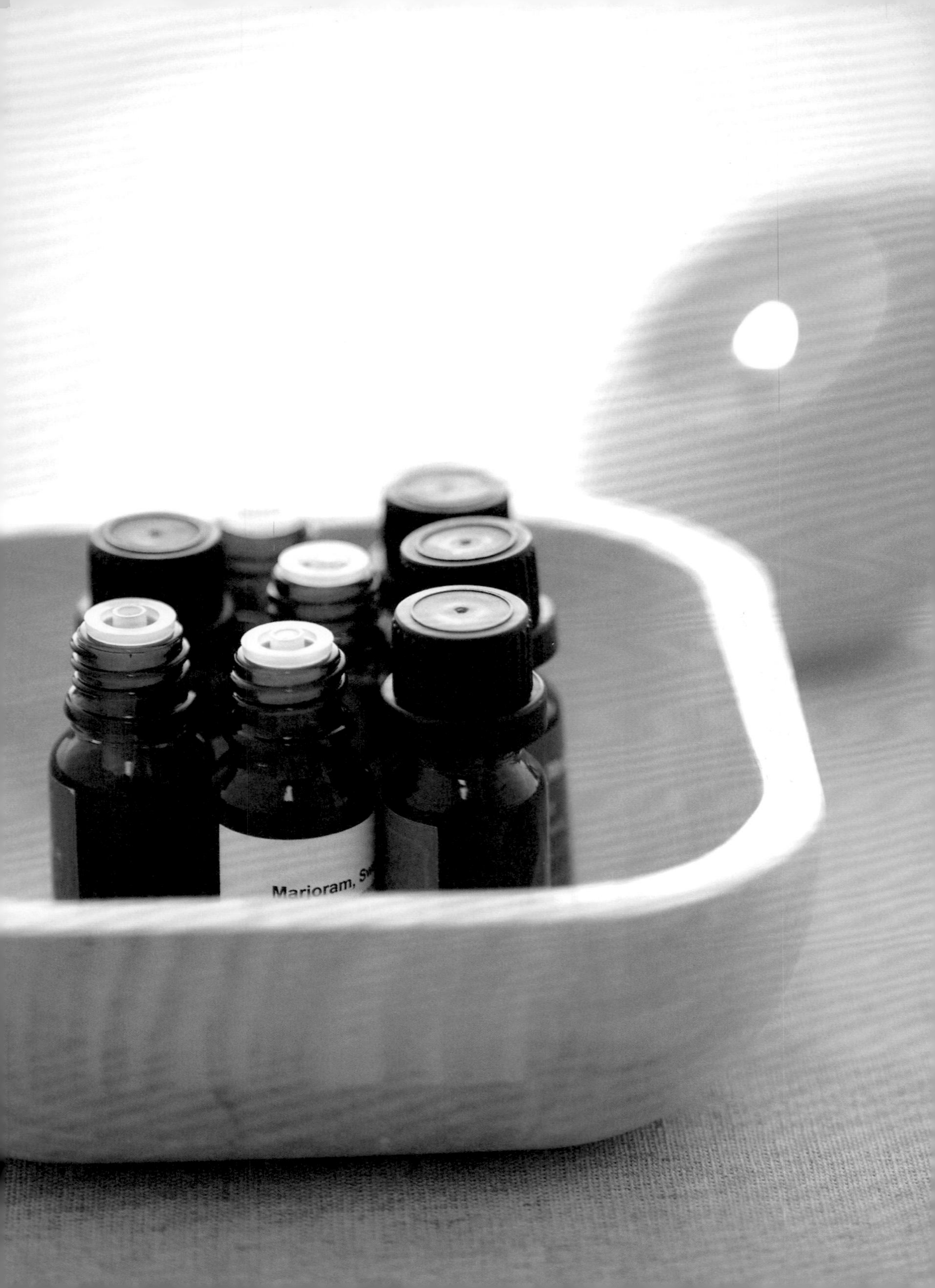
Marjoram,

Part 1

Aromatherapy

認識芳香療法

芳香療法就是將芳香植物的根、莖、枝、葉、花、果、樹脂、種子……等，
透過各種不同的方式萃取出精油，
再以各種不同的方式施用在人體上，
提升免疫能力、促進新陳代謝，進而改善身、心、靈的不適。

精油芬芳的神祕力量

春暖花開的季節，無論男女老少都愛出門踏青賞花，除了繽紛色彩吸引目光外，花、草、果、樹釋放出來的負離子芬多精和香氣，實在令人心曠神怡。為什麼我們會想接近這些綠色植物？因為神奇多樣的芳香分子正在召喚著你呢！我暱稱芳香分子為花仙子，因為它們是有生命力的，是股神祕而令人著迷的力量。

臺灣盛產水果，尤其是柑橘類，如橘子、柳丁、葡萄柚、金桔、柚子、檸檬等，當我們用手去剝它，搓揉迷迭香、薰衣草的葉子，或置身在浪漫的玫瑰花園裡，我們聞到的香氣是什麼？那就是上天賜給人類的珍貴禮物——精油，精油賦予了植物特定的香味。

芳香植物指的是可以萃取精油的植物。精油是由很多單一天然化學成分組成的化合物，這些天然化學成分的特質，決定了精油的療效和香味。

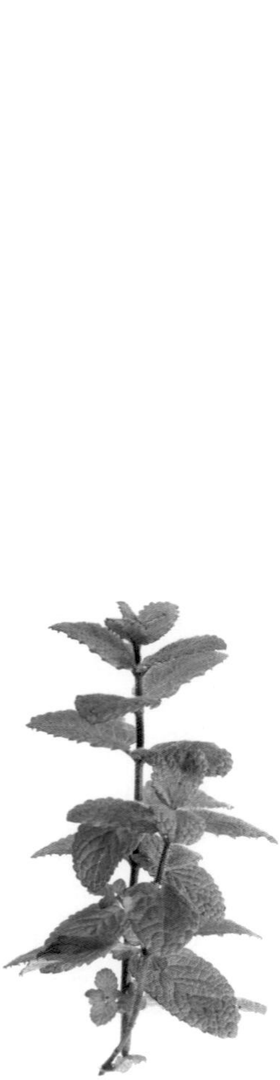

精油的成分

精油的成分主要是碳水化合物和氧化化合物，這些氧化化合物來自碳氫化合物，例如醇、醛、酯、醚、酚、酮和氧化物。有些植物某一種成分占的比率較多，該成分就會主導精油主要的作用，例如肉桂、丁香精油含有酚類，它有強烈的消毒和殺菌效果，屬於比較刺激強效的成分。因此，對肉桂、丁香、黑胡椒等含有酚類的精油，應該要採低濃度和短時間使用比較安全，因為長時間使用多量的酚類可能會引起中毒，尤其容易導致對肝臟的傷害。

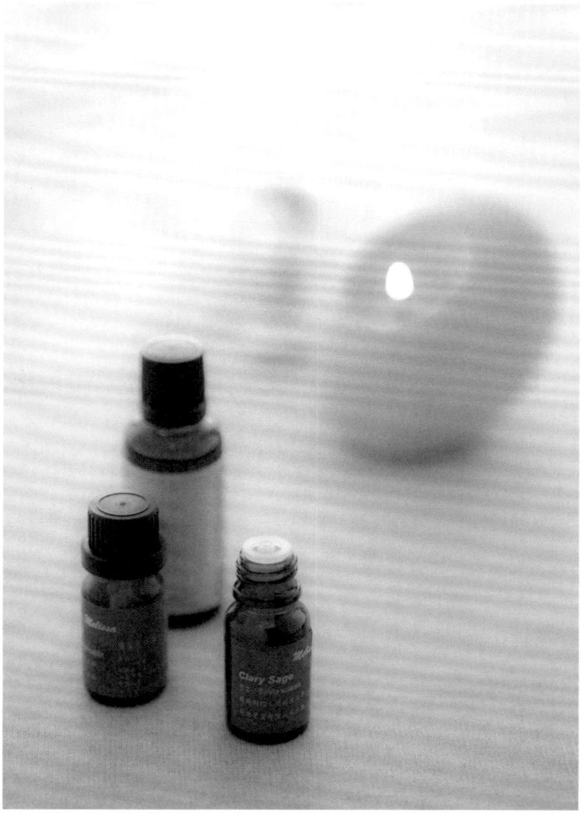

精油KNOW

人體為了把酚類排出體外，必須由肝臟負責轉換它的成分（磺酸鹽），大劑量的酚類會使肝臟不堪負荷而受傷害，因此這類精油不宜高濃度使用。例如當牙齒疼痛時，建議精油配方為：取50ml乳液，加入薰衣草精油12滴、德國洋甘菊精油5滴、薄荷精油8滴、丁香精油5滴。牙疼時首先要解除疼痛，而疼痛的來源可能是細菌感染或神經發炎，當疼痛紓解之後，須請牙醫詳加檢查。

精油從哪裡來

精油萃取自植物葉子、樹脂、木心和根部。由葉子萃取出來的精油較具刺激性和活性，適合用來治療急性短期的呼吸系統疾病，待疾病好轉時，再使用樹脂、樹木（木心）類的精油，來調養組織至完全康復。

精油具高揮發性，因此必須妥善保存。精油係萃取自芳香植物的花、果、葉、枝、根、莖、種子、樹皮、樹脂等部位，如永久花、茉莉花等是從花瓣中萃取精油。苦橙樹的經濟價值就很高，可以從葉子萃取出苦橙葉精油；從花朵得到橙花精油；從果皮中則可以得到苦橙精油，它們都有類似的作用，但使用程度和作用大小仍有相異之處。

精油的萃取部位

花
玫瑰、茉莉
橙花
義大利永久花

葉子
香茅、檸檬香茅
苦橙葉、白千層
尤加利

樹皮
肉桂皮

木材
檀木、花梨木
雪松

根
岩蘭、薑

使用整株植物
穗狀花序薰衣草
迷迭香、天竺葵

果皮
檸檬、萊姆、甜橙
佛手柑、紅桔
葡萄柚

種子
甜茴香、芫荽子
胡蘿蔔種子

樹脂
沒藥、乳香
安息香

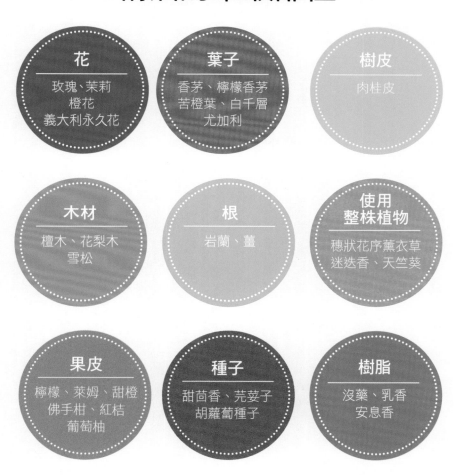

影響精油特性的因素

精油的品質和特性受到很多因素影響，例如不同的土壤、氣候、溫度、溼度、種植海拔高低、採收的季節時間等。

遺傳也是影響精油特性的一大因素。唇型科植物比較會進行雜交，兩種不同的植物，經由蜜蜂等因素而相互授粉，於是產生類似的植物，但萃取出來的成分卻完全不一樣。例如百里香最主要有三種類型——麝香草酚、香芹酚、沉香醇，其中麝香草酚、香芹酚型的成分效果較強烈，刺激性較大，而沉香醇型則較溫和。醒目薰衣草也是拜小蜜蜂之功，由高海拔的法國薰衣草與低海拔的穗狀花序薰衣草雜交而產生。

化學成分不同也會影響精油的特性。相同型態的植物，也可能萃取出化學成分不同的精油，所以在購買時多瞭解其化學類型是很重要的，例如迷迭香就有一・八桉油迷迭香及馬鞭酮迷迭香……等多種類型。

精油的組成成分不同會影響其療效，所以瞭解精油植物的種植環境（如地理和生態）是很重要的，因為這些都會影響精油品質、成分變化的因素。

精油的萃取方式

不同的香草植物，其植物特性不一樣、取用的部位不同，為了得到最好的精油，也必須採用不同的方法來加以萃取。

精油的萃取方式大致可以分為三大類：

1 壓榨法

2 蒸餾法

3 溶解萃取法

早期對精油的定義較嚴格，必須是以蒸餾法所萃取出來的，方可稱之為「精油」，以壓榨法所萃取出來的稱之為「精質」；以溶解萃取法所萃取出來的則稱之為「原精」。現在大家將三種東西都統稱為精油，並不重視精油萃取的方式，但這個部分是應該要注意的，因為好的精油必須有正確的萃取方式。例如甜橙精油，正確的萃取方式必須是冷壓法，而市面上也有一些以蒸餾法萃取的甜橙精油，那也是真的、純的精油，但是品質就差很多。

1.壓榨法

壓榨法是用來萃取柑橘類精油的方式。早期是先將柑橘橫向剖成兩半，再將果肉挖出，再將果皮泡在溫水中泡軟後，以海棉壓榨出精油，然後定時將海棉上的精油擠到容器中，再將精油分離出來。

現在的技術較進步，因為精油就在果皮的大細胞中，因此先以針刺穿果皮，將果皮的大細胞刺破，然後經由壓榨取出汁液，再以分離器分離出精油。

由於壓榨的過程會產生高溫，因此在機器外部都有降溫設備，就不會因為高溫而影響精油品質。

2.蒸餾法

蒸餾法是大多數精油的萃取方法，係利用熱水或熱蒸氣，將易揮發的精油萃取出來。取出精油後，剩下來的水就是花水，也有人稱為純露或晶露，對皮膚也有很好的效果。

但千萬不要將花水與花精搞混了！花精是巴赫醫生發現的，既不是精油，也不是生產精油後的副產品。它是將花瓣浸泡於潔淨的水中，不時要更新花瓣，經過多次更換後，取出吸收花瓣精華的水和白酒依比例混合，存放後即可使用，對情緒管理是有效的。

蒸餾法可分為以下幾種：

水蒸餾法

將香草植物完全浸入水中，從下方加熱使水沸騰，水蒸氣及精油經由凝結管冷卻後，蒐集於容器中，最後再將精油及水分離。由於是在低壓下進行加熱，所以沸騰時溫度不會超過攝氏一百度，確保精油的品質。精油中橙花及玫瑰精油就是用這種方法萃取的。

這種萃取方式較緩慢，香草植物需要長時間浸泡於熱水中，有些精油就不適合使用此法。

蒸汽蒸餾法

蒸氣蒸餾法的設備和水蒸餾法相同。蒸氣在高於一大氣壓力的環境下產生，溫度高於攝氏一百度，因此可以很快速地由下方通過香草植物而萃取出精油；快速的熱蒸汽效應，對精油的損壞會降到最低。

薰衣草精油、德國洋甘菊精油、快樂鼠尾草精油……等，就是以此法萃取。

重複蒸餾法

當精油被蒸餾萃取時，因為某些成分是水性的，所以這些成分會溶於水中，如果它們是重要的成分，那就要使用重複蒸餾法，將第一次蒸餾後的水倒回蒸餾器中再次蒸餾，將重要成分與水分開。

例如玫瑰精油，在以水蒸餾法萃取精油時，它主要的味道來源——苯乙醇會溶於水中，因此要再次蒸餾，再將苯乙醇和水分離，然後將苯乙醇和初次蒸餾的成品依正確的比例混合，這就是奧圖玫瑰（Otto）的由來。

精餾法

當所萃取出的精油含有別的不純物質時，可將此精油放入真空或蒸汽中，再度蒸餾，讓它變得更純淨。尤加利精油就是利用此法萃取，使其更純淨。

分餾法

分餾法和一般的蒸餾法一樣，只是

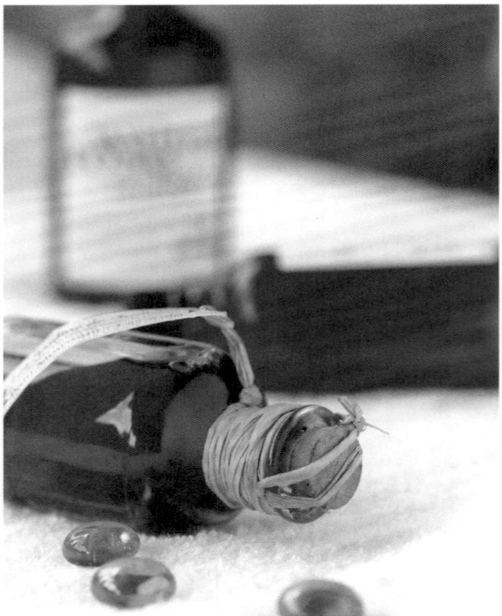

以分段的方式，在不同的時間內收集精油。

依蘭精油就是以這種方法萃取的，最初時段收集的精油最好，稱為特級依蘭，其次為一級、二級及三級依蘭。

蒸汽擴散法

蒸汽擴散法和蒸氣蒸餾法一樣，只不過它的蒸汽是由上方引入，而不是由底端引入。它消耗的蒸汽較少，處理的時間較短，並且生產的油量較多。

3.溶解萃取法

溶解萃取法是以溶解液去溶解精油，然後只要將溶解液還原，就可以得到精油了，一般使用在精油含量極低的香草植物上，以花朵居多。

它所萃取出來的精油，花香味較蒸餾法所萃取的精油濃郁，只是這類精油會含有一些雜質，因為溶劑液也會溶解一些非揮發性物質。

脂吸法

這是傳統的花香萃取方式，使用動植物的油為溶劑（大都使用動物）。先將花朵撒在抹有油的玻璃板上，過了一至二天後，將已被吸完氣味而且枯萎的花取走，再鋪上新鮮的花朵，如此重覆十幾二十次，直到花油吸飽後，取下花油，以酒精洗滌，即可得到花的精油，我們稱之為「原精」（Absolute）。它的花香味最濃，品質最好，只是太費工，現在已經很少使用此法。

溶劑萃取法

以工業用的液體溶劑，如乙醚、甲醇、乙醇、甲苯……，溶解香草植物的揮發及非揮發物質，再將取得的溶解液，放在火上慢慢加熱，等溶劑揮發完後，就得到剩下的原精了。

二氧化碳萃取法

這是目前最新的精油萃取法，以液態的二氧化碳為溶劑，在高壓（二百大氣壓力）下萃取精油，最後只要釋放壓力，二氧化碳就會變為氣體而留下精油。目前這種設備非常昂貴，但是因為所萃取出來的精油品質非常好，因此被商業化的大量生產是指日可待的。

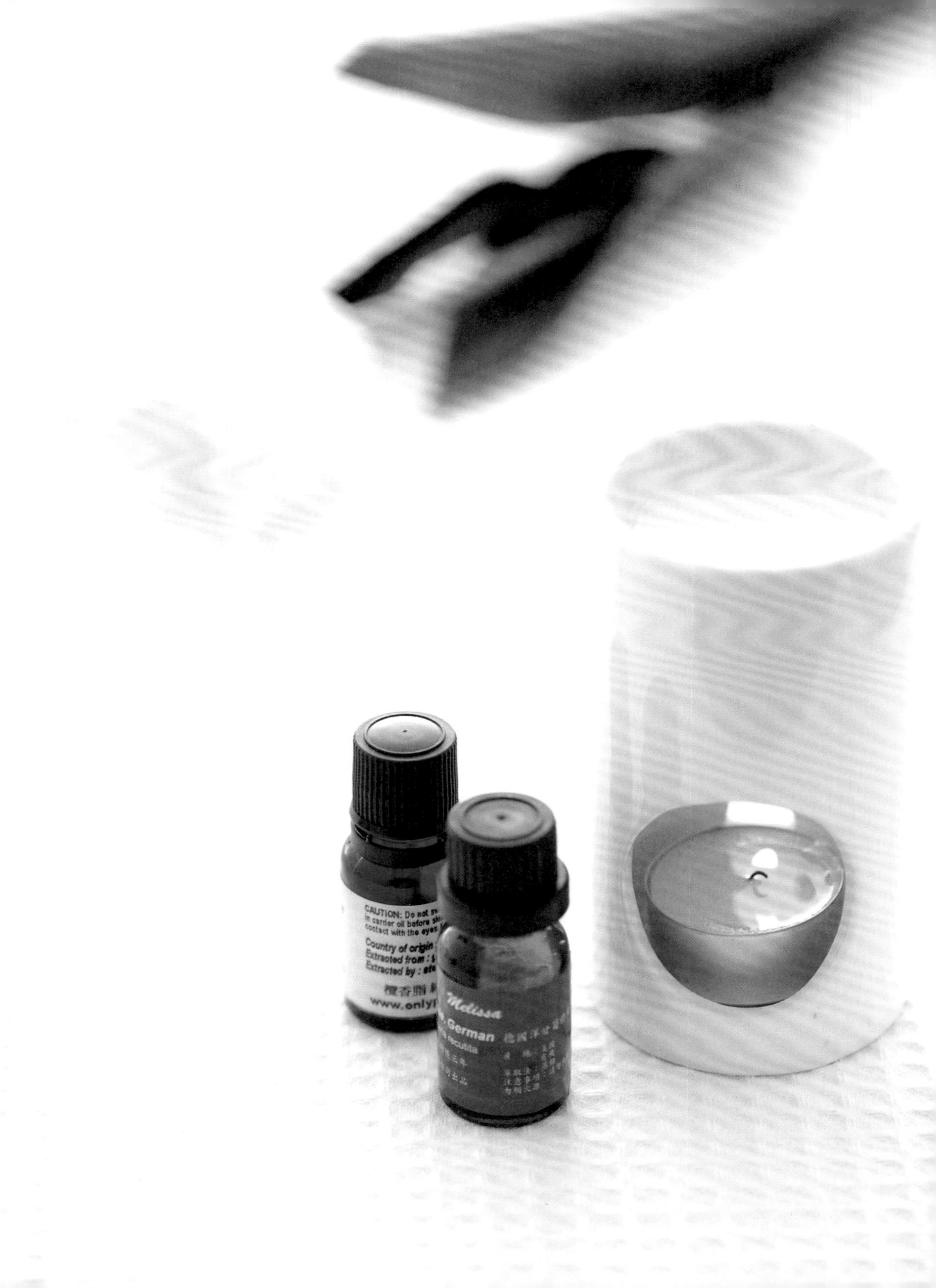
CAUTION:
Country of origin
Extracted from :
Extracted by :
Melissa
German

如何辨別精油的真偽

不是聞起來有香味的就叫精油，味道像玫瑰的就是玫瑰精油，並非如此。一定要確認使用的是純淨精油，才會有效。人工合成的化學物質，永遠無法取代天然有機成分，而以低價的純精油混搭仿冒高價的純精油，根本不會有芳香療法效果，反而對人體有害。

有些香水工業製造者生產所謂的「精油」，才不管是否有療效，只是為了供應市場謀取利益罷了。品質好的純精油會比完全不提供保證的精油來得貴，因為純精油的療效是不可被取代的。它有抗菌、抗病毒、抗黴菌的特性，包含殺菌、消炎、止痛、幫助傷口癒合、去痰、幫助消化、鎮靜、振奮、促進血液循環、防風濕、防腐等諸多功能。

芳香療法使用的是最高品質的精油，它的生產必須依照標準且複雜的方式，無論是萃取方法、部位、時間及萃取的植物品種，甚至連植物來源的國家及種植土壤，都要斤斤計較，目的就是為了得到最好的芳療效果。也因此，芳療用的精油是很昂貴的。

市面上的精油品質參差不齊，沒有專業知識的消費者，很容易買到假的或不好的精油。

而且現在精油市場的競爭愈來愈激烈，為了降低價格吸引顧客，那適合芳療用的精油就更難買到了。

不良精油的種類

以商業用精油混充高品質的精油

將原來要用於香水或食品添加的精油，當成芳療用的精油出售。這種精油只能作為商業用途的原因，可能是因為所萃取的植物品種不是很正確，或種植時使用了化肥及農藥，或為了提高精油產量而使用不正確的萃取方法。有些商人會以這種較廉價的精油，來混充高級的精油。其實這種廠商已經算有良心了，因為這種精油只是使用效果不好，對人體並沒有多大危害；而且廠商多出的利潤是有限的，因此這類造假精油並不常見。

以低價精油混充高價精油

有人利用低價位的玫瑰草，冒充最高價的玫瑰精油，雖然只差了一個字，品質卻有天壤之別。

曾經有一位美容師問我：「玫瑰草和玫瑰有何不同？」我反問她：「阿里和阿里巴巴有

何不同？」她說：「阿里是打拳的，阿里巴巴有四十大盜，這兩個是不同的人。」

這就對了。玫瑰草是一種聞起來有一點點玫瑰香味，長得有些像檸檬香茅的植物，它所萃取的精油對於皮膚的保濕及情緒的平衡是有效的，但是比起珍貴的玫瑰，可是有天壤之別。

以其他油品稀釋純精油

百分之二十的稀釋精油和百分之百的純精油，一般人聞起來毫無差別，一樣濃郁。由於植物油摸起來較黏膩，很容易識別出來，因此商人多用礦物油來稀釋，礦物油不但不容易被識別出，而且又比植物油便宜很多。但是礦物油對人體是有害無益的，而且稀釋過的精油，消費者根本無從得知稀釋的比例，因此無法有效地使用它。

以化學香精調配而成

這是市面上最常看到的精油，完全以化學香精調配而成類似的香味，一般消費者是無法分辨的，而且它的利潤最高。曾經有一位學生拿了一瓶甜橙精油給我，問我感覺如何？我告訴她說，這個瓶子比精油貴，雖然它不是好瓶子，但是也要十塊錢。她告訴我說有可能，因為她是花八十元買的。敬告各位朋友，千萬不要將這種精油用在身體上，如果不幸買到這種精油，建議你拿去薰廁所。

如何辨別精油的真偽

市面上流傳很多分辨精油真偽的方法。有人建議將精油滴在衛生紙上，觀察精油擴散的情況；有人建議將精油滴在水上，觀察精油在水面飄浮的狀態；也有人建議觀察精油的售價……等。但是因為精油種類很多，而且假精油的作法也很多，因此上述方法都不是很有效，建議各位使用下列方法，定能讓假精油無所遁形。

以專業的精油知識來看

每一種精油都有不同的顏色、不同的黏稠度、不同的價格，當然也要有正確的使用和保存方法。

例如：天竺葵精油是綠色的，玫瑰精油是棕褐色的，德國洋甘菊精油是藍色的；沒藥精油、玫瑰精油、岩蘭草精油的黏稠度最高，薄荷精油比薰衣草精油黏稠；玫瑰得要大約三千精油公斤的花瓣，才能萃取出一公斤的精油，因此正常的包裝是五毫升，你應該無法用三百元買到一瓶三十毫升的精油。

我曾經參加過一個知名香草花園的手工皂製作課，教導我們的服務人員不停告訴大家精油的珍貴，要我們愛惜使用，可是我卻看到桌上放了兩個約二十公升的超大玻璃透明罐，裡面裝了滿滿的透明精油，一個是玫瑰精油，一個是薰衣草精油。我們依序以一支超大的吸管去取精油製皂，大家不停發出「好香！好香！」的讚嘆聲。輪到我時，我對服務的同學說：「你好富有，這一罐薰衣草要百萬，這一罐玫瑰要好幾千萬。」

因此建議各位，如果你希望使用精油改善你的身體、生活，要多參閱精油的資料，瞭解精油如何萃取、是什麼顏色、有多黏稠，如此就可以判別大約百分之七十的假精油。

以天賦的本能來聞

動物都有靈敏的嗅覺，有的野生動物生病了自己會去找草藥吃，但豢養在家裡的寵物就會失去這個能力，人類也是一樣。我在視障朋友的團體中教授芳香療法多年，發現視障朋友雖然失去了視力，但他們的嗅覺卻超越一般的明眼人。

記得在上課時，他們都會分享上週在各地聞香的經驗，每個人都爭相告訴我他們的遭遇。有的人告訴我一上樓梯，在樓梯口就聞到濃郁的香味，而且久久不能散去，愈靠近專櫃愈被那香味梗在胸口無法呼吸；有人告訴我那精油聞起來每次都是一樣，完全沒有層次；

有人告訴我那精油特有的味道就是不對……我都笑笑告訴他們這是經驗，是學習的收穫，要記住、要放在心中，但不要在現場批評別人，可以帶回課堂上和同學分享。

其實人的本能是可以開發的。我們可以喚醒嗅覺對植物的識別能力，利用嗅覺認識純淨天然的精油，嗅覺會記憶這個味道。重複練習多次，再練習吸嗅不同種類的精油，慢慢的，就能識別出不同種類精油的差異性，假以時日，無論真假或好壞品質的精油都騙不了你了。

如何開發本能、練習聞香呢？

1. 找一個溫度適中、沒有風、沒有特殊氣味的場所。
2. 清理自己的思緒，沉靜下來，並且大口、快速地呼吸幾下，以清理你的鼻腔。
3. 將精油滴在聞香紙上吸嗅。
4. 分三次吸嗅並記錄每次的氣味，例如你聞到酸味、香甜的味道、強烈的刺激味、苦味、像蘋果的味道、像木頭的氣味……皆可。每次將聞香紙放在鼻前，深深地吸嗅，然後再將嘴巴轉到別處緩緩吐氣，記下你的感覺，再做下一次的吸嗅，三次下來你應該有不同的感覺。
5. 每次不要練習太多種精油，以不超過六支為宜。

TIPS

如何利用儀器來分析精油

由於天然芳香分子形成的過程是那麼奧妙且精細，因此香水工業雖可以仿出相近或一樣的香味，但無法仿出純淨天然植物精油複雜的分子組合。要更確實地瞭解精油成分，可以以儀器分析精油以下的特性。

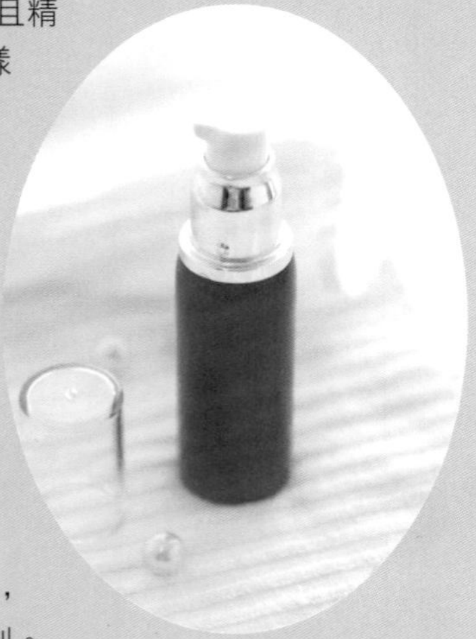

1. **比重**：每一種精油在規定的溫度下都有不同的比重。可以在乾淨的瓶子中裝入水，量出水重，再取一相同瓶子，裝入精油，量出油重，則可算出比重（油重／水重），再比較標準精油的比重即可辨別真偽。
2. **折射率**：每一種精油都有特定的折射率，在標準溫度下以儀器測試折射率即可辨別。
3. **旋光度**：許多精油含有旋光活性成分，利用偏振器測量旋光度，可以分辨自然精油和合成精油。
4. **化學成分**：利用氣相層析質譜儀（GC / MS），可以識別和量化精油中的化學成分。這是最準確的分析儀器，可以很準確地分辨出精油的真偽，不過GC / MS儀器是非常昂貴的。

什麼是芳香療法？

大自然最珍貴的禮物

芳香療法就是將芳香植物的根、莖、枝、葉、花、果、樹脂、種子……等，透過各種不同的方式萃取出精油，再以各種不同的方式施用在人體上，提升免疫能力、促進新陳代謝，進而改善身、心、靈的不適。

地球上的植物和陽光進行光合作用，釋放出人類所需要的氧氣，同時也製造出芳香的有機分子。植物的香味來自揮發性或高或低的芳香分子，這些芳香分子主要聚集在植物的孢子囊、分泌管或分泌腺裡。芳香分子對人體的影響，從生理、心理到心靈層面，三者是密不可分的，我個人深深覺得，芳香植物是上天賜給人類最珍貴的禮物。

人類的嗅覺會受到芳香分子的吸引，而每個人都有自己鍾愛的味道。早期人類就懂得把芳香植物應用在各種不同領域中，例如烹調食物時運用薑、黑胡椒、甜茴香籽、芫荽、肉桂等，不但能改變食物的屬性，同時增加食物多采的風味；宗教心靈洗滌會使用檀香、安息香、乳香、沒藥等；在健康、環境、淨心、沐浴方面，則常見燃燒香茅、杜松、薰衣草、迷迭香等。

滲透身心靈的療癒力

芳香療法的先驅蓋特佛塞說：「雖然芳香精油是施用在身體的表皮上，但精油具有超強的滲透力，可以直接滲透相關的區域，而直接對周遭的器官產生作用。」

歐美的科學家指出：「連結關節的神經也會影響附著在關節處的肌肉，以及覆蓋於外的皮膚。」我們的腦部也就是神經系統，是由人體胚胎的外胚層所發展出來的，皮膚也是從這裡發展出來的。因此將精油稀釋調配後塗抹在皮膚上，精油就可以作用於皮膚所包覆的神經、肌肉及器官上。

在歐美，已知有愈來愈多內科醫生以芳香療法來治療慢性疾病，進而更深入到身、心、靈的整體療癒。精油有令人愉悅的香味，這種香味主要有心理療效，以精油薰香、蒸汽浴或泡澡，會讓人產生舒適浪漫的感覺，並達到放鬆的效果。精油又有提升免疫力、促進新陳代謝及消炎殺菌的功效，因此可透過芳香療法改善身體的不適。

常用的方式

芳香療法常用的兩個方式為：一、將精油施用在人體上，做淋巴引流或按摩；二、透過聞香吸嗅來改善身體的不適。

按摩對生理的好處很多，可以刺激血液和淋巴循環、穩定降低血壓、刺激免疫系統、舒緩肌肉的緊張僵硬和關節的疼痛，對心理、情緒也有相當的影響。我們可以利用精油按摩來紓解壓力、提高睡眠品質、減輕疼痛，對身體、心理的撫慰是很有幫助的。

聞香吸嗅對健康最有幫助，藉此動作可讓精油的芳香氣味作用於大腦，對中樞神經及呼吸系統有很大的效果。香味確實能夠影響一個人的心情、感覺，並且可以舒緩壓力。

芳香療法的定位

芳香療法的存在，並不是為了反對或取代化學藥品，相反的，化學藥品的立即療效是不容質疑的。但也就是因為化學藥品有立即改善症狀的能力，因此人們忘卻了自然療法也有它重要的輔助地位。

芳香療法絕非主張以自然對抗化學，而是以自然輔助化學。因為化學藥品效用過度強烈，有時會導致副作用，因此當人們意識到這一點，很多人開始不太喜歡化學藥品採用的對抗療法。加上現在環保意識抬頭，人們的想法又開始傾向回歸自然、順應自然，因此也開始傾心於自然療法。

正確地使用精油，常有令人意外的驚喜。經過氣相層析質譜儀所確定品質優良的精油，在法國醫界已證實具有相當顯著的功效，可以改善各種症狀。

精油在現代人生活保健上是不可或缺的。在此必須鄭重呼籲，只有純淨、天然、高品質的精油才是有效的，市面上充斥著許多不良的精油，必須小心謹慎地選擇；而且純精油的作用十分強烈，過量使用反而可能得到反效果，所以確實遵照建議劑量是很重要的，這也是療效的關鍵。

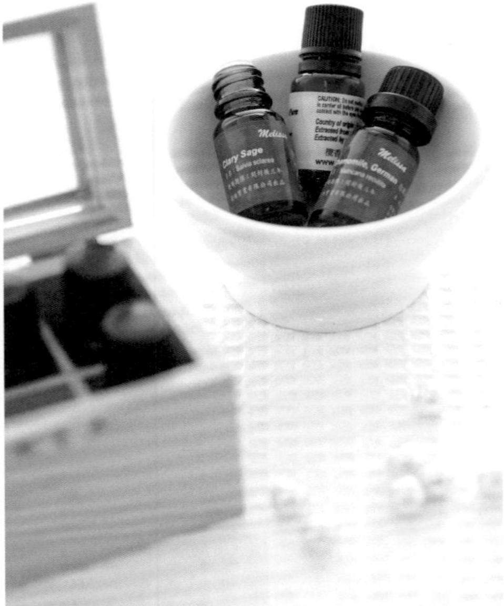

芳香療法的歷史

古文明對香草植物的應用

中國對香草植物的使用與印度、埃及大約在同一時期，其中檀香是常被使用的一種，人們認為檀香的香味可幫助禪修者進入禪定的境界。李時珍的《本草綱目》大約描述了兩千多種草藥，其中有二十餘種香草植物，例如甜茴香、薑、肉桂、丁香、八角、黑胡椒……皆有詳細的紀錄。

香料被埃及人用來供奉神明，所有廟裡都有一個小房間，放置了很多香料，這些昂貴的香料用於法老和他們的族人。

埃及祭師（也是醫生）在喪葬儀式中，會將許多不同的樹脂、香油、粉末塗抹在死者身上，希望死者在漫長的旅行之後，靈魂可以找到他的原身。就是這種信念，使他們格外小心慎重地用香料來幫往生者做防腐處理。

古希臘人更進一步發展了香料油、香膏的使用，讓香料油散發芳香，並且懂得應用於化妝品與醫療行為中，藉以消散腫塊和膿腫，對人體的內部組織產生了顯著的效果。

許多希臘醫生信奉預防勝於治療，在人體稍有不適時就要加以治療，並提倡使用芳香理療按摩、音樂和香氣作為撫慰和治療的方式。

近代發展

中古世紀的歐洲，曾因為西藥的興起而忽略芳香植物，使得芳香植物在世人的記憶中消失了很長一段時間，直到阿拉伯人以拉丁文制定芳香植物的學名，才使得芳香療法再度在歐洲大陸興起。

十七世紀歐洲爆發了大規模的瘟疫，瘟疫醫生穿著厚重及地的醫師袍，戴著鳥嘴型的面罩，在面罩中放入香草植物，藉以阻絕病菌的傳染。醫生穿梭在瘟疫流行的地區，治療受瘟疫殘害的病人。當時人們也藉著焚燒香草植物（如迷迭香等），以保護自己不受病毒侵害。

芳療之父加特福斯

工業革命時期，人們利用蒸氣蒸餾法萃取植物精油，用於食品香料或香水、香膏上。到了二十世紀初期，法國研究者終於從實驗中，得知精油殺菌和預防感染的神奇療效。

芳療之父，首推法國化學家加特福斯〈R.M. Gattefosse〉。有一次他在實驗室裡不小心炸傷雙手，當下直覺反應就是將雙手浸入身邊的薰衣草精油當中，疼痛頓時減輕，傷口也在很短的時間內痊癒，這令他百思不解。因為這個神奇的功效，使他決定著手研究精油獨特的性質，於是開啟芳香療法的現代進程。

他在第一次世界大戰期間，在軍隊醫院中以精油為士兵療傷，並完整記錄了醫療過程，發現精油對頭皮上的傷口、槍砲傷口、大腿壓傷、開放性骨折、潰爛性血管曲張、大腿截肢手術後期治療，都有相當卓著的效果。

到目前為止，一般使用的消炎防腐劑對人都有不良的影響，而精油的消炎殺菌及防腐能力效果非常好，卻沒有人發現它有任何不好的副作用，因此精油對恢復組織功能的效果是不容置疑的。

加特福斯於一九三七年首創「芳香療法」這個名詞。然而儘管精油具有神奇的效果，卻無法受到醫界肯定！一來因為研究化學合成藥劑的醫學實驗室財力雄厚，再者，對於許多名稱相同、品種卻不同的植物，其精油特性在當時仍有待釐清，所以當時的芳香療法並不算完全成功。

法涅醫生

一九四八至一九五九年的中印戰爭期間，法涅〈Jean Valnet〉醫生（部隊外科醫生）開始成功使用精油。他在治療戰爭中的傷口時，把精油當作防腐劑來使用。那次戰爭之後，他仍繼續使用精油行醫，並於一九六四年出版了《芳香療法》。這本書使他獲得全球的讚譽，他也開始教授其他醫生有關精油治療的好處。

法涅醫生認為：精油作為防腐是極有價值的，因為精油對微生物細菌有攻擊力，但對身體組織沒有傷害。化學防腐劑的主要缺點就是，它可能對生物體的細胞有害，就像是疾病本身的根源一樣。

瑪格莉特・摩利

法國女生物化學家瑪格莉特・摩利〈Marguerite Maury〉，把精油的研究延伸到美容領域。她一直在實行和教授芳香療法，直到一九六四年去逝。她也寫了兩本關於芳香療法的書，強調用冷壓植物油稀釋精油，配合按摩進行外部使用的重要性。她認為：「按摩神經肌肉或軟組織，是幫助精油物質滲入的一個良好管道，結果會讓人變年輕。」

歷經二十世紀的努力直到現在，在各國醫師學者們的研究之下，終於奠定了精油與芳香療法在現代生活中的地位。

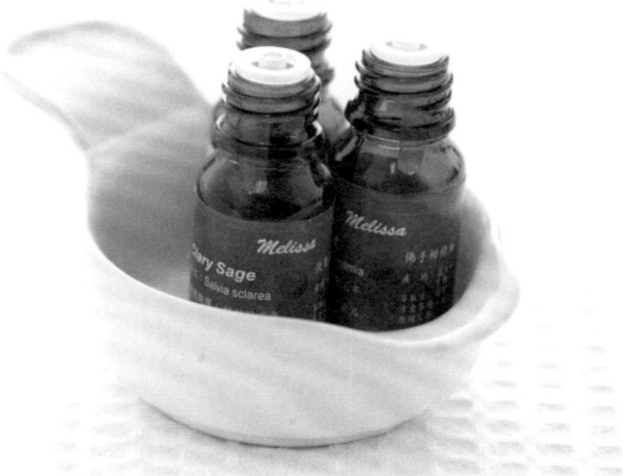

精油稀釋的方法

精油因為濃度太高，因此不可直接使用在皮膚上，除了滴在薰香燈、擴香儀或聞香瓶中直接吸嗅聞香外，必須利用其他介質稀釋過後才可使用在人體上。而因應不同的需要，精油則有不同的稀釋及使用方式，要慎選稀釋的方法，才有最佳的效果。

基礎乳液

利用基礎乳液來稀釋精油，是在芳香療法中適用性最廣、使用範圍最大的稀釋法。它可以用於身體按摩、臉部保養以及皮膚塗抹，乳液的延展性強而且吸收很快，擦在皮膚上的感覺很清爽、不會感到油膩。

基礎乳液依其濃度可分為乳液及乳霜兩種。乳液的含水量較高，可調配臉部保養品，用於臉部美白、去除粉刺、暗瘡痘疤，效果很好；也可調來緩解肩頸痠痛、肌肉關節疼痛，濕疹、牛皮癬等症狀。乳霜的含水量較少、較濃稠，所以停留在皮膚上的時間較長，持續力較好，適用於表皮缺水或皮脂膜修復。

TIPS

調製精油乳液

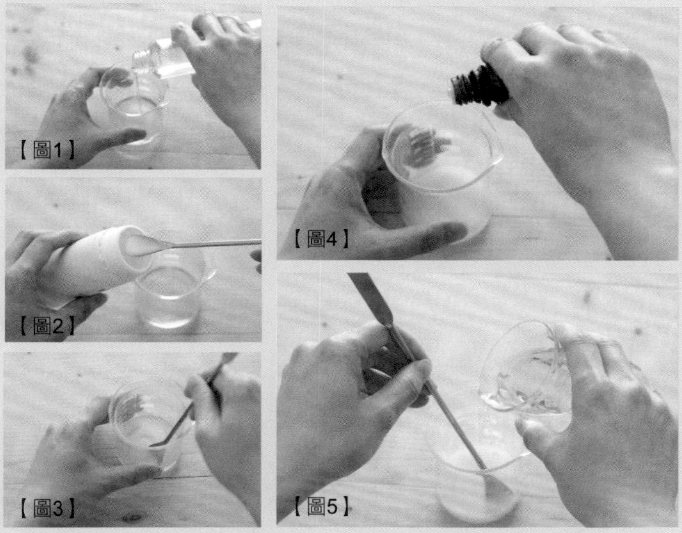

1. 放入欲調製基礎乳液量的10%冷壓植物油（10ml）在燒杯中。【圖1】
2. 將1%的精油乳化劑放入冷壓植物油中。【圖2】
3. 將冷壓植物油與精油乳化劑完全攪拌均勻【圖3】，再加入5滴沒藥精油（可防止乳液發黴）。【圖4】
4. 慢慢加入90ml蒸餾水，並且不停攪拌，直到適當的濃稠度。【圖5】

※ 檢查基礎乳液的滋潤度，如果須要加強滋潤度，則要分批慢慢加入冷壓植物油，一邊攪拌至均勻為止。切記不可一次加入太多的植物油，否則可能會因為太多油而無法攪拌均勻。

※ 如果你調製的基礎乳液，擦在皮膚上，乾了以後會有一些雜質，搓揉後有一些屑屑，千萬不要認為那是角質層，只要再加些水，乳化完全後就不會有這種現象了。

TIPS

以乳液稀釋精油

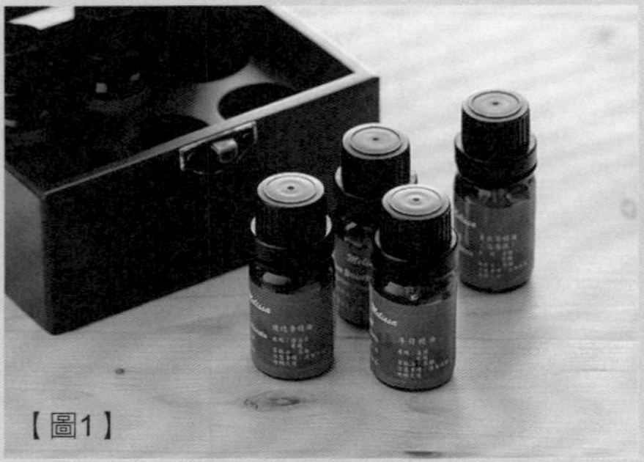
【圖1】

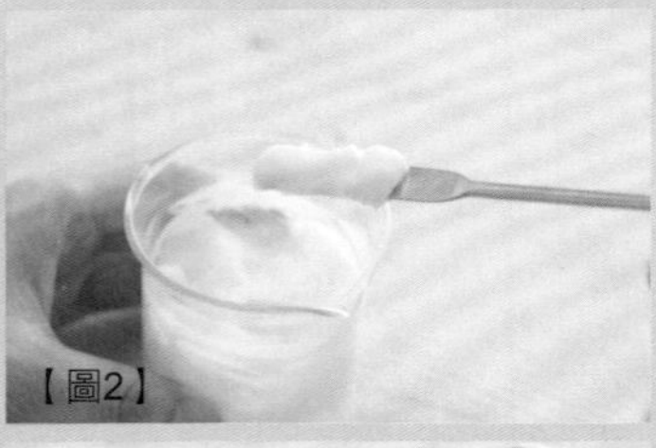
【圖2】

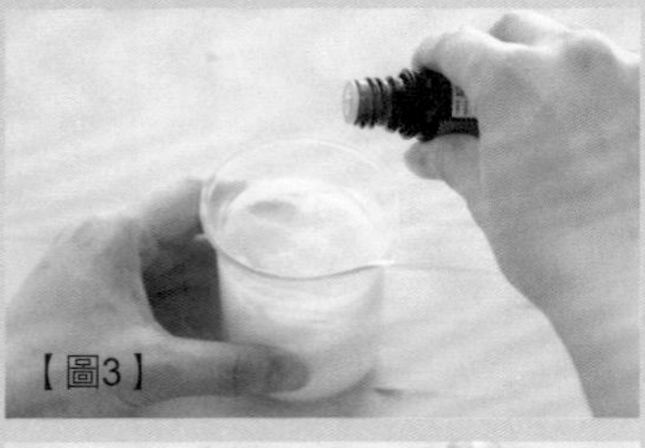
【圖3】

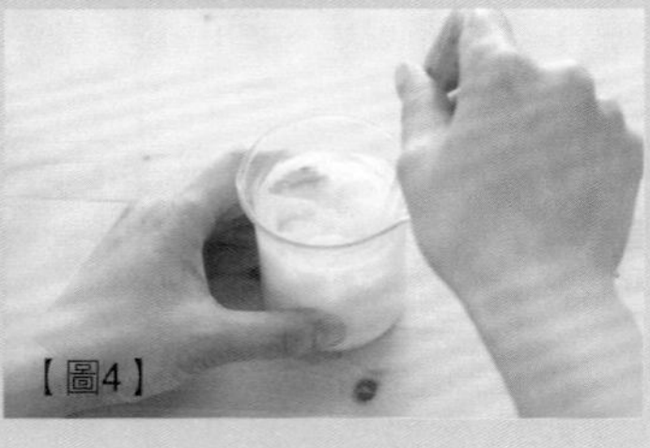
【圖4】

1. 選定所要使用的精油，並計算出各精油的滴數，精油總量以不超過乳液3%為原則。【圖1】
2. 將乳液放入燒杯中。【圖2】
3. 將精油滴入乳液中。【圖3】
4. 將精油及乳液攪拌均勻，以十字攪拌為宜，因為快速旋轉攪拌容易讓精油浮在上面，較難攪拌均勻。【圖4】

冷壓植物油

冷壓植物油富含脂肪酸和其他營養素，而且它們擁有療效，可提升皮膚對精油的吸收，其適用範圍及症狀和乳液相類似。

有人覺得植物油較黏膩，有人覺得乳液較濕冷，這是每個人的使用習慣問題。我的建議是在冬天，如果你怕乳液太濕冷，那就用植物油；在夏天時，如果你覺得植物油太黏膩，那就用乳液；如果你的皮膚太乾燥，需要滋潤，那就用植物油。

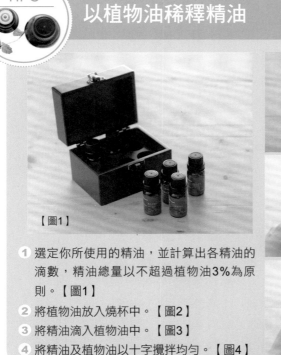

TIPS

以植物油稀釋精油

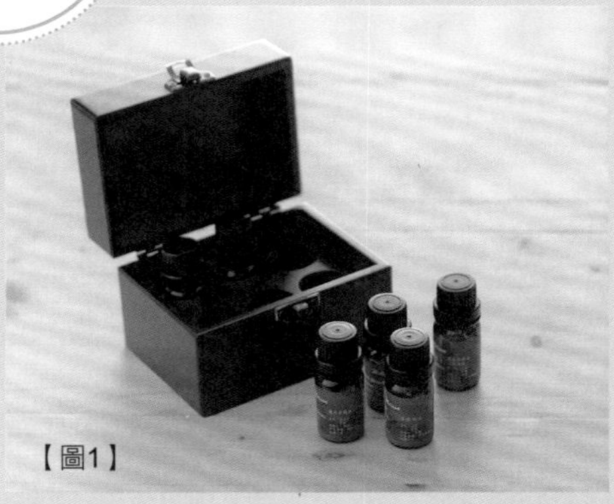

【圖1】

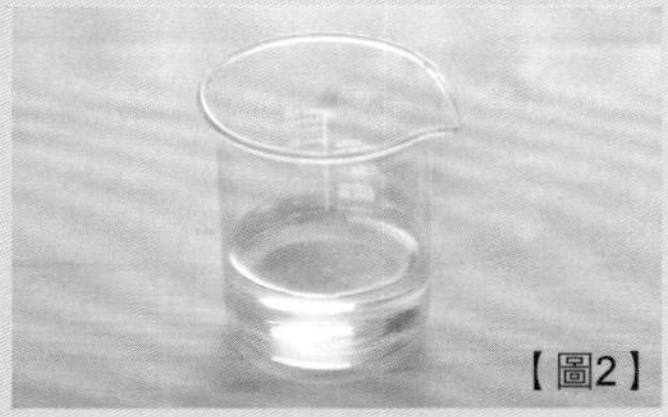

【圖2】

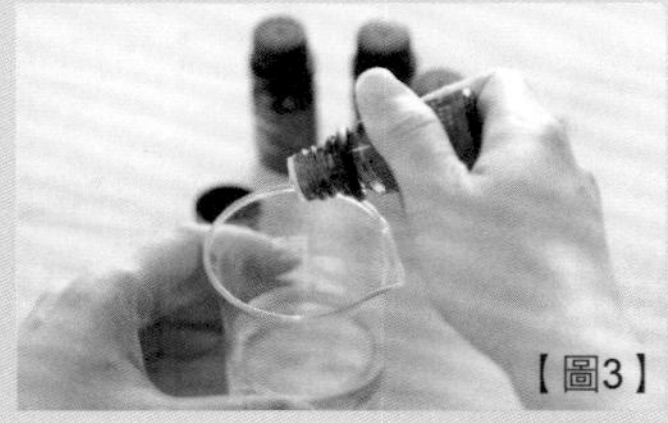

【圖3】

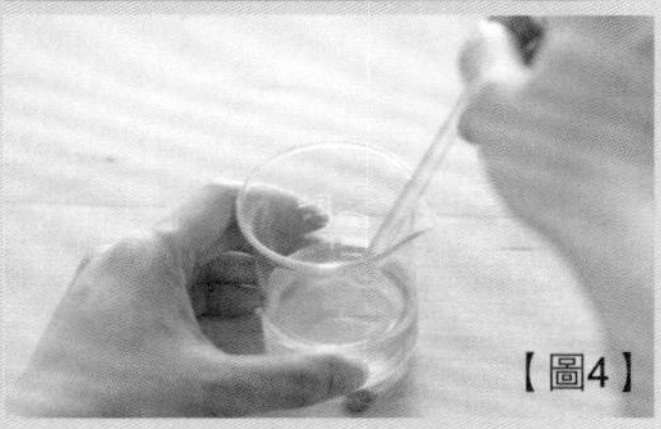

【圖4】

1. 選定你所使用的精油，並計算出各精油的滴數，精油總量以不超過植物油3%為原則。【圖1】
2. 將植物油放入燒杯中。【圖2】
3. 將精油滴入植物油中。【圖3】
4. 將精油及植物油以十字攪拌均勻。【圖4】

沐浴乳、洗髮精

洗澡、沐浴是每天必做的事，我們可以以精油來保健頭髮、身體、放鬆自己，讓沐浴成為一天最快樂的事情。

手作洗髮乳

以不含香精的基礎洗髮乳作基底，視需求來調配精油處方，例如預防掉髮：取二百毫升基礎洗髮乳，加入迷迭香精油四滴、百里香精油四滴、苦橙葉精油四滴、雪松精油四滴、薄荷精油四滴，洗一段時間後，你可能會發現長出小細毛了。

如果你的髮質稍硬，可以用薰衣草作為主要成分，再搭配佛手柑和一些自己喜歡的精油；如果你的頭髮太細，則可以使用迷迭香精油、絲柏精油為主成分，再搭配自己所喜愛的精油。

手作沐浴乳

至於沐浴乳，則可取二百毫升不含香精的基礎沐浴乳，加入胡蘿蔔種子油五滴、杜松精油五滴、紅桔精油五滴、薰衣草精油五滴，可淨化體質、加強淋巴液流動、利尿排水消腫、鎮定放鬆，讓你一夜好眠。

TIPS

手作沐浴乳‧手作洗髮精

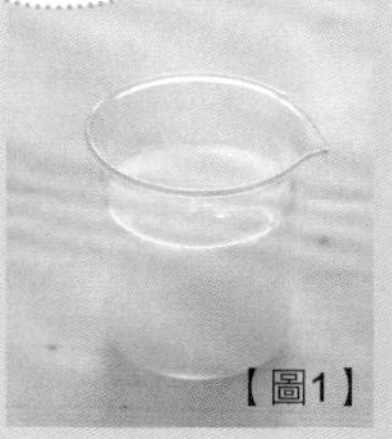
【圖1】

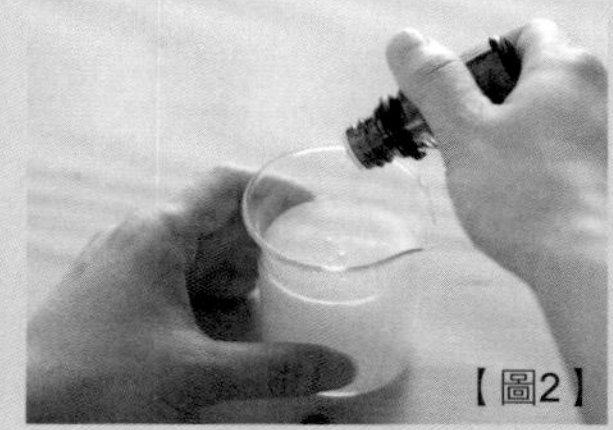
【圖2】

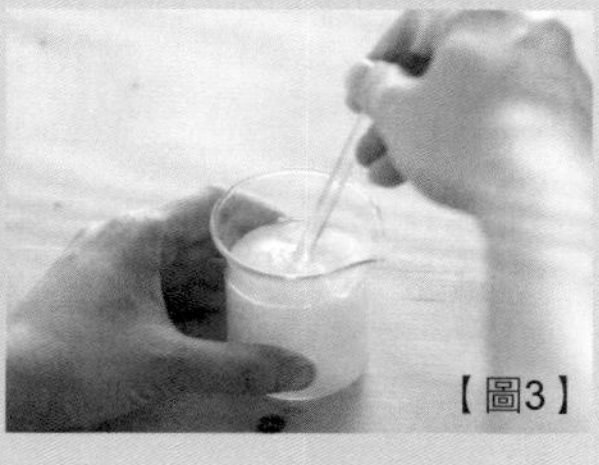
【圖3】

1. 選定所要加入的精油，並計算出各精油的滴數，精油總量以不超過沐浴乳或洗髮精0.5%為原則。
2. 將沐浴乳或洗髮精放入燒杯中。【圖1】
3. 將精油滴入沐浴乳或洗髮精中。【圖2】
4. 攪拌使之均勻，以十字攪拌為宜，快速旋轉攪拌容易讓精油浮在上方，較難攪拌均勻。【圖3】

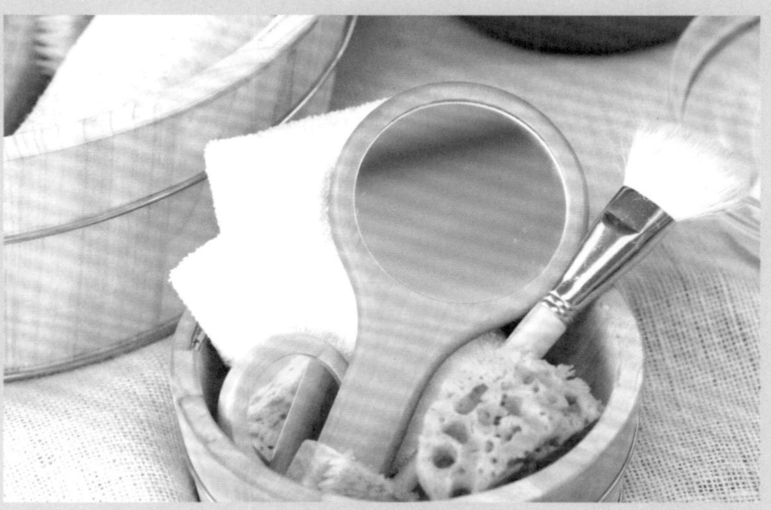

乳油木果脂和蜂膠

乳油木果脂約在攝氏六十五度就會開始融化，加入少量蜂蠟及精油可製成護手霜，如果有手腳龜裂、富貴手等，只要時常擦抹，均有令人滿意的效果。乳油木果脂調和多量蜂蠟（這樣較有硬度）及精油則可製成護唇膏，有防止嘴唇脫皮、滋潤保濕的效果。

● 護手霜及護唇膏的材料比例

護手霜

基礎油	
月見草油	250ml
酪梨油	250ml
荷荷芭油	250ml
甜杏仁油	250ml
脂 類	
乳油木果脂	800ml
蜜蠟	200ml
精油	
薰衣草	100滴
沒藥	40滴
檀香	40滴
玫瑰	30滴
永久花	30滴
份數：20c.c.護手霜100份	

護唇膏

基礎油	
荷荷芭油	100ml
酪梨油	100ml
甜杏仁油	200ml
脂類	
乳油木果脂	400ml
蜜蠟	200ml
精油	
薰衣草	30滴
玫瑰	15滴
永久花	15滴
份數：10c.c.護唇膏100支	

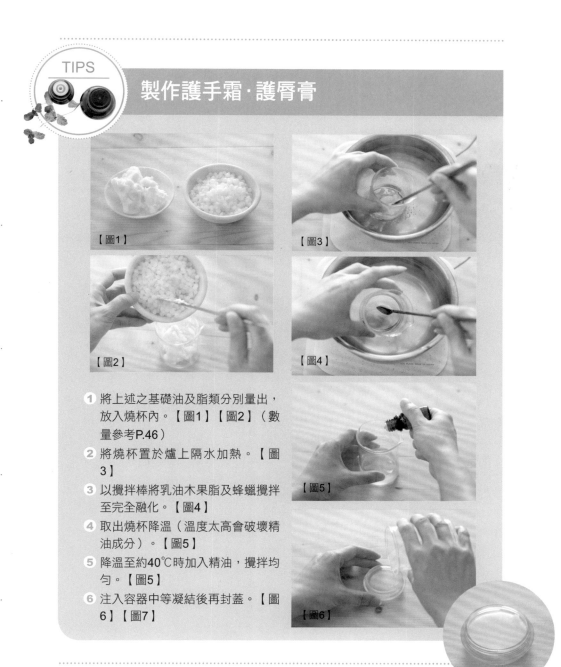

TIPS

製作護手霜·護唇膏

【圖1】

【圖2】

【圖3】

【圖4】

1. 將上述之基礎油及脂類分別量出，放入燒杯內。【圖1】【圖2】（數量參考P.46）
2. 將燒杯置於爐上隔水加熱。【圖3】
3. 以攪拌棒將乳油木果脂及蜂蠟攪拌至完全融化。【圖4】
4. 取出燒杯降溫（溫度太高會破壞精油成分）。【圖5】
5. 降溫至約40℃時加入精油，攪拌均勻。【圖5】
6. 注入容器中等凝結後再封蓋。【圖6】【圖7】

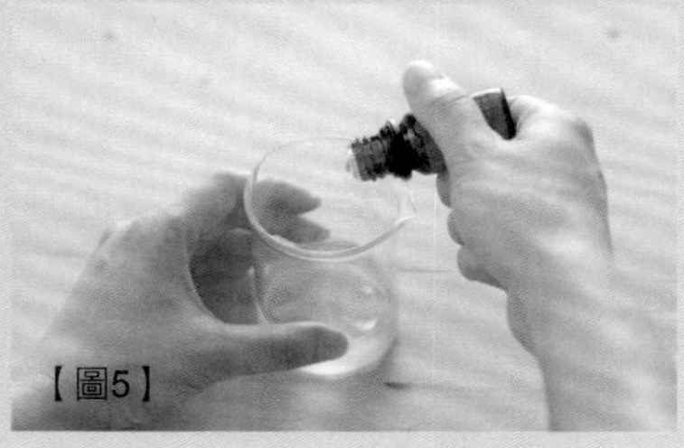
【圖5】

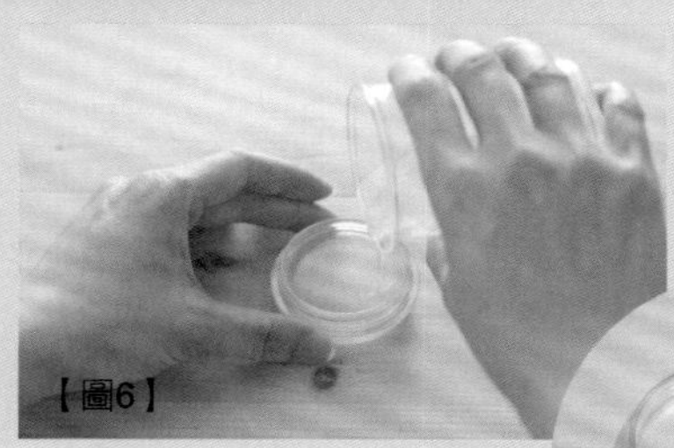
【圖6】

【圖7】

明膠

將明膠放入約十倍的蒸餾水中，靜置一天後稀釋成透明水膠狀，再加入處方精油，可作臉部精華液，保濕、美白、補水的效果很好，也可應用在太陽曬傷的濕敷上，或手腳扭傷的冷敷，既經濟又實惠。

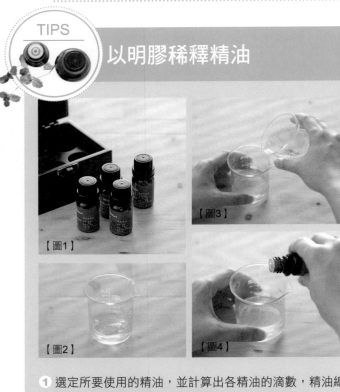

TIPS

以明膠稀釋精油

【圖1】

【圖3】

【圖2】

【圖4】

1. 選定所要使用的精油，並計算出各精油的滴數，精油總量以不超過沐浴乳或洗髮精3%為原則。【圖1】
2. 將稀釋後的明膠放入燒杯中。【圖2】
3. 依所需之濃度加入10倍的蒸餾水（明膠濃度仍高，只是它很容易被稀釋）。【圖3】
4. 將精油滴入明膠中。【圖4】
5. 將精油及明膠攪拌均勻，以十字攪拌為宜，快速旋轉攪拌容易讓精油浮在上方，較難攪拌均勻。【圖5】

蒸餾水

利用蒸餾水可製成香水和空氣淨化劑。因油水不相溶，可放入少許的界面活性劑，再加入自己喜愛的精油，這樣就會有一瓶很棒的香水了。

製作空氣淨化噴霧劑也很簡單。選用一些具有消毒殺菌作用的精油，如茶樹精油、香茅精油、白千層精油等，和蒸餾水一起放入噴霧器，就可以用來淨化環境、預防蚊蟲叮咬。

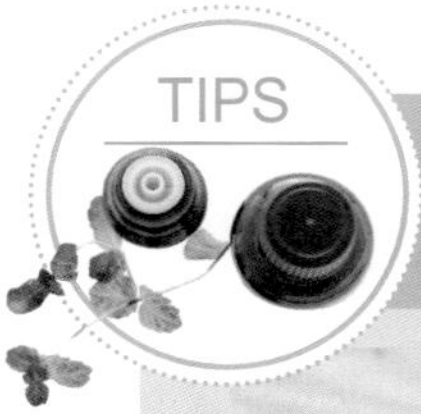

製作香水和空氣淨化劑

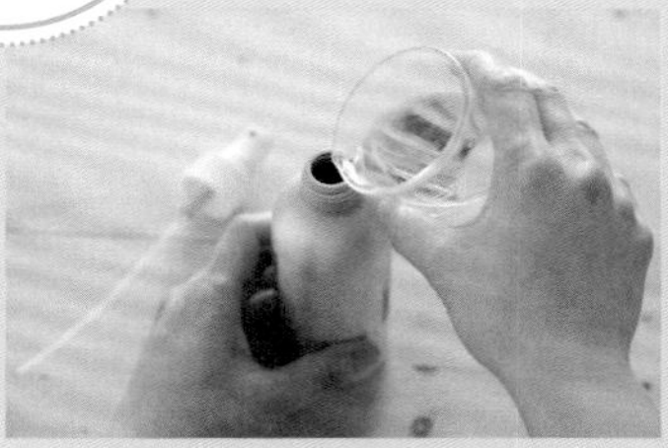

1 將蒸餾水放入噴霧器或香水瓶中。

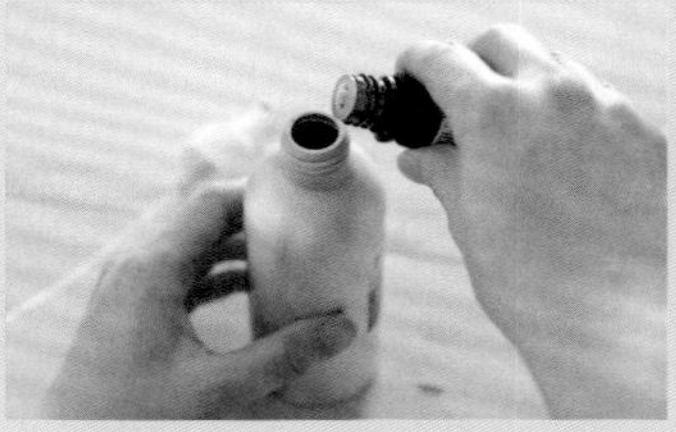

2 滴入適當的精油（香水約0.3～0.5%，空氣淨化劑約1～1.5%）。

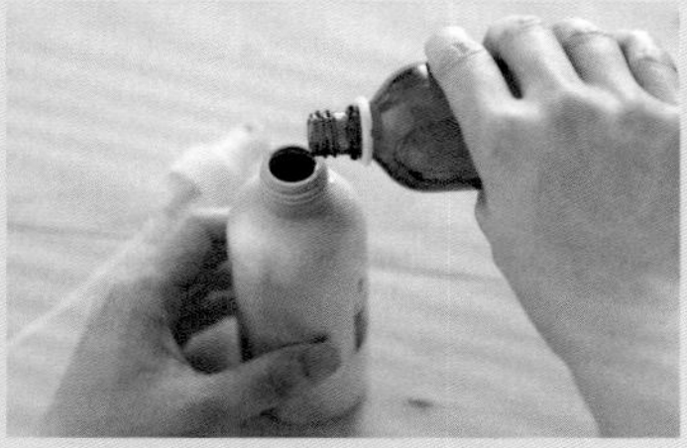

3 滴入數滴界面活性劑。

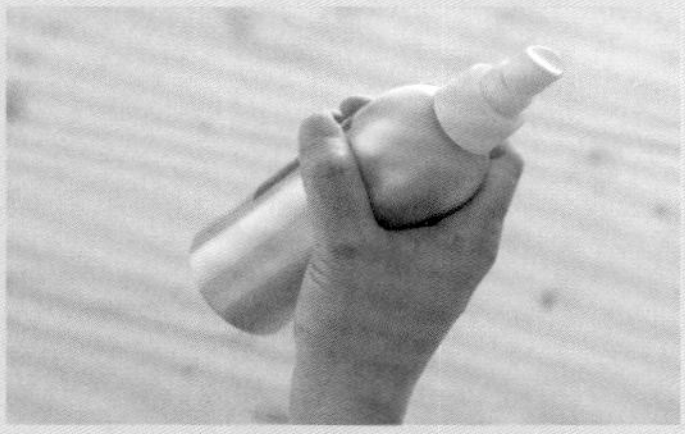

4 搖晃均勻即可。（每次使用前最好搖一搖）

精油的使用方法

精油的使用方法有很多種，有按摩、吸嗅、泡澡、臀浴、熱敷、冷敷、薰香、蒸汽吸入、塗抹……精油要有效果，正確的使用也是重要的因素。我們不會以吸嗅的方式來改善皮膚炎或曬傷，因為等吸嗅到免疫系統增強，進而改善身體的困擾，那簡直是天方夜譚。

現在將精油的使用方法及適用症狀敘述於後。

按摩法

在精油的使用方法中，最為人熟知的就是按摩法，甚至有人認為精油的使用就只有按摩法。按摩確實對於舒壓、放鬆、滋潤皮膚、消除緊張、肌肉痠痛、關節不適、頭痛、便祕、腸胃不適、水腫等皆有很顯著的效果，而且專家研究發現，按摩後十分鐘內血液中就含有精油的成分。

芳療按摩是使用輕柔、放鬆的技巧，用以活絡身體的各個系統，但是不可使用純精油來按摩，一定要用合適的基礎油加以稀釋。一般建議稀釋到百分之一至百分之三，也就是在十毫升的基礎油中滴入二至六滴的純精油即可。

基礎油必須是冷壓植物油，會因應不同的身體部位、不同的症狀，而使用不同的基礎油及精油。臉部按摩要特別注意，精油濃度最好在百分之一以下，我們常用的基礎油有甜杏仁油、葡萄籽油、荷荷芭油、酪梨油、月見草油、小麥胚芽油……

適當的按摩可以放鬆肌肉及關節，緩和神經系統，減輕緊張焦慮和精神、身體的疲勞，增加新陳代謝及廢物的排除，改善血液及淋巴的循環。因此建議各位盡量抽出時間來按摩你的身體，不管是在看電視或是在睡前，或是在工作的閒暇時間，都可以以精油輕輕為自己服務一下。無論是在額頭、耳後、肩頸或四肢關節，輕輕按摩幾下，就會讓你覺得生活是美好的。

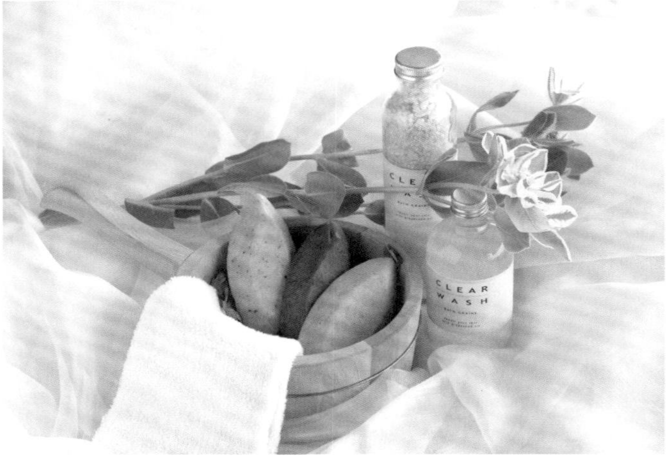

吸入法

精油的吸入是透過嗅覺進入人體，而影響精神、荷爾蒙、情緒及呼吸系統。吸入法對神經緊繃、頭痛、喉嚨痛以及呼吸道的症狀，都可以有效改善。

我們可以使用下列工具使吸入的精油發揮效果：

● 薰香燈

薰香燈大都以陶瓷製成且從底部加熱，加熱的方式分為燈泡加熱及蠟燭加熱兩種。建議使用燈泡加熱的薰香燈，因為使用蠟燭加熱有安全的考量，另外，蠟燭燃燒時空氣中的氧氣會漸漸減少，而且熄滅時還會產生一些不好聞的氣味。

睡前使用薰香燈，先將一些礦鹽放入薰香燈中，如果沒有礦鹽，以食用鹽也可以；再將精油滴在鹽上，加入熱開水約八分滿，然後打開薰香燈的開關。一開始先將它開到最亮，緊閉門窗，十分鐘後進入房間，可依個

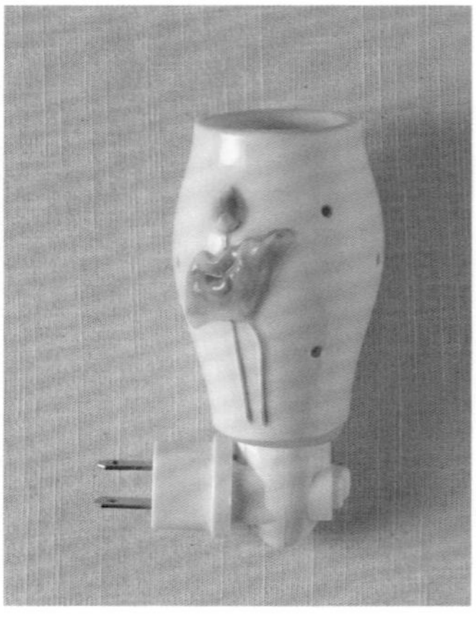

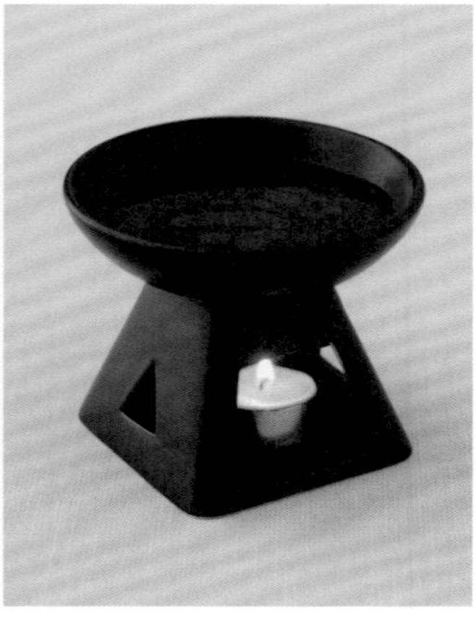

人習慣將門窗打開一些或不打開皆可，這時你就可以準備睡一個舒服的覺了。

如果你有感冒或呼吸道感染，可以滴入一些對呼吸道消炎殺菌有幫助的精油，它們的味道很強烈，但是你不用害怕會睡不著，依我的經驗，它一樣會讓你一覺到天明。

擴香儀

現在的擴香儀做得很好，不但可以分段薰香，還有七彩燈光伴你入眠，使用起來也很方便，只要滴入精油打開開關即可，時間到了還會自動關機，非常先進。只是它精油的用量較大，依我的經驗，一般的臥室，如果用薰香燈，一晚約八滴精油即可，如果使用擴香儀約十五至二十滴。

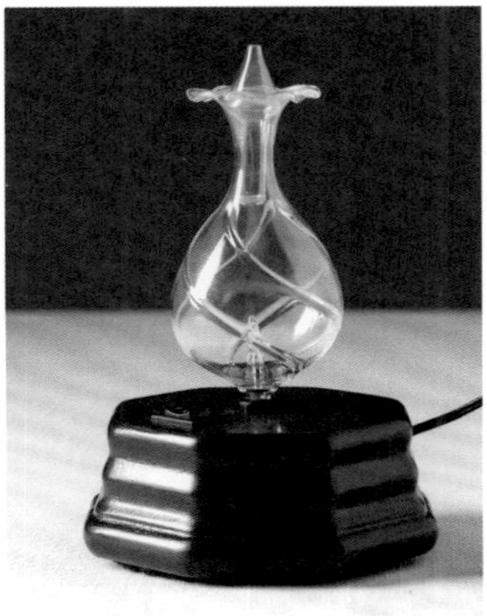

口罩

這是個好用、方便又有效的方法，在流感流行時，或者要去公眾場所，或自己感冒、呼吸道感染時，都可以使用這個方法。

只要在口罩上滴上兩滴精油即可，不用太多，滴太多會使得氣味太強而讓人受不了。這樣已經夠你使用一天以上，因此在有使用需求時，只要一天兩滴就可以了。這個方法對感冒、鼻塞、咳嗽及預防感染是非常有效的。

因為每次只使用兩滴精油，因此最好先將要用的多種精油調配成一罐複方純精油，否則就算每樣精油滴一滴也是會過量的。

還有一點要注意的就是，在口罩上滴精油，要讓口罩吸收精油後才可使用，否則純精油觸碰到皮膚會產生皮膚過敏的現象。所以有人在口罩內側放一張衛生紙，或使用有內層的口罩，將精油滴在內襯上，這都是不錯的方式。

● 手帕、紙巾

可以將精油滴在手帕或紙巾上，需要的時候就拿起來吸嗅，這是最簡單的吸入法。這個方法可用於情緒、呼吸道及頭痛的改善，建議滴在手帕或紙巾上的量約五至十滴，讓你每天都保持健康愉快的心情。

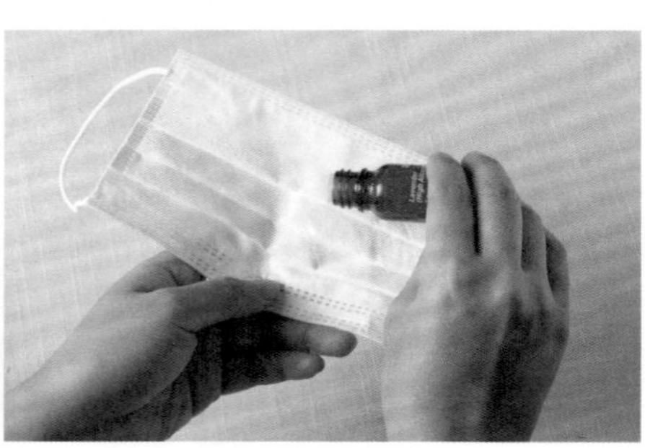

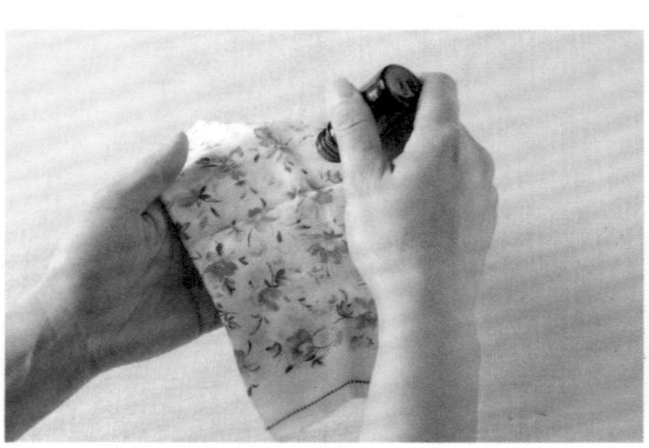

蒸汽、噴霧

當呼吸道感染、喉嚨痛、鼻塞的時候，使用蒸汽來薰蒸呼吸道，這是最有效的方法。

1 首先準備一個臉盆，放一把鹽在盆子裡。【圖1】

2 將精油滴在鹽上【圖2】。

3 以熱水沖入臉盆約六至七分滿，再將臉放在臉盆上方，並且在頭上覆蓋一個大毛巾，以防蒸汽外洩。如此薰蒸約十至十五分鐘即可【圖3】。

一次滴入的精油量，一般以十至十五滴為宜，小孩和老年人要減半使用。在薰蒸時，眼睛一定要閉著，曾經有人想利用時間看個報紙，結果眼睛才一張開就淚流滿面了。

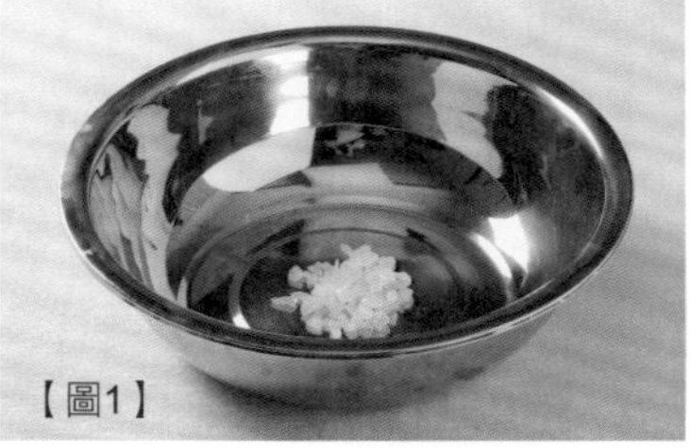
【圖1】

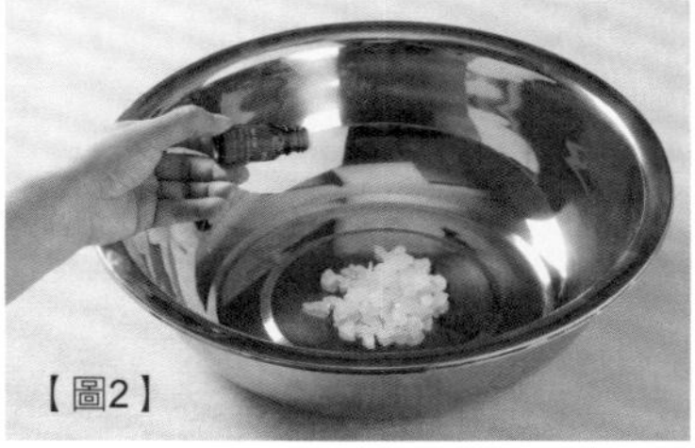
【圖2】

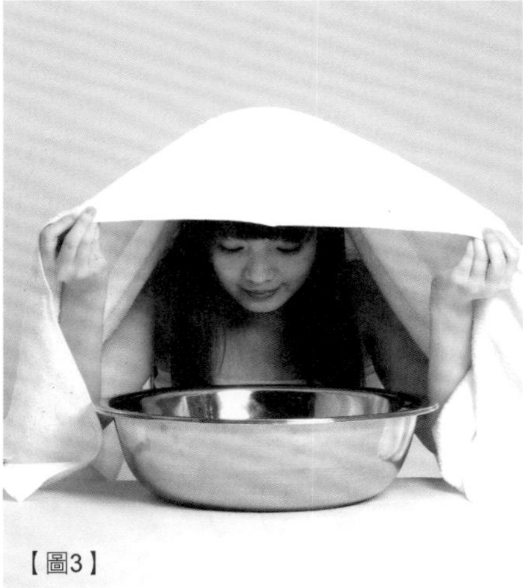
【圖3】

氣喘患者不可使用熱的蒸氣來薰，必須使用冷噴機較適合【圖4】。

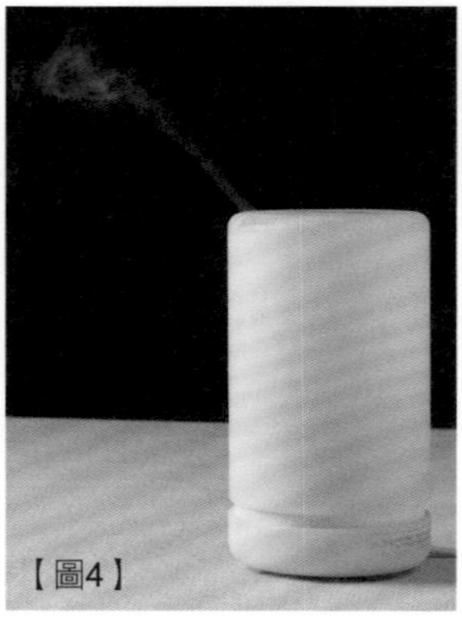
【圖4】

泡澡法

一天辛勞的工作後，最好的犒賞應該就是以精油泡個澡，它不但可以放鬆一天緊繃的精神，也可以消除一天肌肉的辛勞，並且讓你保持愉悅的心情，晚上睡個舒服有品質的覺，第二天起床又是精神奕奕的一尾活龍。有水腫、頭痛、循環問題時，也可以利用精油泡澡來有效改善身體。

在做全身泡澡時，要用界面活性劑來讓水和精油融和在一起。可將三毫升的精油放入一百毫升的界面活性劑中（一般市面上賣的沐浴油也可用），充分調和後放著備用，每次泡澡時放入約二十毫升即可。如果你直接使用純精油，那精油會浮在水面上，當你躺在水中時，精油就會貼在你的身邊，使你的肌膚產生過敏的刺癢感，使用柑橘類的精油時反應更強烈。

我有一個學生告訴我，他直接用檸檬精油來泡澡，結果起來時身上有一圈紅色的痕跡，又癢又痛，不知如何是好。我要他立刻用低濃度的抗敏乳液擦拭，不久後就改善了。

臀浴法

臀浴最好用木質的盆子，不可使用塑膠的盆子，因為精油會溶解塑膠放出有毒的物質；水量能蓋滿臀部即可，依水量多寡大約滴入二十至三十滴精油，混合均勻即可使用。臀浴對於泌尿系統、痔瘡、消化系統、月經症候群的狀況很有效。

冷水的臀浴大約每次五分鐘，適合治療月經血流量大及非月經期間流血。熱水的臀浴大約每次十五至二十分鐘，它有溫暖、放鬆和紓解疼痛的效果，可以治療月經遲來或經痛、泌尿系統、陰道炎、痔瘡和便祕。

塗抹皮膚法

可將精油做成乳液、乳霜及油膏，用來滋潤乾燥的肌膚，治療皮膚的症狀。油膏比較黏膩，它是以蜜蠟及植物油混合而成，可治療濕疹、乾燥龜裂的皮膚、黴菌感染的皮膚。

乳霜是用水、植物油及乳化劑混合而成，其穿透性較強，大多用來治療皮膚的症狀，以及臉部的皮膚保養滋潤。

乳液是比較稀薄的乳霜，也就是在乳霜中多加一些水。它可以用來滋潤身上的肌膚，也可以用來按摩，柔軟關節。建議各位調配一些基礎的皮膚保健精油，放在家中備用。

外敷法

外敷法就是將毛巾或紗布浸入水和精油的液體中——比例約為二百毫升的水加入十滴精油，然後擰乾敷在身體上；可分為冷敷法及熱敷法。

熱敷法可用來減輕肌肉的疼痛和關節的不適，並紓解經痛及牙痛。

冷敷可用來治療扭傷、撞傷、頭痛、退燒及腫脹。扭傷及撞傷在四十八小時內要冷敷，千萬不可熱敷。我有個朋友在三溫暖時不小心撞到了小腿脛骨，腫了一塊，他覺得很痛，於是用強力的熱水沖擊小腿以為可以減緩痛楚，結果十分鐘後，他發現小腿腫到兩倍大，而那個腫塊過了快半年才慢慢消腫。

當你關節炎發作或肌肉拉傷時，必須熱敷、冷敷交替使用，才可以加速痊癒。

皮膚發炎配方

在一百毫升的乳液中，加入十五滴白千層精油、十五滴茶樹精油、十滴佛手柑精油、十五滴大西洋雪松精油、五滴檀香精油。

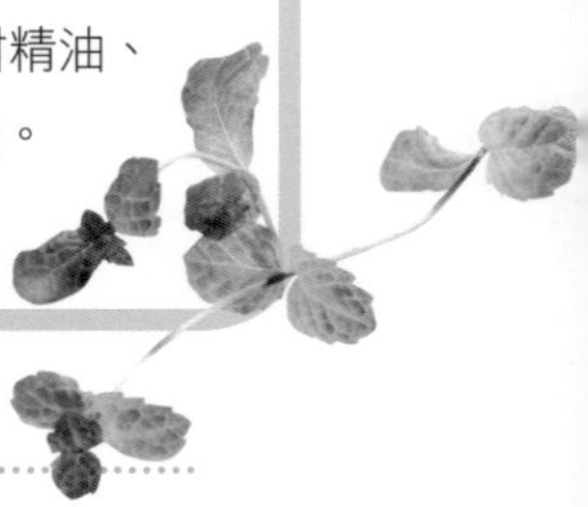

聞香

所謂聞香，就是透過吸嗅各種天然精油，去辨識、熟悉各種精油不同的氣味。以自己的嗅覺為師，在聞慣天然純淨精油之後，面對市面上琳琅滿目的產品，你就聞得出真偽了。

聞香金字塔

我們常聽到聞香金字塔，是指精油和空氣接觸的揮發速度，愈靠近金字塔頂端，代表揮發速度愈快。

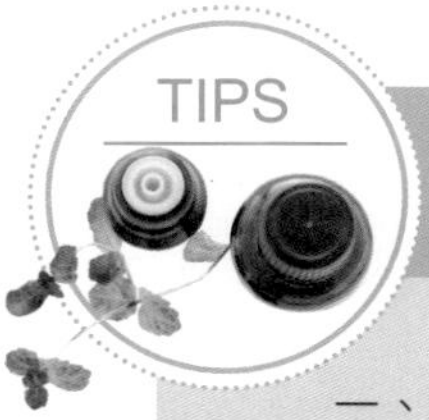

如何聞香

一、以嗅覺認識純淨精油的味道，剛開始時可取三至五瓶比較熟析的精油做練習，去熟悉它的味道，並且記住練習到毋須看標籤名稱即可辨別。

二、當我們以鼻子去聞純淨天然植物萃取的精油時，就會發現多次吸嗅幾次的感覺氣味都不相同，可能先聞到葉子青澀感、苦味，或甜味，那是因為純淨精油組成的天然化學成分和空氣結合的揮發程度快慢不同，所以分幾次聞香感覺也就不同。相反的，如果是非純淨精油仿出的氣味乍聞之下難以判別，但多聞幾次就會發現味道無層次感，都是相同的氣味，產生生理不適反應，所以慎選天然純淨的精油是很重要的。

精油香味是有層次的

聞香除了識別、熟悉每一種精油特別的氣味之外，也要細細地聞出精油的層次。每種精油都含有多種的有機化學分子，每種化學分子和空氣接觸反應的速度都不一樣，所以一滴精油，分多次吸嗅它，第一次、第二次、第三次都可能聞出不同的味道。也許你會聞到衝鼻的感覺，也可能會聞到酸酸的氣味，讓人口水都不禁要流出來，也會聞到瀰漫整個鼻腔，讓鼻塞都通了的涼味，還有花朵的香甜氣味，讓人如置身在花海中的愉悅。

粗略來說，我們通常把聞香的氣味，以酸、甜、苦、辛、涼、衝的感覺來表達。對聞香有興趣的朋友，就用你們敏銳的嗅覺，去探討發現更多的驚奇吧！

聞香，也要補充知識

王老師有一天興沖沖地拿了一瓶檀香精油給我，並且告訴我這瓶檀香精油萃取自白檀木的木心，非常珍貴，要我趕快聞聞看。我二話不說，當然立刻打開瓶蓋，想要好好來聞一聞這號稱非常珍貴的白檀木精油。

當蓋子打開時，我的鼻腔立刻充滿整個味道，再聞一次，同樣很快地又聞到氣味，再聞也是很快又聞到相同的味道。王老師看著我聞精油的過程，似乎很興奮的樣子，急著問我：

「怎麼樣？很香吧？是很棒的精油。」當場我簡直愣在那邊，一句話也說不出來。禁不住王老師一再催問，我只好說這精油好奇怪，不敢直接說它是假的，因為我相信王老師不會騙我，只能硬著頭皮說這瓶檀香精油很怪。

真正的檀香精油很沉，和空氣的反應沒那麼快，甚至要滴出來，抹在脈搏處，利用體溫讓味道出來才聞得到；而這瓶檀香精油一打開瓶蓋，很快就能聞到它的氣味。再者，聞過幾次以後，味道都是一致的，再細聞還是聞不到樹木的味道，倒像是有一些塑膠味。

我說完以後，王老師大笑，然後很嚴肅地告訴我：「沒錯，這瓶精油是假的，算你厲害。」其實我是以知識判斷，知道檀香是揮發速度很慢的精油，同時也靠自己的嗅覺對純淨檀香精油的熟悉度判別出來。

聞過天然純淨的精油，我們的嗅覺會記憶它的味道，不斷訓練自己的嗅覺，相信大家都會變成精油聞香大師，真真假假再也騙不了你了。

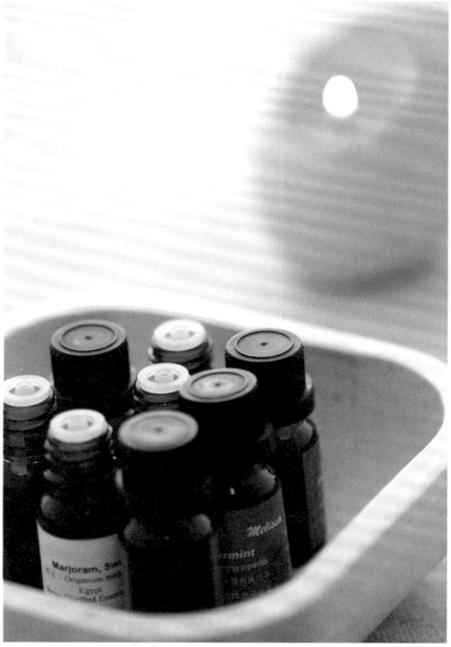

精油調配的方法

涼性油與暖性油

精油種類有很多種，都是萃取自植物的花、果、枝、葉、根、莖、樹木、樹皮、樹脂等，由於萃取的部位不同，精油的屬性也各有不同。像花、葉類的精油活性較大，有利於短期、非經常性的應用；樹木、樹脂類的精油比較溫和、滋養，可用於長時間的保健。如果把花葉類精油歸為涼性精油（陰），那麼樹木、樹脂類精油則可歸類為暖油（陽）。

在眾多的精油裡，要挑選適當的精油調配在一起，才能發揮療效，為我們所用。

感冒了怎麼辦？

舉個例子，流感時會產生很多不舒服的症狀，發燒、喉嚨痛、鼻塞、咳濃痰、擤不完的濃鼻涕、頭痛，甚至全身肌肉痠痛。這麼多症狀，該怎麼來處理呢？

首先選用有殺菌、消炎作用的精油，如百里香精油、茶樹精油、白千層精油、雪松精油、松樹精油、檸檬精油、肉桂葉精油、黑胡椒精油等。

再選用能幫助退燒的精油，如薰衣草精油、德國洋甘菊精油精油、薄荷精油、甜馬鬱蘭精油、黑胡椒精油等。有益袪痰止咳者，如乳香精油、雪松精油、永久花精油、甜茴香精油、檀香精油、絲柏精油。

將以上精油調配在一百毫升基礎乳液中，全身擦抹，先把發燒、喉嚨痛的症狀消除，同時加強免疫功能。這組精油幾乎都是葉類，因為我們需要它的活性，來緩解流感引起的症狀。

如果前面的症狀都解除了，只剩下咳嗽時，可調配乳香精油、雪松精油、永久花精油（或甜茴香精油、檀香精油、絲柏精油）各數滴，佩戴吸嗅，或調成乳液在胸前、後背做舒展按摩。這時我們使用的這兩組複方精油都是暖油，有幫助潤肺、止咳的功效。

退燒配方

15滴薰衣草精油、12滴百里香精油、12滴松樹精油、12滴黑胡椒精油、15滴薄荷精油，放入100ml基礎乳液中塗抹使用。

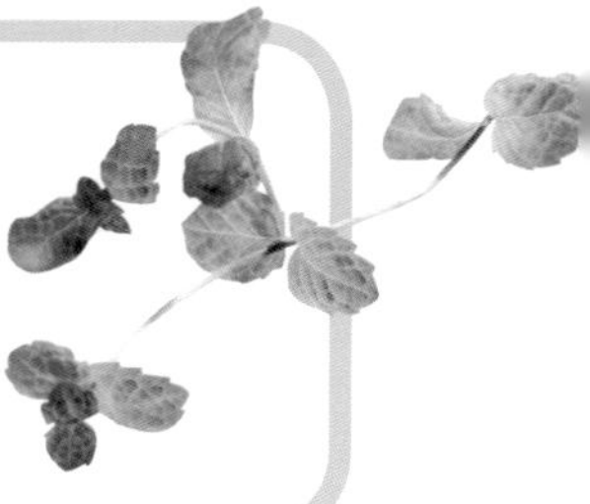

基礎油

基礎油有兩種，分為冷壓植物油與浸泡油，它們富含脂肪酸及各種營養素，擁有療效並且可提升皮膚對精油的吸收，對於皮膚有很好的滋潤及保養效果，可以用來稀釋純精油或單獨使用。

冷壓植物油

指低溫壓榨的植物油，在提煉的過程中沒有加熱，溫度太高會破壞植物油脂的營養和品質。很多植物油的取得是來自植物的種子，植物的油脂含有很多的不飽和脂肪酸，是能量的來源。

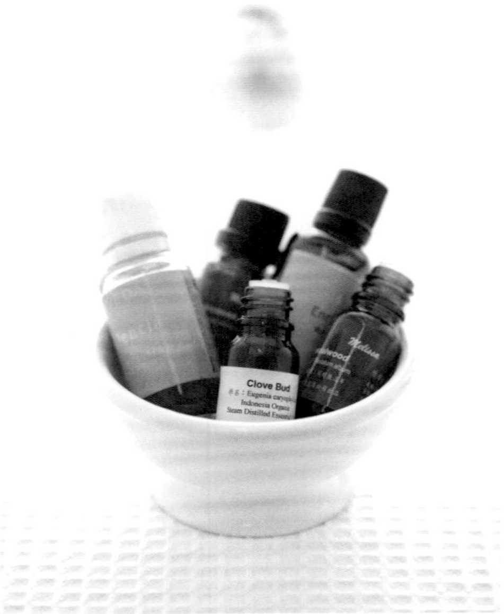

冷壓植物油

酪梨油

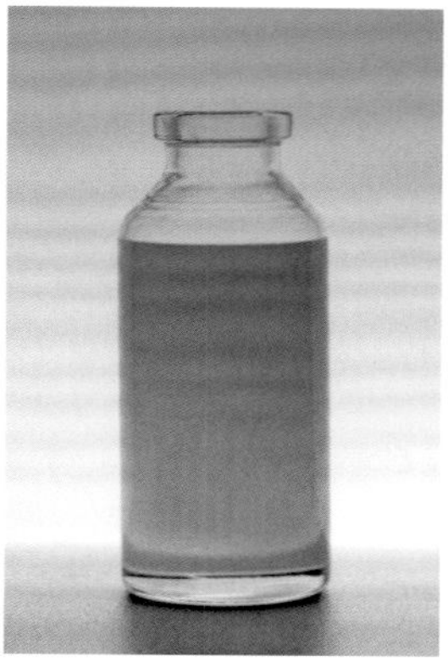

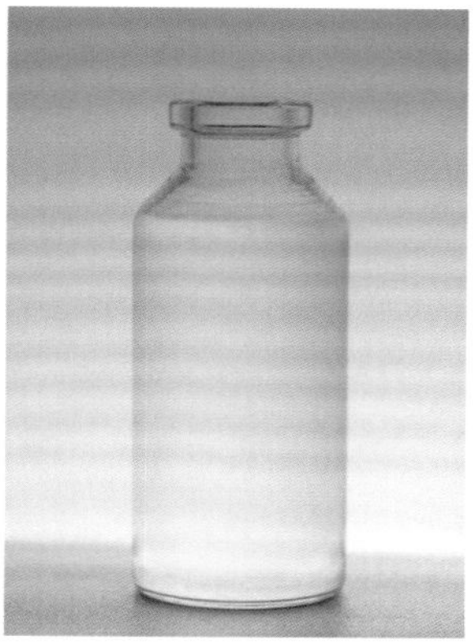

酪梨果肉中含有很多油脂，富含許多營養成分，包括維生素A、D、卵磷脂、鉀，也含有葉綠素，所以呈現漂亮的綠色。酪梨油可以用來保護皮膚，有補水、保濕的功能，適用於治療老化、晦暗、乾燥型的皮膚，對於因氣候太冷或太熱引起的傷害與發炎，都有不錯的效果。

甜杏仁油

可以保護皮膚，供給皮膚營養，對受傷和受過刺激（如雷射、掃斑、曬傷後）的皮膚，可止癢、去紅腫、抗發炎，是較為滋潤不油膩的基礎油，用途多樣化，任何肌膚都適用，是使用率高的油品之一。

杏核油

富含不飽和脂肪酸，質地很細緻，很容易被皮膚吸收。很適合加入精油來做臉部的按摩美療，能夠預防老化，對於乾燥、敏感或有發炎症狀的皮膚很好。

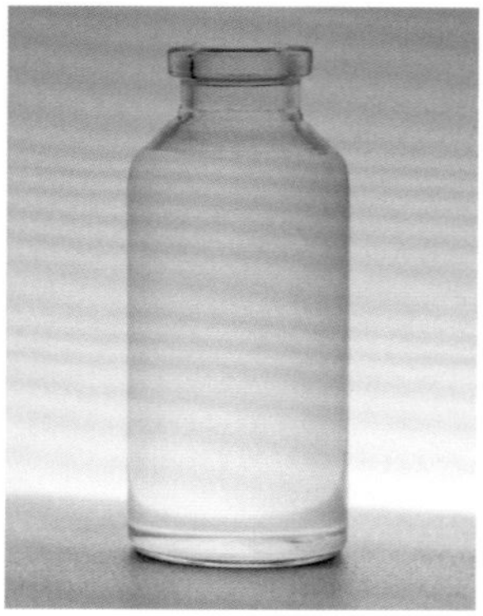

葡萄籽油

含豐富的亞麻油酸，可抗自由基、抗老化，強化血管彈性，可保濕，抗氧化，各種膚質都適用，是全方位的基礎植物油。滲透力強，容易被皮膚吸收，屬於較輕的油脂，質地清爽不油膩，對肌膚保濕效果良好，有潤澤、柔膚的作用，尤其對敏感肌膚適用，是使用率最高的油品之一。

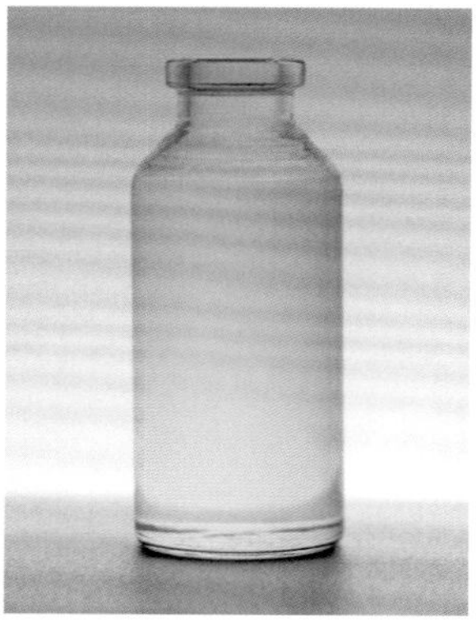

預防妊娠紋的配方

用於懷孕十八週後的孕婦身上，可以預防妊娠紋，效果十分卓越。配方可取50ml甜杏仁油加50ml酪梨油，加入精油處方：薰衣草精油12滴、橙花精油8滴、紅桔精油5滴、乳香精油4滴，調製成按摩油，塗抹在上腹部、下腹部、大腿外側、乳房等，一天數次直到分娩，不用擔心產後會有可怕的妊娠紋產生。對於起皮屑型的皮疹和濕疹也有很好的效果。

月見草油

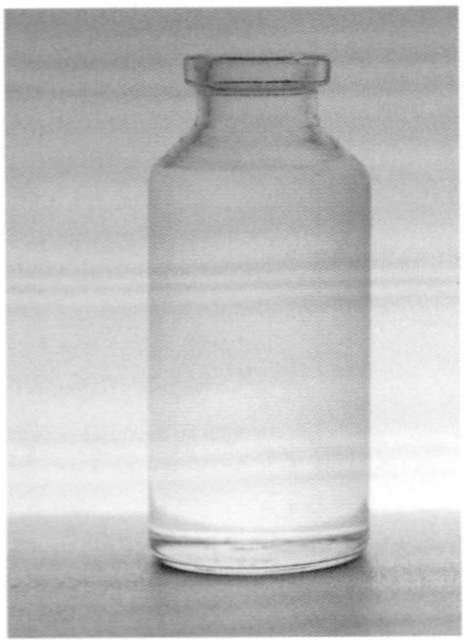

月見草只在晚上開花，故得其名。生物學家發現月見草油裡有一種特別的r-次亞麻油酸，它是酵素的驅動物質，可以在人體內合成前列腺素E1，有助於降低血壓、抑制血栓症、抑制膽固醇、抗發炎和控制關節炎、疏通血管。

月見草油很適合用來當作按摩的基礎油，對治療溼疹、牛皮癬、生理期的不適和風溼關節炎有很好的效果。另外值得一提的是，月見草油也可以用來塑身減重。

荷荷芭油

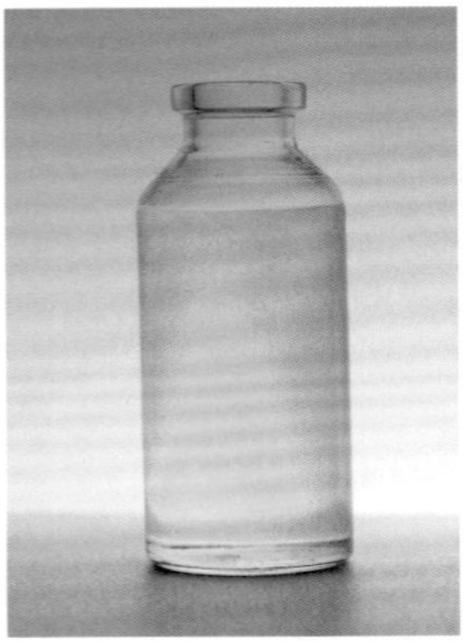

荷荷芭油又稱為液態蠟，和脂肪的組織不同。荷荷芭油常被用於化妝品中，由於它分子穩定、天然保濕，具有治療性質，且適合所有皮膚類型，無論是乾性、油性還是敏感性皮膚。

荷荷芭油可治療乾燥的頭皮屑，對皮膚方面的疾病如牛皮癬和溼疹也很有幫助。此外，荷荷芭油還是很棒的潤膚劑，可以讓皮膚變得柔軟、光滑且細緻。

亞麻仁油

拉丁文本意為「最有用的」，可治療胃部、增加腸子蠕動、增加排便量，對皮膚晦暗失調有療效。亞麻仁油不易保存，需要在新鮮時使用。由於它比其他植物油更容易腐壞，因此要用密封的瓶子保存並放在冰箱裡，不可放在常溫下。

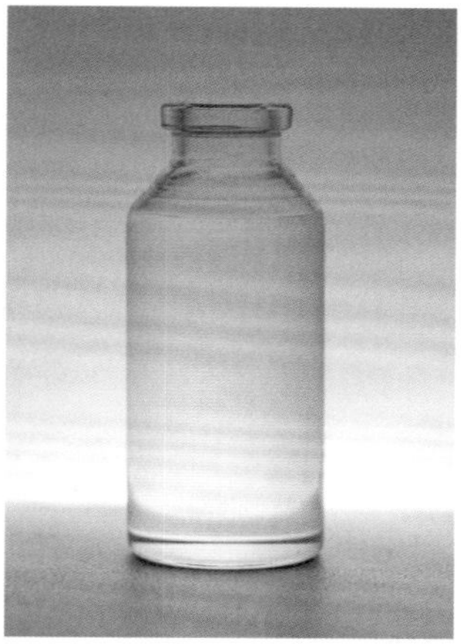

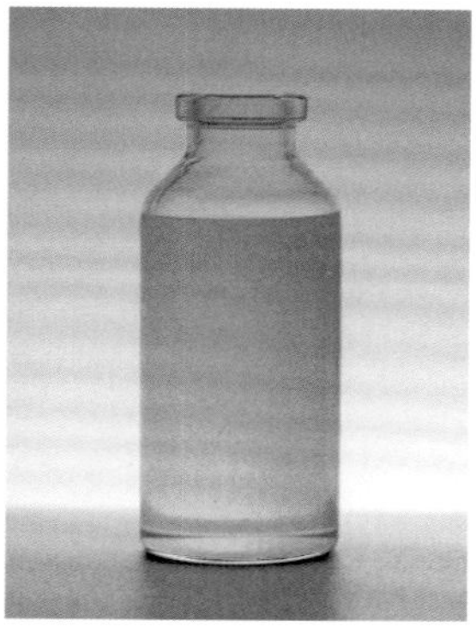

橄欖油

完全成熟時可以手採摘的果實，才能提煉最好的橄欖油。它是屬於較厚重的一種油，如果用來按摩，須和其他較細緻的植物油混合使用；常用於肥皂、卸妝油等化妝品上。

玫瑰果油

玫瑰果油生產在智利，這種油通常是以溶劑萃取出來的，近來已經成為一種深受歡迎的油，尤其在皮膚護理中的再生功能深受肯定。
玫瑰果油是從野玫瑰叢的種子萃取而來，這種油對組織再生很有幫助，例如臉部的除皺、燒燙傷及手術後的疤痕；且可有效預防老化，撫平眼部周圍和唇部周圍的皺紋。對於手術後的紅色疤痕，可褪去紅色素，並預防結締組織硬化形成蟹足腫。

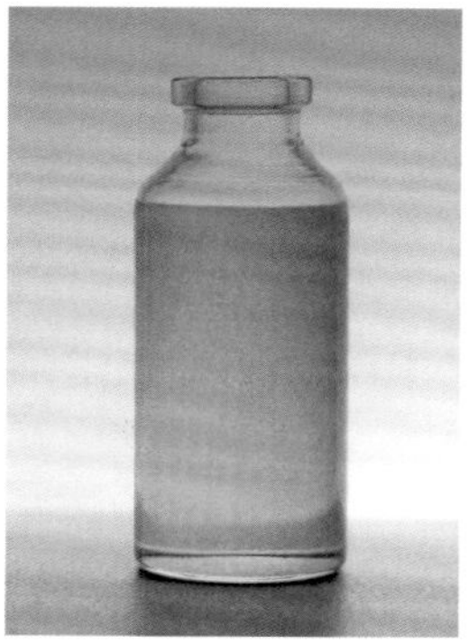

芝麻籽油

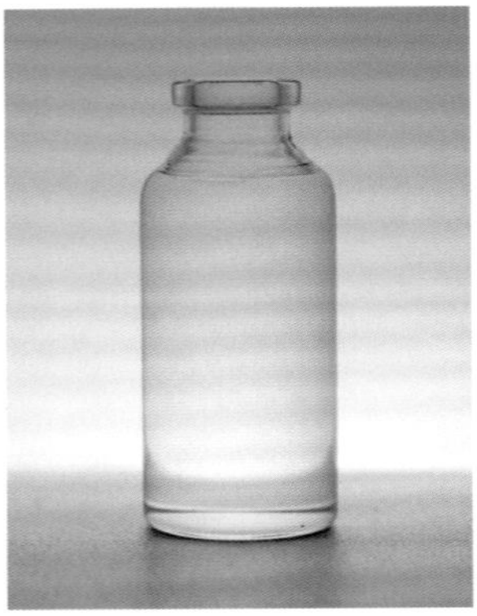

芝麻油從種子提煉而來，提煉前須先行烘烤再壓碎。芝麻籽油較穩定，和空氣接觸不易腐壞。這種油富含維生素E、B及礦物質磷、鎂和鈣，也是植物蛋白質的良好來源，而且含有豐富卵磷脂，對胃部機能不良者是很好的調理油。
對皮膚而言，它是優良的保濕劑，然而卻很少有人用它來作基礎油，因為芝麻籽油本身的香味太過濃郁，容易把處方中精油的香氣全蓋了過去。

小麥胚芽油

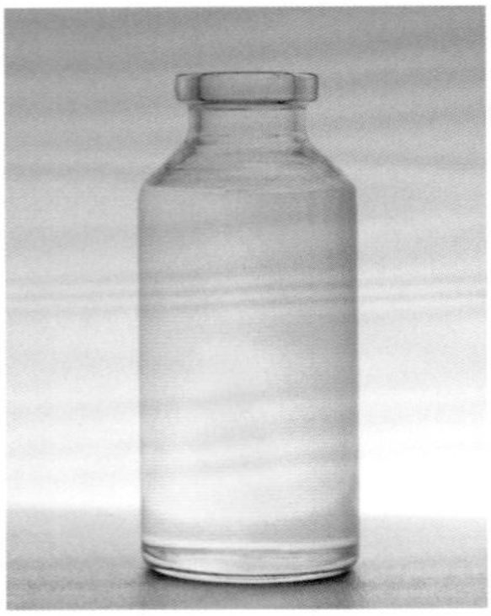

從小麥的胚芽提煉而來，富含維生素E，是必須脂肪酸的重要來源。它是天然的抗氧化物，可以防止光線和高溫的不良作用，通常人們把它製成防曬油之類的化妝品。
小麥胚芽油還可以加快皮膚細胞的修復，改善血液循環，減緩皮膚發炎症狀。它的抗氧化特性，可以幫助血管中膽固醇的疏通，對治療冠狀動脈淤塞的心臟病有幫助。

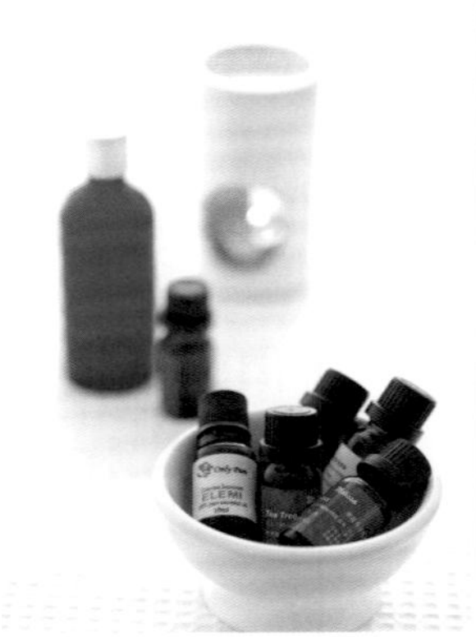

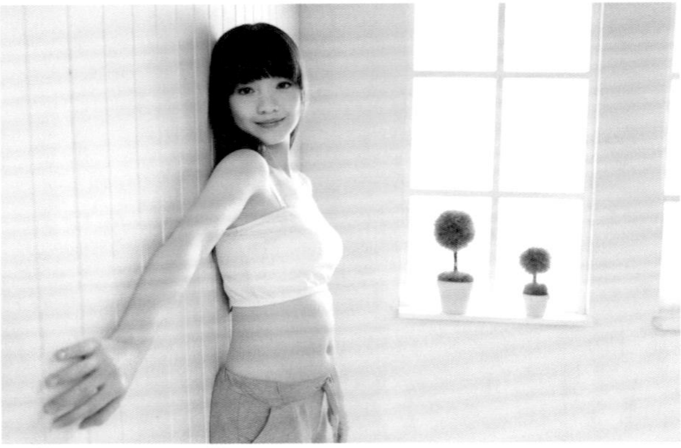

浸泡油

基本上，任何植物都可以被浸泡。把備用的植物放入廣口瓶中，加入冷壓植物油，比如甜杏仁油或杏核油，再將瓶子密封，放置四至八星期。每天固定用力搖晃瓶子一次，等時間一到將油取出過濾，儲存在深色的瓶子裡，這就是浸泡油。

● 胡蘿蔔浸泡油

將野生的小胡蘿蔔浸泡在植物油當中。胡蘿蔔浸泡油富含β-胡蘿蔔素、維生素B、C、D、E，常用於乾燥老化的皮膚，能促進皮膚再生功能。

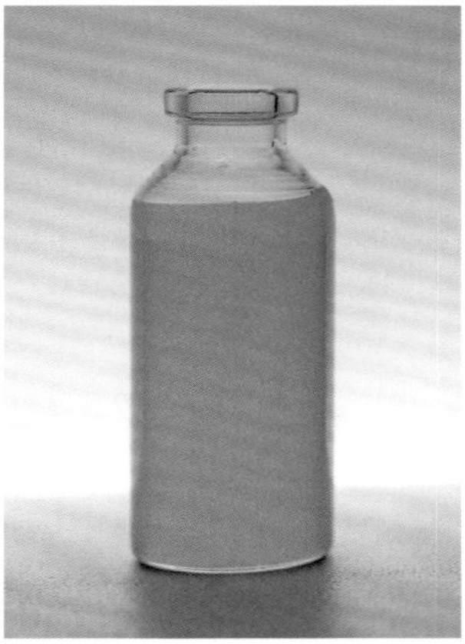

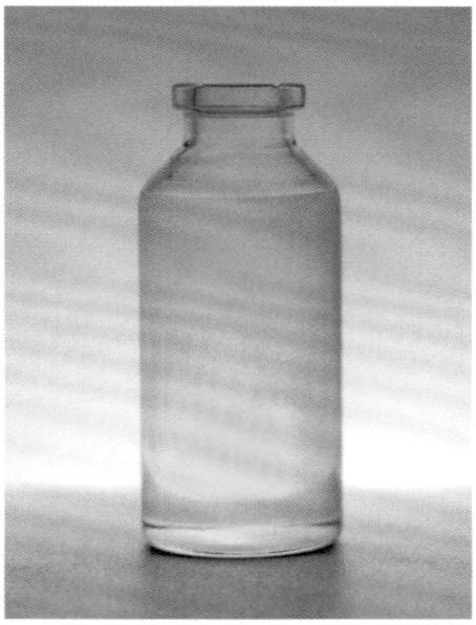

● 金盞花浸泡油

它有抗炎性質和治創傷的作用，對於潰瘍或難治癒的傷口、靜脈曲張、瘀傷、皮膚疾病等有改善功效。以金盞花浸泡油治療靜脈曲張，可搭配絲柏、檸檬、天竺葵等精油，進行輕緩的按摩，並持續使用，可減輕靜脈曲張和靜脈栓塞的症狀。另外它也是治療濕疹配方中很好的基礎油。

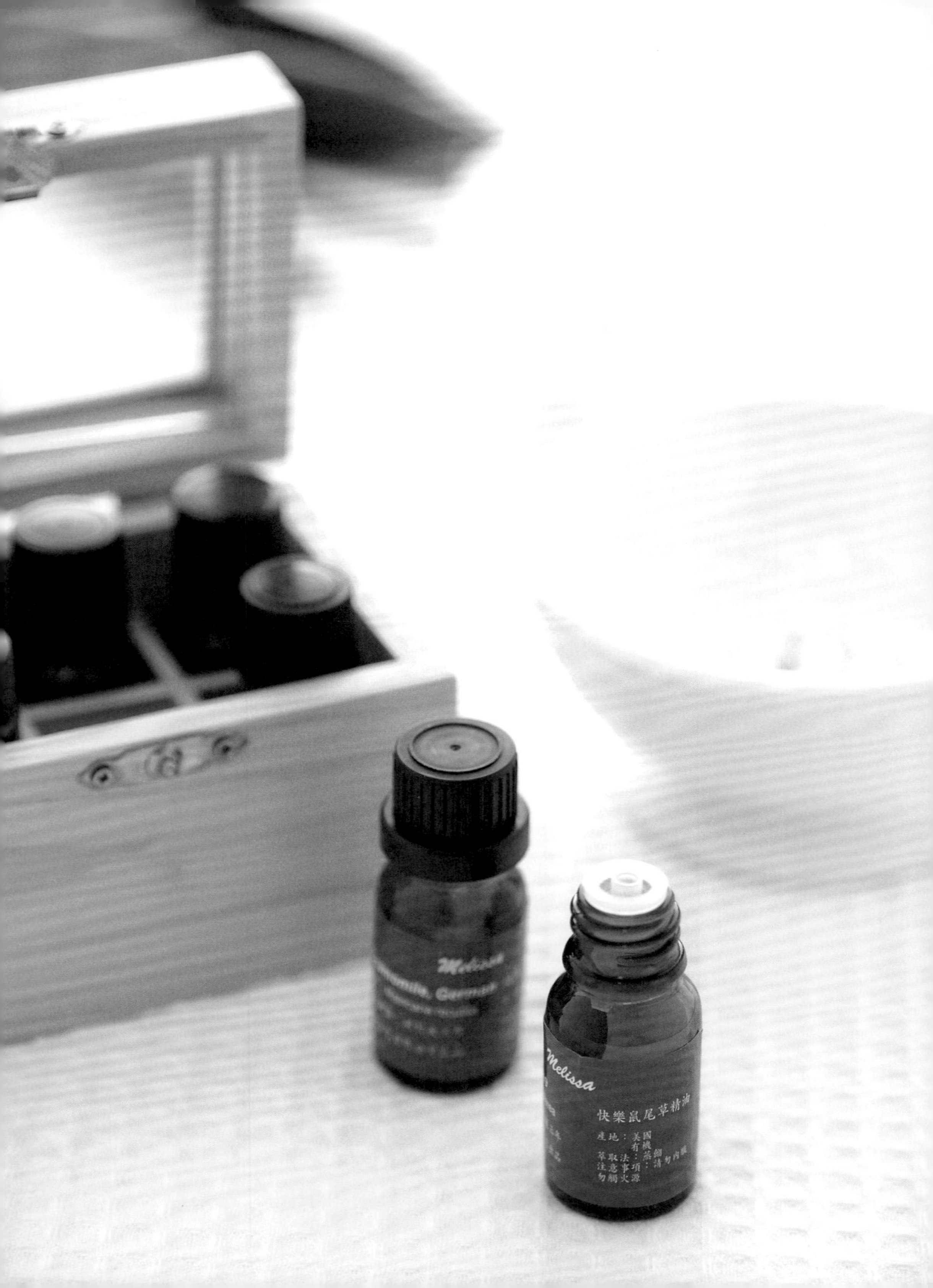
Melissa
快樂鼠尾草精油
產地：美國
有機
萃取法：蒸餾
注意事項：請勿內服
勿觸火源

精油多多益善嗎？

精油的種類有很多，常有學生問我：「這麼多精油，是不是全都要準備？」我的建議是，精油種類有三百種以上，如果要全部購買，不但是一筆很大的費用，而且有些精油在市場上根本買不到。而且，每一種精油都有保存年限，你在期限內無法將這些精油使用完畢，這都會造成浪費。所以，在沒有特殊的需求情況下，只要購買通用型的精油就好，原因如下：

1 通用型的精油幾乎包含了所有的需求項目，使用這些精油可以改善你百分之九十九以上的問題；並非一定要用很特別、很貴的精油才有效。

2 通用型的精油因為使用的人多，所以產量較大，比較能夠挑選出優良的精油。

3 通用型的精油在市場上很多廠牌都有，品質容易比較；至於一些特別的精油，連要買到都很困難了，更不用說要比較出優良的產品。

4 通用型的精油在市面上有較多相關資料可以查詢，並且也有較多的臨床案例可以證實它的療效，因此使用通用型的精油可以很放心，也很容易入手。而特殊的精油因為臨床案例較少，加上相關的資料也較難查詢，因此使用後的效果是很難預期的。

5 特殊的精油較難購買，一般消費者也比較無法辨別出優劣真偽；而且這些精油可能存放的時間都較長，甚至有的已經過期，購買時一定要小心檢查。

曾經有個學生問我一個很特殊的精油好不好，因為他想購買，他在網路上看到它的資料。我告訴他，只要是純淨高品質的精油，都會有它的效果，但是我建議他最好到合法販賣精油的公司或專櫃去瞭解精油的狀況。結果他告訴我，他找過了所有的精油公司及專櫃，都找不到他所想要的那種精油。我問明他的需求後，建議他使用其他的通用精油，結果效果竟然很好。

通用型的精油約有五十至六十種，一般的精油書上都可以看到它們的資料及使用案例，在精油公司及專櫃也都很容易找得到，如薰衣草、迷迭香、薄荷……本書後文也將介紹常用的三十種居家保健精油。

使用安全精油

精油未經稀釋不可直接使用

精油濃度很高，如果未經稀釋千萬不要直接使用在皮膚上，以免造成灼傷或產生過敏現象。精油常被滴入浴缸中用來泡澡，殊不知油水不相溶，懸浮在水面的精油也會觸及皮膚，所以泡澡前先把精油溶在鹽、牛奶或植物油中比較好。

精油需密封保存，避日曬儲放

精油揮發性強，接觸空氣後很容易就揮發掉了，所以必須以密封的瓶子儲裝，開瓶使用後也要盡快把蓋子蓋好。還要避免陽光直接照射，因為紫外線會破壞精油的化學結構，所以儲裝精油的瓶子應選用茶色或深藍色、深綠色，不宜使用透光的容器；更不可使用塑膠材質的容器，避免精油把塑膠溶出，反而有害。

太高或太低的溫度以及震動、搖晃吵雜，都有可能導致精油容易變質，所以精油的儲存也是很重要。大瓶精油用到一半時最好改裝小瓶子，以免容易變質或降低療效。

禁忌事項

使用精油時，要避開人體脆弱的地方，例如眼睛、陰部、人體內部黏膜等，如果不小心接觸到，要立刻以大量清水沖洗。

高血壓、低血壓、懷孕、氣喘或服用抗凝血藥劑者，必須避免某些精油，此時要詢問醫師或專業芳療師，切勿自行使用。

精油不建議口服。雖然有些歐美醫師及芳療師認為口服精油對人體有幫助，但我認為脆弱的消化道黏膜，恐怕不堪純精油的無情侵蝕，因此請盡量避免口服純精油。

瞭解精油的種種好處

精油的使用很安全且用途很廣，把兩種或三種以上精油搭配在一起的複方純精油，藉由其協合作用產生多重療效，當然比單一的純精油療效要好。

我想重申的是，芳香療法不是只能用在臉部的美療或身體的按摩理療上，一般家庭所有的生活保健，都可以使用精油。它可以運用在沐浴泡澡（臀浴、手、足浴）、洗髮、保健頭皮、吸入（蒸氣、擴香器、聞香瓶、手帕、紙巾、枕巾）、熱敷、冷敷、油膏或乳液、香水、淨化除臭噴灑和塞劑等，範圍極廣。

精油不像化學藥品會殘留在人體內，它可以輕易地進入體內，和組織產生有效的作用後，經由糞便、尿液、汗水、呼吸排出體外。精油的代謝也會因個人體質而異，肥胖、生病、老人、小孩狀況都不一樣，使用滴數濃度要恰當，建議是健康的人一半的滴數再稀釋在基礎油中使用。

精油能幫助血液循環和淋巴的流動。血液和淋巴的作用是把氧氣和營養帶到各個器官組織，同時把細胞的廢物、毒素以及滯留在體內多餘的水分排出，尤其人體的腦部並無法儲存能量，必須靠血液循環輸送養分，所以有良好的血液循環是非常重要的。

精油會影響荷爾蒙產生能量，不會傷害人體組織，不具毒性，有助於身體的健康。精油也能增強免疫系統功能，是預防疾病的利器。享受精油的香氣令人心情愉悅，而且使用方式也有很多選擇，在這繁忙且充滿強大壓力的生活中，精油絕對是你我最佳的良伴。

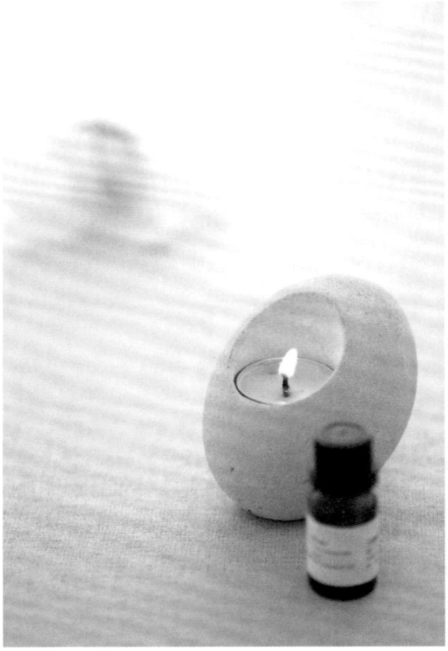

如何加強芳香療法的效果

芳香療法，我們稱它為自然療法，也是預防醫學，同時也是輔助療法，是順應人體的生理（身）、心理（心）、精神（靈）的一種順勢療法。我們強調：身體要健康必須遵守某些原則，那就是生活作息要正常，注意均衡的飲食，以及適度的運動，不要濫用藥物，如此才能讓芳香療法將你的身、心、靈調整到最佳狀態。否則你一邊用芳香療法調整自己，一方面又以不正常的生活習慣殘害自己，如何能得到健康呢？

正常的生活作息

古人「日出而作、日落而息」有其之道理，人類所有的活動和能量的來源，幾乎都和太陽有關。近來有一則國外報導指出，醫師建議癌症病人去接受晨曦的陽光及黃昏的陽光配合治療，結果竟然痊癒了！除了來自太陽神奇的能量外，我想心情的轉變、放下所有的念頭、壓力全沒了，可能是最大的助因。

晚上不睡，白天起不來，在電腦桌前一坐就好幾個小時，是很多現代人的生活模式，除了很傷視力之外，對身體的循環代謝也會有影響，若是情況嚴重的話會造成血栓症。

人體的自癒能力是不容忽視的。時常有人告訴我們早睡早起身體好，可是有些人不知道為什麼就是做不到。以人體五行和十二經絡循環的時間來講，晚上十一點至一點是行膽經，一點至三點行肝經，行膽、肝經的這個時間，正是身體進行新陳代謝的時候，無論是能量的制化、身體毒素的代謝以及免疫的提升，都在這個重要的時間完成。如果在這時間還沒有休息，日積月累之下，就會增加肝膽的負荷，種下日後疾病的隱因。

均衡的飲食

食物是人體營養和能量的來源。我們常會隨自己的口欲而偏向一直吃某種食物，例如臺灣四周環海，吃海鮮的機會多，如果嗜吃到某種程度，得到高尿酸的機

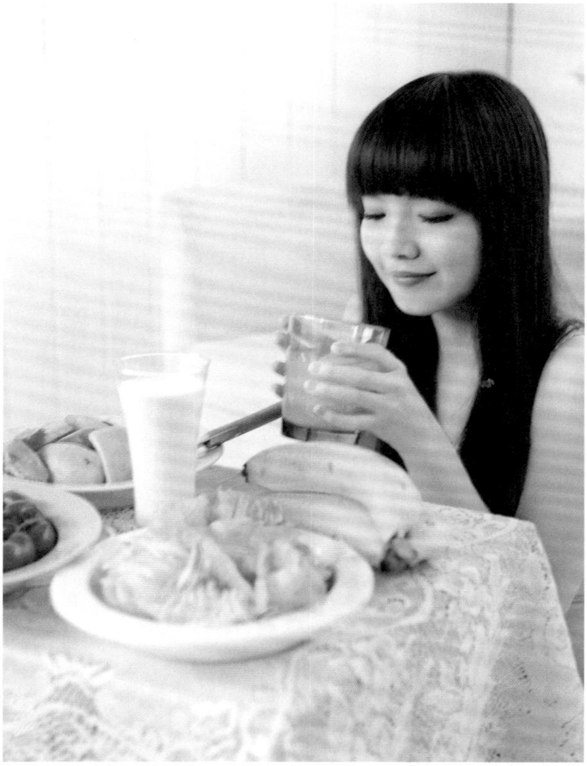

會相對提高。

炸雞塊香噴噴的很吸引年輕人，偶爾吃吃，再多吃蔬菜、水果、多喝開水，那是無妨的；但如果天天吃，滿臉粉刺、暗瘡或肩頸痠痛將會找上你。同樣的食材，烹調方式不同，對人體的健康影響也不同。

吃的時間不對也會影響健康。很多人晚餐的時間較晚，或有吃消夜的習慣，這就很容易養成中廣的身材。臺灣得到肝炎的人口很多，據說和飲食習慣也有很大的關係。

適度的運動

運動可促進血液循環、新陳代謝，鍛鍊體能，舒展身心，每個人都應該養成運動的習慣。但要顧及身體的狀況條件，如心臟病患者不可做激烈運動，中耳不平衡者，不可做旋轉搖動式的運動等，要找出適合自己體能與身體狀況的運動。

不要濫用藥物

我發現周遭很多朋友都有吃安眠藥的習慣，得仰賴藥物才能入眠，這實在是很不好。很多人的經驗指出，吃安眠藥多年，會造成記憶減退，容易忘東忘西。我想，學會自我紓壓，練習腹式呼吸法，減輕焦慮，比使用藥物要好很多。

舒眠的精油配方

薰衣草精油30滴、羅馬洋甘菊精油30滴、佛手柑精油30滴，三種純精油混合在後，就是很好的舒眠複方精油，稀釋20滴在200ml的洗髮乳、20滴在200ml的沐浴乳中，可放鬆肌肉的緊張僵硬，促進副交感神經作用，舒緩壓力。

如果你是對睡眠品質嚴重不良者，可先放置少許鹽巴在擴香器中上面，再加入5至8滴的薰衣草精油，連續使用三個晚上，對睡眠很有幫助；之後再使用上述的舒眠配方精油，睡眠品質就會慢慢改善。

我們的身體從健康到生病，會經歷一段時間和過程，這段過程我叫它「健康不良」。前述提到芳香療法是預防療法，當我們身體健康時，可強化免疫系統，當出現比較輕微的問題出現時，可先行調理得到紓解與改善。

健康不良的形成因素，大半是生活習慣的不正常所致，因此，如果想要有一個健康的身體，就要調整自己的生活習慣。

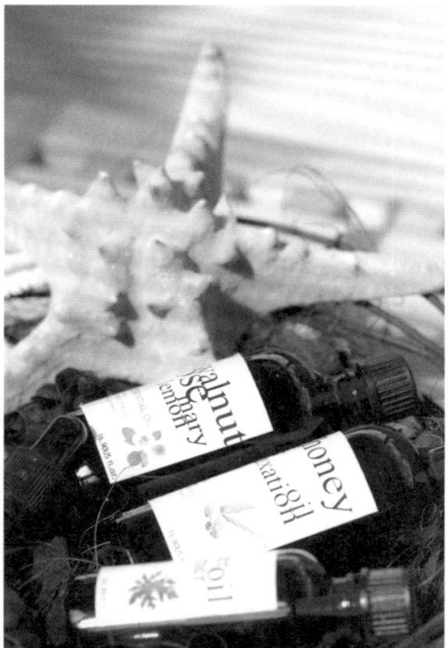

Plus 無私的分享

萬用精油

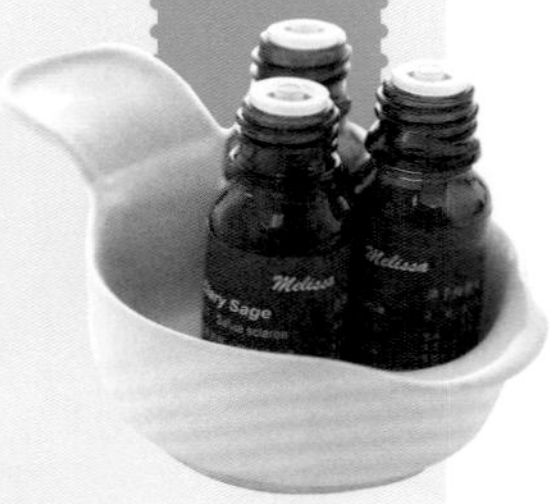

在我的學生及親友當中，一直分享著一個精油配方，那就是萬用精油。這是居家保健中不可或缺的聖品，我們都不藏私地分享親朋好友。因此，在我們的聚會或上課中要分享精油使用心得時，只要一提到萬用精油，那話匣子打開就停不住了。

萬用精油是以保健為主的通用型精油，它的性質類似於白花油、萬金油，但效果絕對超過你的想像，也就是因為任何的身體狀況，它都可以有效幫你解決困擾，所以我們將它命名為「萬用精油」。

配製方法

萬用精油的配方中包含了薰衣草精油、天竺葵精油、迷迭香精油、薄荷精油等四種，因為它是通用型的保健精油，所以我們將這四種精油平均使用。以百分之三的濃度比例調配較適合，也就是在一百毫升的基礎乳液或基礎油中，滴入六十滴的精油；所以這四種精油每樣滴入十五滴即可。

萬用精油對於筋骨痠痛、肩頸僵硬、膝蓋退化、胃酸脹氣、提神醒腦、蚊蟲咬傷、燒燙傷、曬傷、暈車暈船、擦傷、撞傷、瘀血……都有非常顯著的效果。

萬用精油這個配方使用至今，已近十五年，使用過的人數超過千人，不同的案例也超過百種，都有很好的效果。

緩解痠痛

淑貞是我的學生，她在運動健康俱樂部教導有氧運動及皮拉提斯等。每次她上完課，學生都會告訴她這兒痠、那兒痛，淑貞都會拿出她的萬用精油和同學們分享，用來消除他們運動後肌肉及筋骨的痠痛，最後每次上課時都是人手一瓶萬用精油。

對治僵硬與退化

肩頸僵硬、膝蓋退化是老年人的惡夢，建議使用萬用精油，每天早上一起床就在肩頸上輕柔地按摩，洗完澡及看電視的時候，就在膝蓋上慢慢按摩、平放雙腳上下活動膝蓋，清除囤積的廢物，經過一段時日，每天早上起床就會覺得人生是如此美好，肩頸鬆軟，全身舒暢，走起路來也腳步輕盈。

平撫腸胃

我自己的腸胃並不是很好，只要吃錯食物就會有嚴重的胃酸及脹氣，一整天都不舒服，甚至會影響到第二天的作息。後來我在胃酸脹氣時，以萬用精油在腹部及胃部輕柔地按摩，如此持續四、五次（在半小時內）就完全改善了。有的時候，嘴饞想吃一些「危險物品」，我也會先擦一些萬用精油，吃完後再擦一次，大都可以遠離胃酸脹氣。

對付蚊蟲咬傷

我的學生都很喜歡在假日時外出遊玩，欣賞別人的建築及香草植物，享受戶外的寧靜，總是會被可惡的小黑蚊打擾（黑金剛）。被黑金剛咬到的人真是苦不堪言，癢得不得了還不能抓，忍不住，愈抓愈癢還會破皮。有時一癢好幾天，有的被咬得太多了還因此而過敏進醫院打針。只要使用萬用精油，塗抹幾次後，約過半小時後就感覺不到癢了，有些人就算還會癢，也是在可以忍受的範圍。

建議各位馬上動手為自己調配一瓶萬用精油，但是提醒各位，一定要用純淨的精油才有效。所以大家要慎選精油，我保證萬用精油可以讓你的生活過得更有品質。

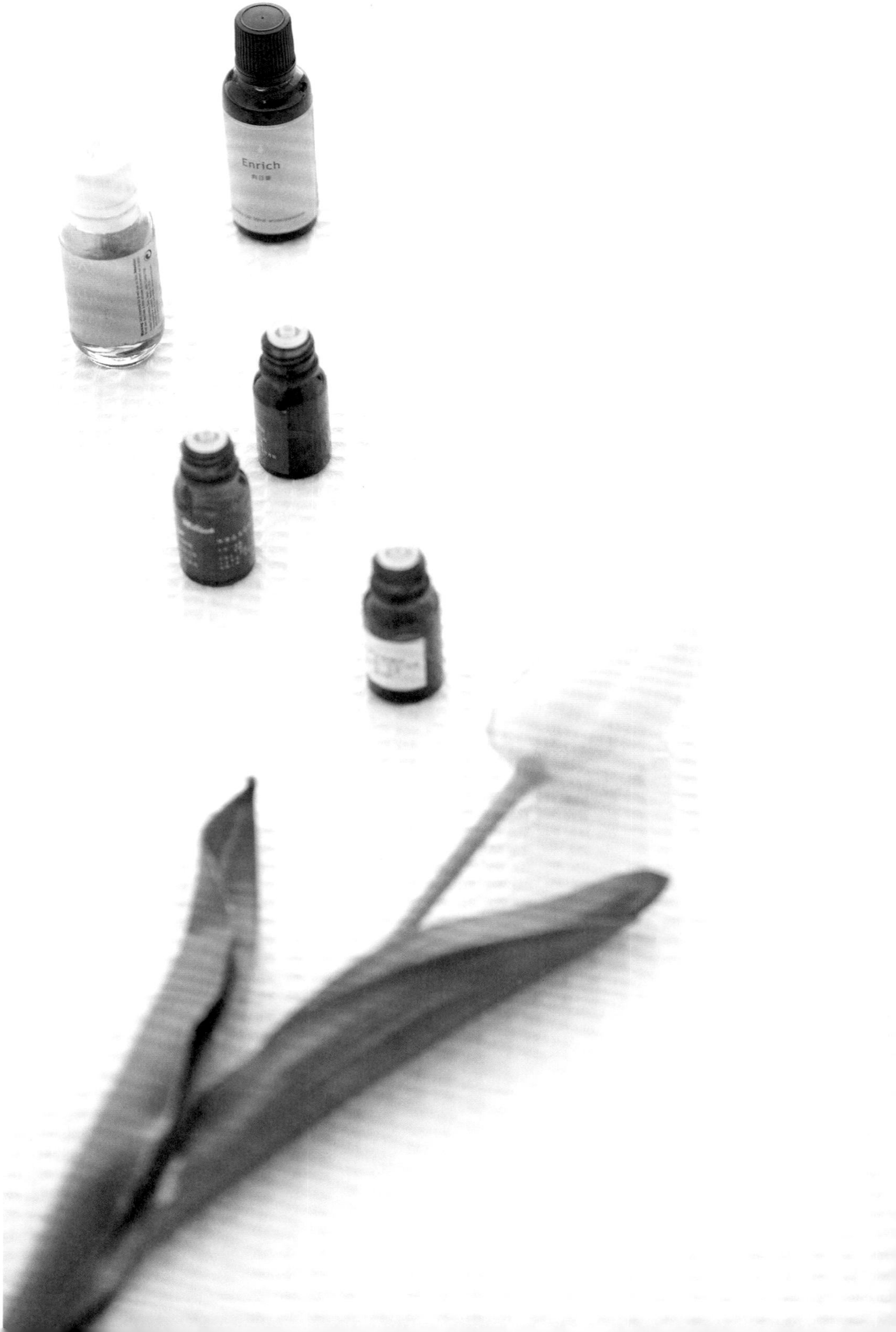
Enrich

Plus 無私的分享

招財進寶

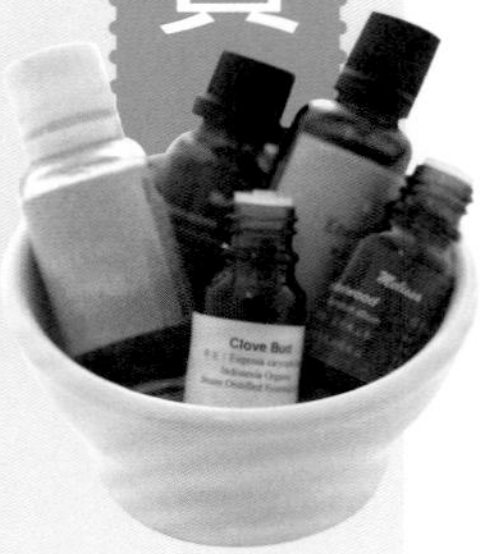

健康及財富是大家所追求的，萬用精油已經帶給我們健康，現在我再介紹一組配方叫招財進寶，讓它帶給各位好心情，強化你的肝、膽、腸、胃，進而加強你的人緣，讓你的工作順利，賺錢發財。

●配製方法

招財進寶是用天竺葵精油、紅桔精油、甜橙精油調配而成，建議各位用一個五毫升的小精油瓶，將這三種精油平均滴入。使用時可將它滴到薰香燈或擴香儀中來聞香，也可以滴入聞香瓶中，掛在胸前，平衡你的情緒，增加你的人氣；當然也可以加進乳液、洗髮精及沐浴乳中使用。

●招攬人氣

我有一個學生，她的先生是一間連鎖牛肉麵店的老闆。在四年多前，牛肉麵店草創期間，生意並不是很好，她為她先生準備了招財進寶的項鍊。起初她先生不以為意，直到有一天他戴上了這個項鍊，幾週後她告訴我們，她先生在下午三點後要拿下項鍊，否則會客人太多，沒有時間休息。

安撫過動兒

我有個朋友是個單親媽媽，有一天她問我是否有精油可以幫助她那有些過動、躁進的女兒。我仔細問明情況後，就幫她的女兒配了一條裝有招財進寶的項鍊。她告訴我，她的女兒很喜歡這個香味，時常把它放在鼻子上吸嗅，只有在洗澡的時候才會拿下來。過了一個多月，她女兒過動及躁進的情況明顯地改善了很多，甚至連食欲不振的問題也改善了。

建議各位，平常如果沒有特殊的原因，可以在身上戴一條裝有招財進寶的項鍊，它確實有平衡情緒的功效，帶著它可以避免因情緒不穩而影響你的生活及工作。而且這條項鍊在正常狀況下可以使用二、三個月以上，非常符合經濟效益。

我也希望各位調配一些招財進寶的複方純精油，可在家中及工作環境中薰香，絕對能讓你一整天都覺得很幸福。如果你要舉辦一個座談會，但是害怕應邀的人因為害羞、不熟而有冷場的狀況，不妨使用招財進寶薰香，一定有讓你意想不到的效果。

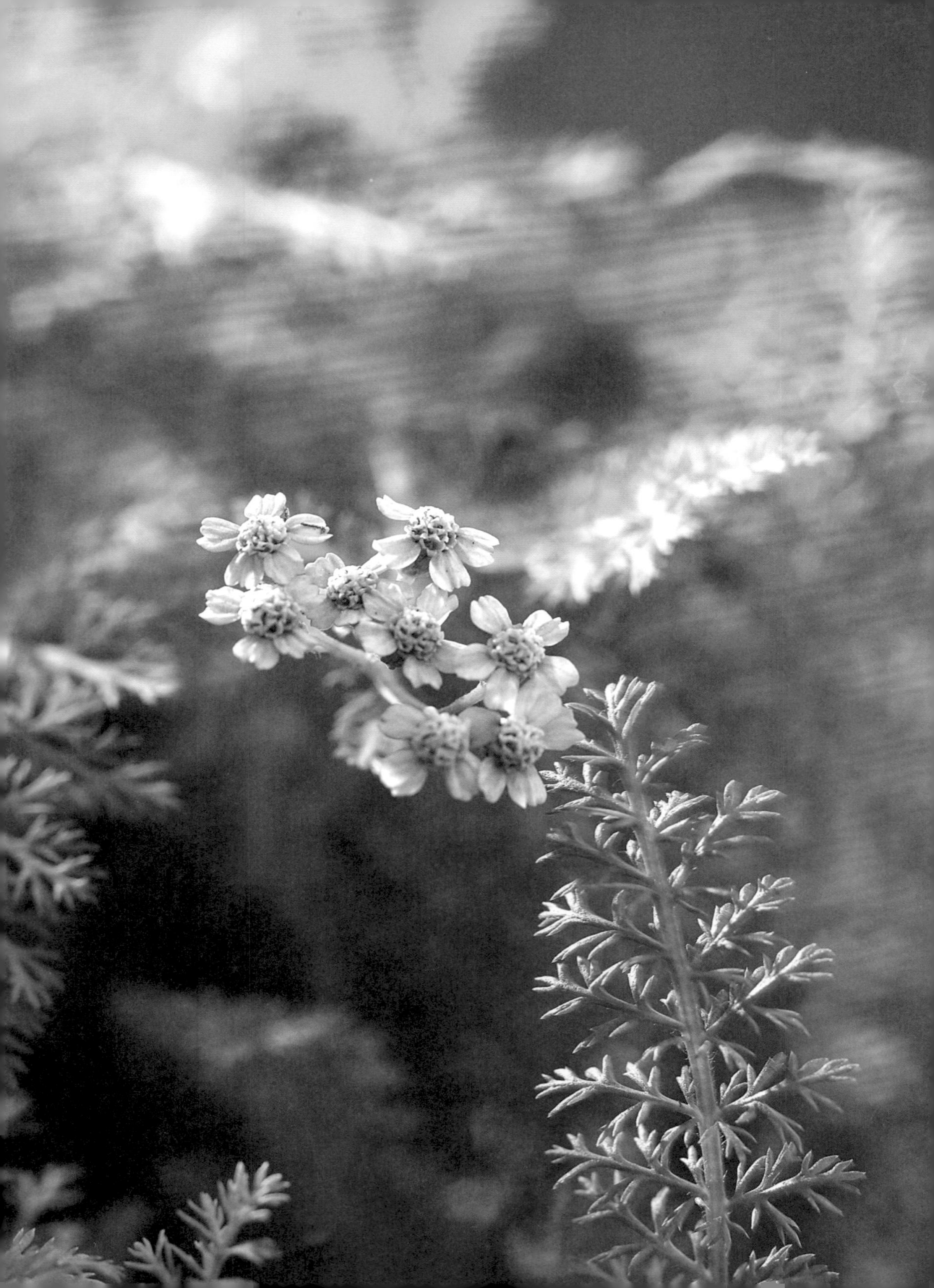

Part

2

Aromatherapy

30種居家常用精油

芳香植物指的是可以萃取精油的植物。
精油是由很多單一天然化學成分
組成的化合物，這些天然化學成分的特質，
決定了精油的療效和香味。

天竺葵 Geranium

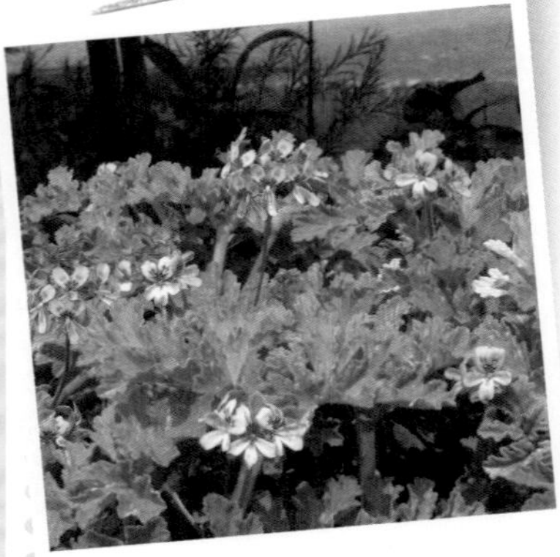

學　　名 ▶ Pelargonium graveolens

科　　名 ▶ 牻牛兒苗科

產　　地 ▶ 原產北非，現在廣泛種植在西班牙、摩洛哥、埃及、義大利，和法國屬地非洲南部的留尼旺島（波旁天竺葵）。近年來，法國政府准許「波旁」商標用在從其他國家進口，或符合波旁天竺葵品質等級的精油。最優質的天竺葵精油產自波旁，它有玫瑰的芳香氣味，有人把它稱為玫瑰天竺葵。

萃取部位 ▶ 新鮮的整株植物，品質較優良的天竺葵精油會萃取自葉子和花頭。

萃取方式 ▶ 蒸氣蒸餾。

特　　徵 ▶ 甜而濃郁的氣味，帶有玫瑰花香和葉子的氣味，精油顏色為暗綠色。

化學成分 ▶ 芳樟醇、香葉醇、香茅醇、α-蒎烯、月桂烯、檸檬油精、薄荷酮、乙酸龍牛兒酯、丁酸香葉酯。

通用情形

抗憂鬱、躁鬱、抗菌、收斂、修復黏膜、促進細胞的再生和修復、細胞防禦、促進淋巴循環、利尿、除臭、止血、滋補、驅腸蟲、創傷藥、平衡油脂。

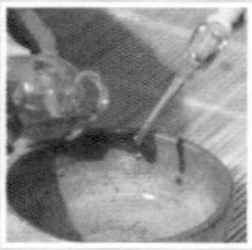

天竺葵精油對於因壓力緊張而造成的腹瀉、胃痛效果很好，對於骨關節局部淤水的排除、減輕炎症反應也頗有效。

情緒

天竺葵對神經系統有平衡作用，同時可應用在焦慮或憂鬱上，能提振鼓舞情緒。此外，天竺葵對腎上腺皮質有平衡功效，能有效地治療因過多壓力所造成的症狀。

生理

天竺葵是維持身體活動平衡的理想精油。它刺激腎上腺皮質的效果，會對身體的荷爾蒙產生調節作用。能刺激淋巴腺循環，有助於減輕充血、水腫等症狀。它也有利尿作用，可用於治療黃膽、膽結石、強化排泄系統功能。

天竺葵會平衡油脂，是一種控油劑，建議臉部皮脂膜比較厚者使用，對皮膚晦暗、沒有活力、毛孔阻塞、偏油肌膚有調整作用。此外，天竺葵可以軟化阻塞在毛囊管的皮脂，最常見的就是鼻頭粉刺或是臉部T字部位。和薰衣草、德國洋甘菊、百里香混合，稀釋調配使用，再配合每週兩次至三次的敷臉，調理兩個月後，幾乎可以完全消除粉刺。但是要配合充分的睡眠，補充足夠的水分和正確的飲食，效果更理想。天竺葵又被稱為窮人的玫瑰，雖然它不能真的替代玫瑰精油，但可以利用它類似玫瑰的一些特性，來緩和經前情緒的波動，以及女性更年期的諸多障礙，像憂鬱、焦慮、陰道乾燥或月經量過多。

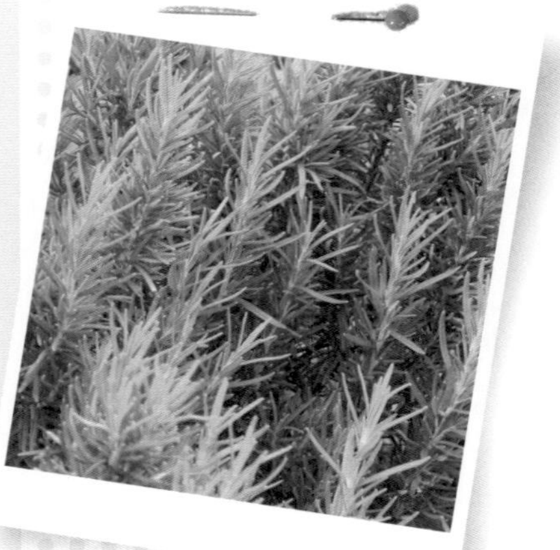

迷迭香 Rosemary

學　名 ▶	Rosmarinus officinalis
科　名 ▶	唇型科
產　地 ▶	起源於亞洲，在地中海種植很普遍，現在很多迷迭香精油來自法國、西班牙、北非突尼西亞。有三種化學類型：樟腦迷迭香，又稱龍腦迷迭香，主產於西班牙；1.8桉油迷迭香，又稱1.8桉樹腦迷迭香，主產於突尼西亞、法國；馬鞭酮迷迭香，主產於法國。
萃取部位 ▶	全株新鮮的植物，或高品質的花頭上半部和葉子。
萃取方式 ▶	蒸氣蒸餾。
特　徵 ▶	味道濃烈，有令人髮指的嗆鼻感，有提神、刺激嗅覺的生澀綠葉氣味，精油顏色為透明無色。
化學成分 ▶	α-松萜、龍腦、β-松萜、樟腦、乙酸冰片酯、莰烯、1.8-桉樹腦、檸檬油精。

通用情形

止痛、排毒、淨化、抗憂鬱、收斂、消脹氣、醒腦、利膽、振奮、助消化、利尿、調經、保肝、調低血壓、促進血液循環、發汗。

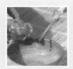

應用在美膚和頭髮的護理，已有很長久的歷史。將迷迭香精油加入洗髮精中，可刺激頭皮的血液循環，對促進頭髮生長和預防掉髮很有幫助。迷迭香精油有很強的刺激作用，癲癇、高血壓患者及孕婦都不適合使用。

情緒

迷迭香被認為是影響中樞神經系統最好的滋補品之一，能加強人的神志、意識清醒。同時也是非常好的腦部刺激物，用於提高記憶力已經有很長的歷史。吸嗅少量的迷迭香精油，就可以感受到它所產生的醒腦作用。由於不同類型的迷迭香，其組成成分也不同，不同特性的精油可以用於不同的理療目的，來達到我們想要的效果。

西班牙產的「樟腦型迷迭香」，運用在肌肉疼痛效果最好；突尼西亞或法國產的「一・八桉樹腦迷迭香」，最好用於肺部理療和肝、腎代謝毒素；法國產的「馬鞭酮迷迭香」，被認為是安全無刺激性的精油，應用在高品質的肌膚美療護理是非常好的。其實無論哪一種化學類型的迷迭香，都有上述「適應症狀」的療效，把類型分出來，是為了強調個別的專長效果。

生理

對於許多呼吸系統疾病，如一般的感冒、喉嚨痛、鼻竇炎、頭痛、帶有黏液的氣喘都有一定的作用，迷迭香是具有很高價值的精油。由於迷迭香有止痛的性質，可以調配按摩乳液、淨化沐浴或製成溼敷布，來紓解風溼性關節炎的疼痛或是肌肉的僵硬痠痛。迷迭香可強化心臟功能，有助於血液循環，治療低血壓，幫助降低高血糖，加強血管壁的彈性，預防動脈硬化。也可運用在膽囊發炎引起的疼痛和膽結石。

薄荷 Peppermint

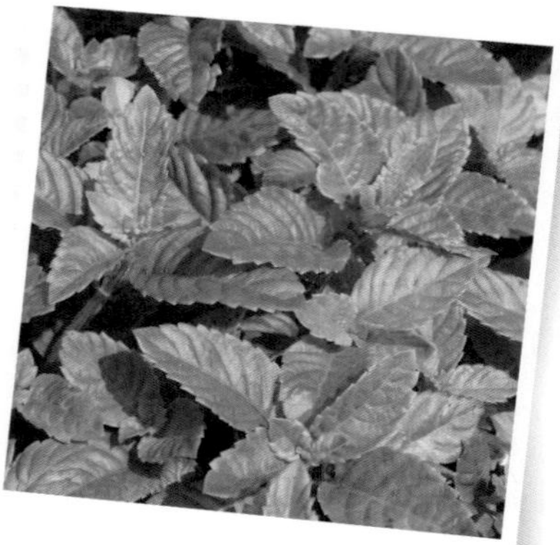

學　　名 ▶	Mentha piperita
科　　名 ▶	唇型科
產　　地 ▶	美國、塔斯馬尼亞島（澳洲南方的小島）。
萃取部位 ▶	葉子和花頭。
萃取方式 ▶	蒸氣蒸餾。
特　　徵 ▶	清涼、冰涼感快速瀰漫整個鼻腔，能同時達到提神與放鬆效果，有強烈的薄荷醇芳香氣味，並且帶有類似巧克力般淡淡的甜味，又稱之為胡椒薄荷，識別性高，精油顏色為透明無色。
化學成分 ▶	薄荷醇、薄荷酮、1.8桉樹腦、乙酸甲酯、甲基呋喃、異薄荷酮、檸檬油精、β-松萜、α-松萜、胡薄荷酮。

通用情形

可止痛、暫時痲醉、止脹奶、消炎、殺菌、止痙攣、收斂、消脹氣、提神醒腦、增強記憶力、利膽、止充血、調經、除痰、解熱、退燒、神經鎮定、健胃、發汗、血管收縮、殺蟲等。

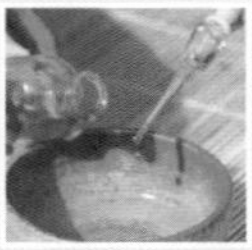

夏天容易流汗，引發微生物、細菌感染的機會比較多，無論是皮膚炎、溼疹或女性外陰的保養，可調配薄荷精油、茶樹精油、佛手柑精油、天竺葵精油各3滴，加入20ml乳液中混合，塗抹在身上，可預防細菌感染和增加舒適感。古埃及很早就以薄荷來安撫胃部的不適，以及局部止痛、紓解噁心，快速排除胃脹氣引起的疼痛。很多臨床也證明薄荷可以作為健胃劑、消脹氣和止痙攣，對精神不濟、神經性的嘔吐、胃悶痛都有一定的療效。

情緒

薄荷精油可以幫助人們清醒頭腦和提振精神，對無法集中注意力，或身體、心理疲勞的人很有益處。在讀書、工作時，必須刺激精神集中，冷靜思考、加強記憶，可以用天竺葵精油、迷迭香精油加薄荷精油，無論是按摩、擴香或佩戴聞香瓶都效果顯著。

生理

我們常用薄荷精油來治療感冒、流行性感冒，尤其當發燒、鼻竇發炎、帶有黏稠的濃痰時，因為薄荷精油有殺菌和除痰的作用。

薄荷精油對腸胃道平滑肌收縮引起的痙攣、絞痛有放鬆作用，對肝膽腸胃消化性問題引起的頭痛、偏頭痛有很好的效果。薄荷精油能刺激膽汁的分泌，因此我們也把它運用在膽結石的預防和調理。

牙痛會引發下額頜骨和頭部疼痛，可使用薄荷精油、薰衣草精油、德國洋甘菊精油、丁香精油（花蕾）來止痛。薄荷精油能作用在血液、淋巴液、組織液和大腦、脊髓神經等，應用在淋巴按摩上，可以刺激淋巴系統，幫助淋巴液的流動，排除身體的廢物。

薄荷精油也適用於舒緩肌肉疼痛，如運動過度和運動傷害、使用電腦打鍵盤引起的肩頸僵硬痠痛，脊椎痛、腰痛、搬運重物、久站引起的痛楚和疲勞、撞傷和瘀傷、關節痛、蚊蟲咬傷。使用薄荷精油能收縮毛細管，讓人體變得涼爽，加上它的局部麻醉作用，可以解決身體的疼痛與不適。

薄荷精油使用在皮膚上會有舒適的感覺，而調配濃度要看使用的部位來衡量。調配在保健頭皮、健髮和沐浴，濃度可在百分之一·五左右；運用在皮膚發炎引起的發紅、搔癢，濃度不要超過百分之一。

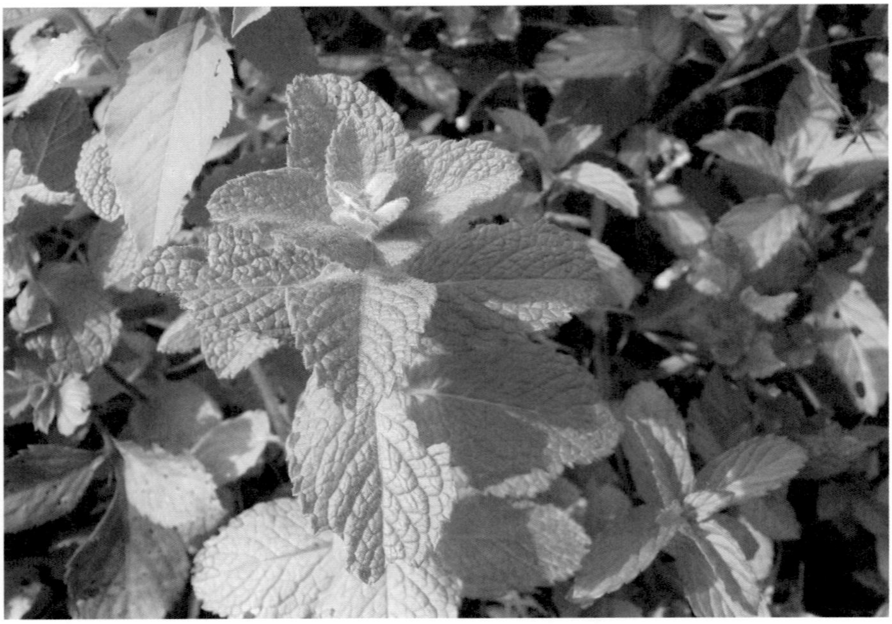

紅桔 Mandarin

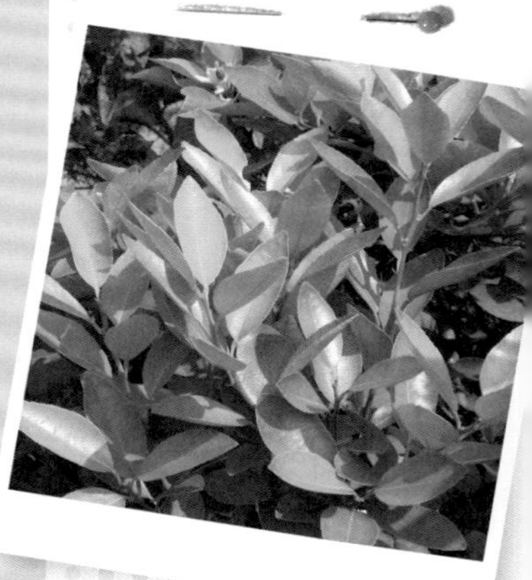

學　　名 ▶ Citrus reticulate

產　　地 ▶ 產於巴西、西班牙、義大利等國家。其原產地有可能是中國，因為古時候的中國，桔是用來進貢當時朝廷官員的禮品。我想是取它的諧音吉祥如意吧！

萃取部位 ▶ 果皮。

萃取方式 ▶ 冷壓法。

特　　徵 ▶ 有強烈清新的柑橘植物特有芳香氣味。因為帶酸味與香甜味，會增加唾液分泌，精油顏色為黃紅色。

化學成分 ▶ 檸檬油精、γ-異松油烯、α-側柏酮、α-蒎烯、檜烯、β－蒎烯、月桂烯、芳樟醇、香茅醛、橙花油、香葉醛。

通用情形

可消除脹氣、利肝膽、幫助消化、鎮定放鬆、淨化、利尿、促使細胞再生。

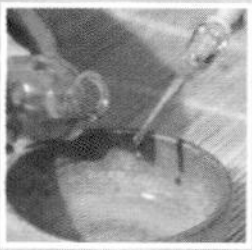

紅桔精油長久以來在歐洲一些國家，就是用來治療小孩子消化不良、去除打嗝的溫和精油。

生理

紅桔精油可強化消化機能，統合肝臟功能，促進膽汁流動。對身體比較虛弱的人，尤其是年紀較大、胃口差的老人，可調配紅桔精油、芫荽精油、甜橙精油、天竺葵精油各七滴，加入一百毫升基礎乳液或冷壓植物油中，然後全身塗抹，在腹部稍加按摩，除了可幫助消化，同時也可以平緩情緒，消除抑鬱和焦慮。

紅桔精油也是良好懷孕婦女的選擇，對母體和胎兒都是無害的。它可以舒緩懷孕時的不安和緊張情緒，鎮定神經系統。由於非常溫和，所以長久以來被用於治療嬰兒疝氣或打嗝。

它另外還有一個妙用，就是預防妊娠紋。懷孕時隨著時間月分的增加，肚子日漸隆起，胸部、大腿處皮膚過度延伸，因而形成妊娠紋，可使用紅桔精油、薰衣草精油、橙花精油、乳香精油，調配酪梨油、甜杏仁油（參見P.201），每天早晚按摩在前腹、側腹、胸部和大腿處。建議在滿四個月，從進入第五個月時再開始擦，直到生下孩子後，仍繼續塗抹，可讓腹部皮膚緊實，淡化斑痕。

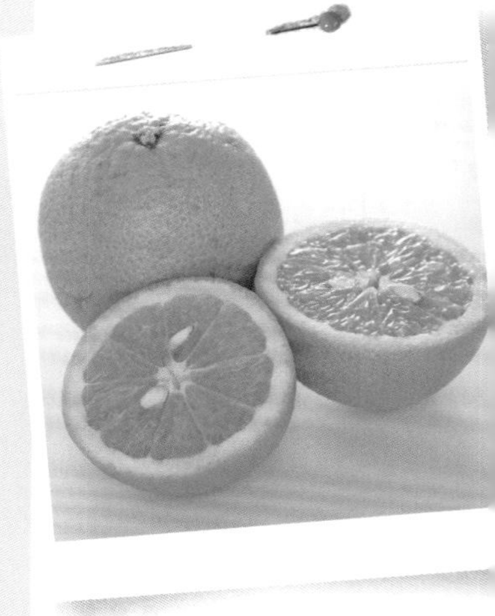

甜橙 Orange Sweet

學　名 ▶	Citrus Sinensis
科　名 ▶	芸香科
產　地 ▶	甜橙源於中國和印度，很早就被引入歐洲，如今地中海、以色列和美國都有大量種植。
萃取部位 ▶	完全成熟的外皮。
萃取方式 ▶	冷壓法。
特　徵 ▶	有強烈清新的柑橘植物特有芳香氣味，甜中帶酸，較紅桔精油甜且含有清新的果皮味，精油顏色為黃色。
化學成分 ▶	檸檬油精、α-松萜、檜烯、月桂烯、沉香醇、香茅醛、橙花醛、香葉醛。

通用情形

抗抑鬱、殺菌、消脹氣、利膽、助消化、解熱、鎮靜、刺激腸胃蠕動、刺激淋巴腺、健胃、滋補。

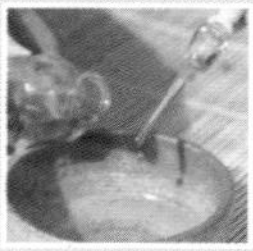

運用在美療上可以平衡油脂，痤瘡留下的色素疤痕可淡化。用於日常清潔、蒸氣沐浴、擴香、佩戴聞香瓶、按摩，對人體都有淨化、調理滋補的功效，無論是心靈甦醒、淨化個人磁場、淨化血液、淋巴循環，都非常有效。

情緒

甜橙精油是所有柑橘類精油中，屬性較溫和的精油，讓人感覺到愉悅和幸福的滋味。令人意識清醒，可平衡人的氣場，對情緒的影響是積極和令人快樂的。對老人、兒童而言，柑橘精油的香甜氣味是討人喜歡的，會帶來安全感，可以幫助他們入睡安眠。

生理

甜橙精油會刺激膽囊，可作為利膽劑，幫助脂肪的分解代謝，消除腸胃脹氣，對腸道的蠕動有一定的作用，對治療慢性腹瀉、便祕也有幫助。甜橙精油非常適合用來調理小朋友腸胃道，尤其當兒童情緒躁動不安、自閉、過動、夜啼哭鬧時，可安撫情緒。調和甜橙精油、羅馬洋甘菊精油、乳香精油、檀香精油，用在沐浴、按摩、擴香吸嗅，可以得到不錯的療效。當然，小小孩兒還無法以言語表達身體的不適，此時我們必須檢視，是否還有其他疾病導致哭鬧。所有柑橘類都有刺激淋巴的功效，只是涉入的程度深淺不同，對血液淨化有幫助。甜橙精油可利膽和促進腸胃道的蠕動，佩戴聞香瓶在身上可以調理消化系統，淨化個人氣場，增加人氣，使人心情愉快，促進食欲，所以正在減肥的人要酌量使用。

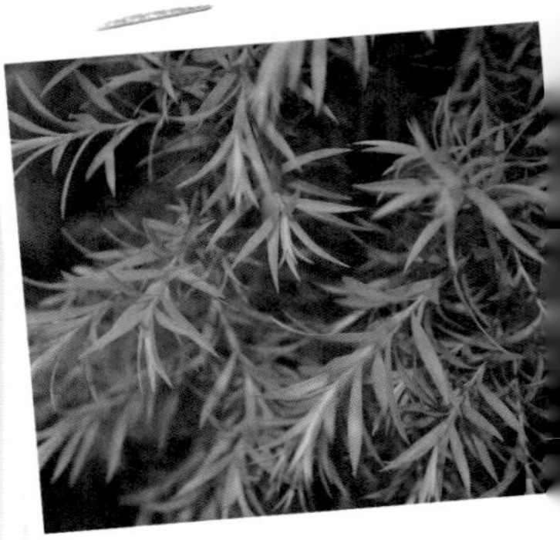

茶樹 Tea Tree

學　　名 ▶ Melaleuca alternifolia

科　　名 ▶ 桃金孃科

產　　地 ▶ 澳大利亞。

萃取部位 ▶ 葉子和嫩枝。

萃取方式 ▶ 蒸氣蒸餾或水蒸餾。

特　　徵 ▶ 氣味識別性強，有辛辣嗆鼻感，精油顏色為透明無色。

化學成分 ▶ γ-萜品烯、p-甲基、α-萜品醇、α-松萜、β-松萜、檜烯、月桂烯、α-水芹烯、α-萜品烯、檸檬油精、1.8-桉樹腦、萜品油烯、沉香醇。

通用情形

抗菌、防腐、殺菌、癒合傷口、除痰、抗病毒、殺滅真菌、除蟲、刺激發汗。

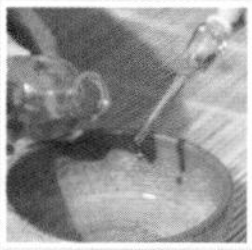

茶樹精油會刺激免疫系統，啟動防禦滅菌能力，直接增加身體對入侵者的反應能力。此外，澳洲的土著居民，認識茶樹的功效已經有很長的歷史。澳洲芳療醫院的外科醫生，會將茶樹稀釋成10%的洗滌液來清洗傷口，如意外創傷、刀傷、擦傷或化膿的傷口。茶樹精油能將污染傷口的污物軟化溶解、去除，讓傷口組織不至腐爛化膿，有防腐保鮮作用，所以用在治療甲溝炎溶解膿液的效果得到肯定。

茶樹精油無論是預防疾病感染或治療細菌感染，都有很好的效果。當我們察覺喉嚨痛、扁桃腺發炎，為避免擴大病情引發更多的狀況，在疾病初期可用500ml的溫水加入食鹽少許，滴入10至15滴的茶樹精油，當作漱口藥水，可以迅速清除口腔喉嚨的病菌，防止更多細菌、病毒進入鼻咽，引發成整個上呼吸道感染。

生理

茶樹精油有著非常廣泛的運用範圍，這是因為茶樹精油的兩個藥理學作用非常顯著。一是茶樹精油對於常侵襲人體器官組織的三種東西——細菌、病毒、真菌，都能有效地消滅。二是當身體受到這些有機體的入侵威脅時，茶樹精油會刺激免疫系統，啟動防禦滅菌能力，直接增加身體對入侵者的反應能力。

我常建議家中一定要有薰衣草精油以備不時之需，而茶樹精油更是急救箱裡不能缺少的。在很多情況下，都需要用到茶樹精油。

1. 當皮膚被利器切開產生傷口，會有很多的病原體會趁機入侵這個傷口。把茶樹精油直接點入傷口處，點幾次後，傷口就會很快治癒。
2. 遇到皮膚擦傷、磨傷及輕度的燒燙傷和濕濕的潰爛傷口，可用百分之三的茶樹精油製成溼敷布包紮傷口，每天換敷布兩次，直到傷口癒合。
3. 以十滴茶樹精油加入溫水漱口，可清除難聞的口臭，治療喉嚨痛和鵝口瘡。

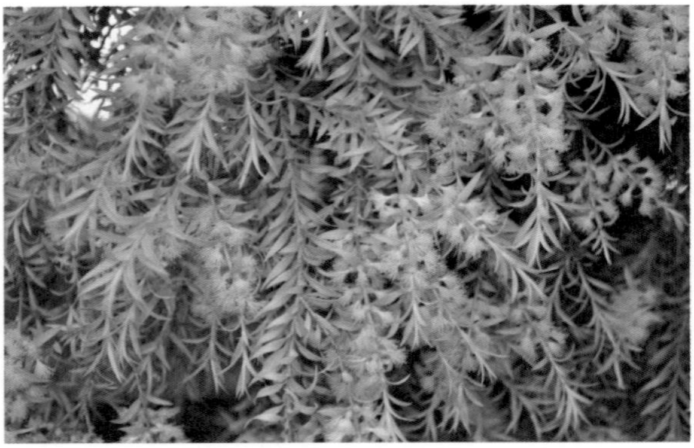

4 乾性溼疹、溼性溼疹、香港腳、灰指甲、陰道炎、鵝口瘡，及嬰兒剛出生時頭上的硬痂，大多是有機體感染，可以百分之二・五至三的茶樹精油多次塗抹。嬰兒用的濃度要稀釋到百分之一以下。

5 呼吸道感染時，可用擴香器或蒸氣，製成吸入劑，很快就會痊癒。

6 將茶樹精油十五至二十滴加入浴缸裡，以浸泡身體的方式解除肌肉疼痛，或調成乳液按摩在僵硬痠痛的肌肉上來減輕不適感。

對於皮膚感染痤瘡、爛面皰及黏溼的頭皮屑，可利用茶樹精油殺菌、收斂的性質，有效解決這些惱人的問題。對於頭髮裡的蝨子，可直接對頭皮部位使用純精油，再以毛巾覆蓋包密，三十分鐘後清洗，每天一次，連續使用十至十五天，可有效殺滅頭蝨。若是受到蚊蟲的叮咬，也可以純精油直接擦在患處，或調配成5%的乳液或膏藥，塗抹於皮膚上以預防蚊蟲叮咬。

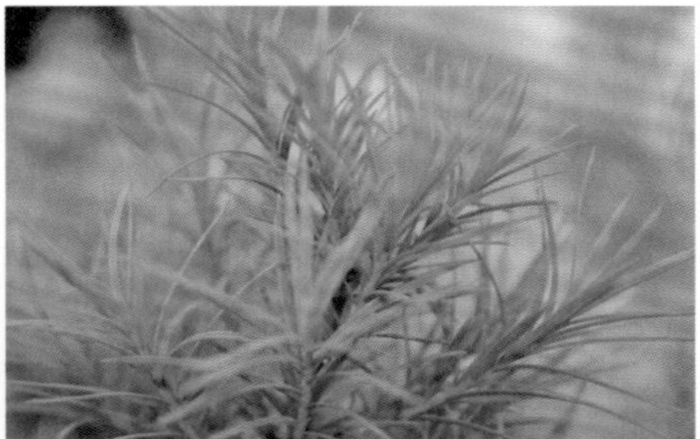

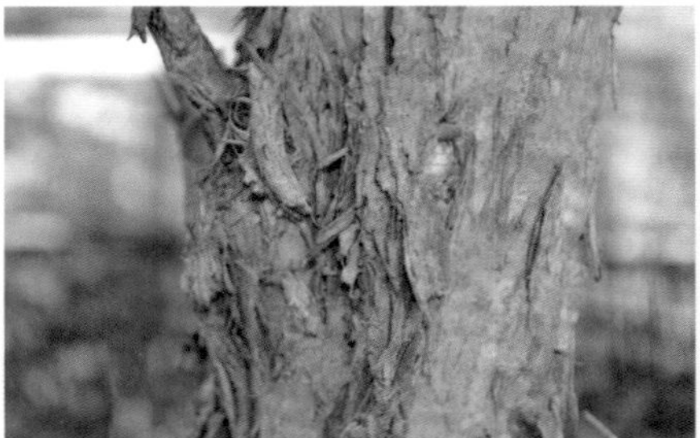

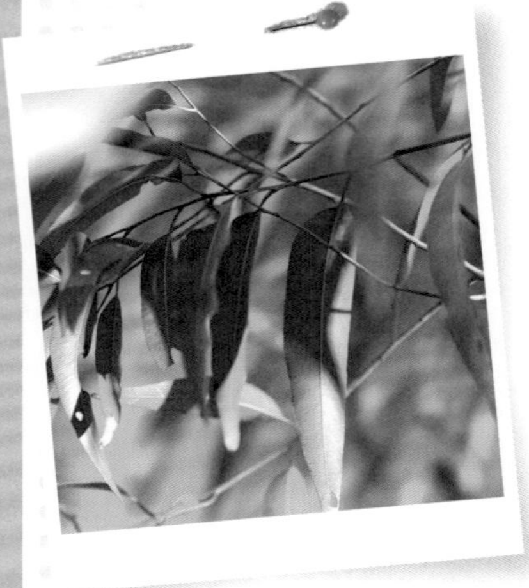

尤加利（桉葉）
Eucalyptus

學　　名 ▶ Eucalyptus globules（藍膠尤加利）
▶ E. radiate（澳洲尤加利）
▶ E.citriodora（檸檬尤加利）

產　　地 ▶ 原產於澳洲。

萃取部位 ▶ 新鮮或乾燥的葉子和枝幹。

萃取方式 ▶ 蒸氣蒸餾。

特　　徵 ▶ 有明顯強烈的氣味和衝鼻的藥味，帶著沁涼的葉子和木質特殊的味道，精油顏色為透明無色。

化學成分 ▶ 1.8桉樹腦、檸檬油精、α-蒎烯、β-蒎烯、香橙烯、藍桉醇、薄荷酮、球桉醇。

通用情形

刺激身體循環、袪除身體溼氣、止痛消炎、殺菌、抗病毒、退燒、袪痰、利尿、淨化血液、止咳、治療鼻塞和呼吸系統的感染、降血糖、撫平創傷口。

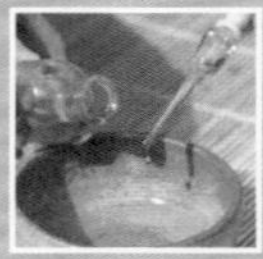

糖尿病患者比較容易疲勞，可以利用尤加利精油幫助提神和集中精神，同時也有降低血糖的效果。調和尤加利、天竺葵、檀香、檸檬等精油來沐浴、聞香皆適宜。

生理

尤加利精油在市面上販售的有十至二十幾種，一般人比較熟悉且常使用的有「藍膠尤加利」、「澳洲尤加利」和「檸檬尤加利」。「藍膠尤加」利使用的範圍頗為廣泛，聽說澳洲當地人對它特別鍾愛。依照我們多年來使用的經驗發現，「澳洲尤加利」的療效更為卓越，效果不亞於「藍膠尤加利」，運用在人體上很快就可以產生效果。

當身體出現上吐下瀉、腹部絞痛、發燒的症狀，甚至全身痠痛時，可調配澳洲尤加利精油、天竺葵精油、甜茴香精油、薄荷精油、黑胡椒精油、絲柏精油，加進基礎乳液或冷壓植物油中（參見P.177），在上、下腹和上、下背按摩，直到精油被吸收進去即可。最重要的是，當症狀產生的半個鐘頭內要按摩四到五次，以確保症狀緩和下來，不再疼痛。此時最好先不要進食，慢慢地微量補充溫熱的水分。此後按摩次數可調整為一天內四至六次，慢慢身體就會好轉喔！

至於檸檬尤加利精油，我們比較建議用在三歲以下的小朋友和七十五歲以上的老人，以及身體比較虛弱或必須長時間使用的人，例如慢性鼻炎造成鼻塞而影響到嗅覺。因為檸檬尤加利精油比較溫和，較不具刺激性，適合長期使用。

尤加利精油可以緩解痛風。把它加上胡蘿蔔種子油、杜松和松針等精油搭配乳液，調成百分之五濃度使用，劇烈疼痛會得到舒緩。此外尤加利精油對造成紅腫熱痛的關節炎，效果也很理想，用它和天竺葵、檸檬、迷迭香等精油，調在基礎乳液中，按摩在關節及關節四周，可以得到不錯的效果。

當人體被細菌、病毒感染時，尤其是流行性感冒、呼吸系統的各種問題，如喉嚨痛、急性支氣管炎、發燒、咳嗽、濃痰，及所有急性發炎、慢性發炎的呼吸道感染，尤加利精油是很好的選擇。特別是治療肺部的問題，利用澳洲尤加利精油含有百分之七十五以上一・八桉油的特性，可有效治療由肺部引起的症狀。

檸檬尤加利精油可對治感冒引起的黏膜炎、鼻蓄膿、鼻塞、嗅覺失靈。把尤加利和薄荷、百里香等精油混合在一起，掛在胸前長時間聞香，或以百分之〇・五的濃度調和在植物油中，塗抹在鼻孔周圍，這些症狀慢慢就會改善。此外，尤加利精油的止痛性質，對肌肉痠痛、風溼關節炎疼痛、皮膚創傷痛的效果良好。

尤加利精油對尿道感染也有療效，其消炎、殺菌、利尿，可有效緩解尿道感染和疼痛。

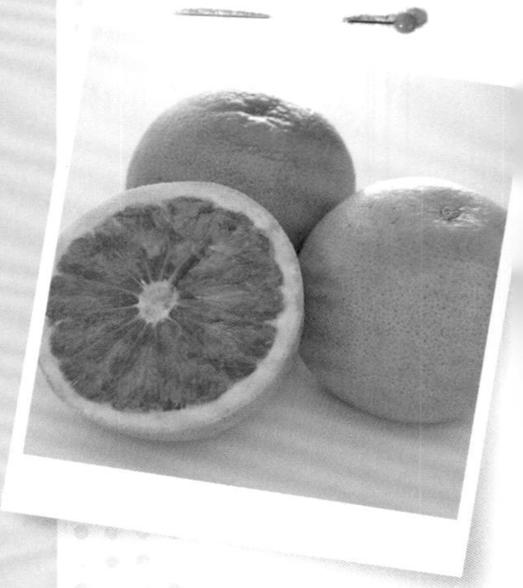

葡萄柚 Grapefruit

學　　名 ▶	Citrus paradisi
科　　名 ▶	芸香科
產　　地 ▶	原產於亞洲熱帶地區和西印度群島，現在以色列和澳洲也大量種植。
萃取部位 ▶	果皮。
萃取方式 ▶	冷壓法。
特　　徵 ▶	清新、香甜的柑橘味，聞起來較甜橙及紅桔清淡，精油顏色為透明無色。
化學成分 ▶	檸檬油精、α-蒎烯、檜烯、月桂烯、香葉醇、芳樟醇、香茅醛、乙酸癸酯、乙酸橙花酯、對孟乙烯-4-醇。

適應症狀

抗抑鬱、抗菌、利尿、促進淋巴液的流動、去脂肪、代謝肌肉內的毒素、增加韌帶的彈性。

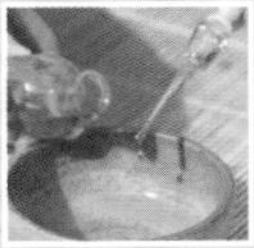

葡萄柚精油可以刺激淋巴腺，幫助淋巴液的流動，對可緩解水腫。它也可以淨化清除血管壁，其解毒和利尿作用可以治療蜂窩性組織炎，對身體過多滯留的體液及肥胖有良好的功效。

情緒

有助於紓解壓力，治療神經疲勞，抗輕度抑鬱，對精神萎靡不振有幫助，能振奮情緒。

生理

葡萄柚精油可以刺激膽汁分泌，幫助消化，消除腸胃脹氣。用在臉部美療可調整油性皮脂，有控油效果，對化膿痤瘡有療效。

此外，葡萄柚精油使用的範圍是多層面的，它也是廣受食品、化妝品和香水工業喜愛的原料。以葡萄柚精油混合杜松、迷迭香等精油來做足浴，可消除雙腳腫脹，舒緩肌肉疼痛，並且可以軟化脂肪包覆毒素所產生的硬結。此外，想要瘦身減肥，葡萄柚精油是不錯的選擇。

必須注意的是，如有服用抗血凝劑者，最好避開葡萄柚精油。

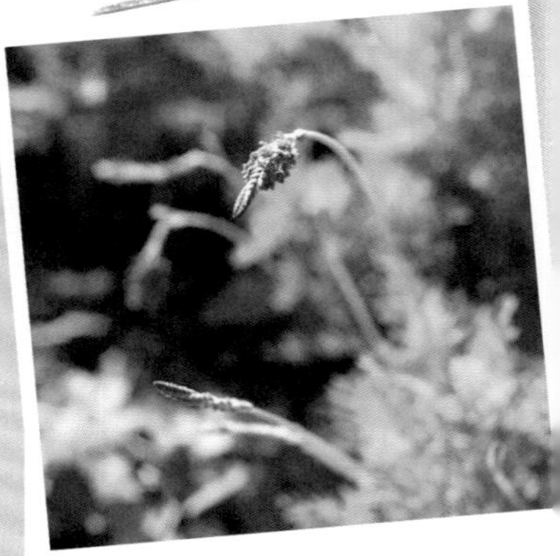

薰衣草 Lavender

學　　名▶Lavandula angustifolia

科　　名▶唇型科

產　　地▶原產於地中海地區，目前栽種在法國、西班牙、英國等地。

萃取部位▶新鮮的全株植物，品質較優良的高海拔薰衣草精油會取新鮮的花頭上半部。

萃取方式▶蒸氣蒸餾。

特　　徵▶甜甜的、有花的芬香氣味、帶有草的氣息，仔細聞香還有木質的香味。精油顏色透明無色。

化學成分▶乙酸芳樟酯、芳樟醇、丁香烯（2.64-5.05%）、α-蒎烯、檸檬油精、1.8-桉樹腦、順式羅勒烯、反式羅勒烯、乙酸薰衣草酯。

通用情形

放鬆、止痛、止驚嚇、消炎、抗菌、止痙攣、抗病毒、消脹氣、治療風濕病、利膽、促進疤痕的修復及再生、細胞防禦、解充血、除臭、利尿、止經痛、降血壓、神經鎮定、發汗、治創傷、止血。

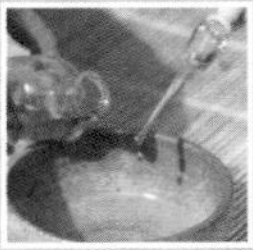

薰衣草精油有驅蟲、止癢作用，對皮膚沒有刺激性。用在頭皮頭髮上，可以平衡油脂，讓髮質柔軟直順，想要讓頭髮蓬鬆就避用薰衣草精油。用在臉部美療時，任何肌膚都適用。此外，薰衣草精油可以串聯兩種氣味不相融的精油，讓調配出來的複方精油比較協調融合。

情緒

薰衣草精油是以神經鎮定的特性而著稱，還可以治療各種神經疾病和心裡上的煩亂，包括躁鬱、失眠、頭痛、偏頭痛、精神緊張、歇斯底里等症狀。對於頭痛、偏頭痛，薰衣草精油的鎮定性質和止痛效果很出色。

薰衣草精油的用途很廣泛，是一種多樣化的精油，擁有很多功能。薰衣草精油對放鬆減輕壓力很有效果，但是不建議使用單一配方，且不要連續使用過長的天數，以免造成記憶力減退。

生理

在歐美的許多醫院病房裡，會把薰衣草精油調配成按摩油或蒸氣、擴香來驅除焦慮，幫助病人睡眠。薰衣草精油是居家必備的精油，它可以降低血壓（所以有低血壓者避用）、減輕精神緊張和心悸、控制氣喘，對所有類型的疼痛都可以有效治療。

它的抗菌性質可以治療咳嗽、感冒、鼻竇炎、流行性感冒，還可以治療創傷、刀傷、潰爛、膀胱炎、尿道炎，對於肌肉痠痛和風濕痛的情形也有止痛放鬆的效果。

由於有通經的效果，孕婦忌用，對於閉經或經量少的經痛可以有效紓解。且薰衣草精油是治療燒燙傷和修復皮膚最常用的精油，是少數可以直接塗抹在皮膚上的精油。當皮膚小面積燒燙傷時，可以使用薰衣草精油直接塗抹多次；如果燒燙傷面積過大還是要交由醫護人員處理。由於薰衣草精油治療燒燙傷的功效顯著，被歐洲的醫院用在燒燙傷科的診療，它有抗菌、抗炎、止痛的作用，因此可以減輕燒燙傷的疼痛和預防感染；再則薰衣草精油還有細胞防禦的性質，因此可以加速痊癒，減輕疤痕的發生。

臉部或身體的皮膚敏感、過敏，可再加入德國洋甘菊精油調配基礎乳液百分之一左右作為理療用。無論是皮膚發炎、濕疹、牛皮癬、痤瘡、面皰等，都可以和其他的精油調配出適用的複方精油。薰衣草精油還可以有效治療曬傷和中暑。將薰衣草精油、德國洋甘菊精油、薄荷精油混合調配放入植物油或乳液中稀釋按摩使用，有降溫作用。

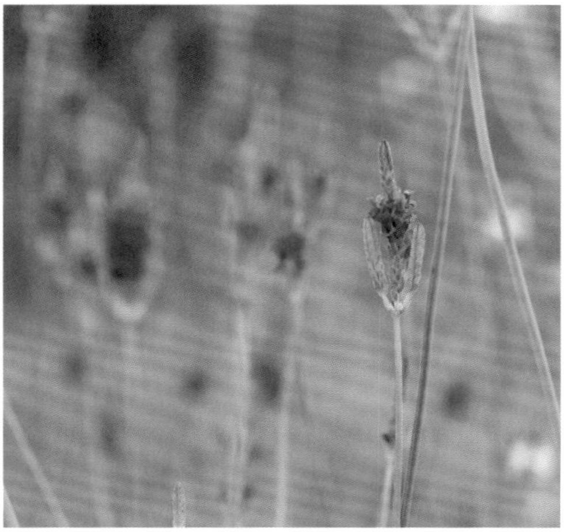

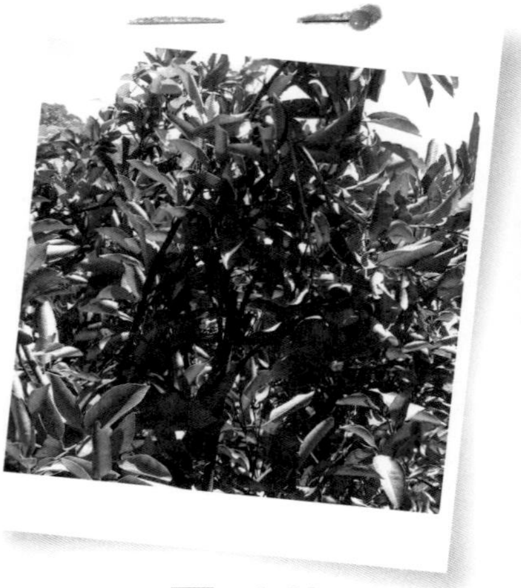

佛手柑
Bergamot

學　　名 ▶	Citrus aurantium subsp
科　　名 ▶	芸香科
產　　地 ▶	義大利南部。
萃取部位 ▶	黃色的成熟果實，精油呈瑰麗的黃綠色。
萃取方式 ▶	壓榨法。
特　　徵 ▶	淡淡柔和的甜香氣味，帶有清新提神的花果香，和檸檬、甜橙的氣味類似，精油顏色為黃綠色。
化學成分 ▶	檸檬油精、乙酸芳樟酯、芳樟醇、α-蒎烯、β-蒎烯、月桂烯、α-香柑油內酯、β-甜沒藥烯、橙花醇、橙花醇乙酯、香葉醇、香葉醇乙酯、α-松油醇。

通用情形

抗憂鬱、止痛、殺菌、消脹氣、促進淋巴液流動、促進疤痕修復及再生、除臭、助消化、解熱、鎮定、健胃、滋補、驅蟲、治創傷口。

在義大利，佛手柑精油長期被用於治療感冒和寄生蟲，廣泛運用於香水工業上，特殊氣味很受歡迎。

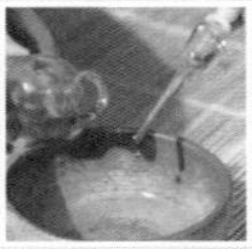

利用它殺菌和軟化皮脂的功能，可以治療粉刺、油性皮膚易長的痤瘡、水痘等。佛手柑精油所含的香豆素，會導致皮膚敏感，建議在夜晚使用，或使用後身體不要曝曬在陽光下。

情緒

佛手柑精油清新、柔和又帶著甜甜的芳香氣味，讓人吸嗅後精神為之一振。它能透過交感神經的活動，來平衡焦慮感和頹喪感，也就是說，佛手柑精油具有鎮靜又振奮的相對特點。

佛手柑精油有溫暖和令人愉悅的特性，可幫助人們獲得信心，增加幸福感，還可以振奮人的精神；其柔和芳香的氣息，如聞鮮花般令人心曠神怡。特別適合抑鬱、情緒起伏不定，有時焦躁不安，有時卻陷入極度沮喪，在一個念頭裡一直打轉無法釋懷者，佛手柑精油能幫助穩定情緒，可以沐浴、輕柔按摩，來治療焦慮、沮喪和神經緊張。

生理

佛手柑精油對慢性疾病的效果很好，包括婦女白帶過多的困擾、習慣性腸胃脹氣、慢性支氣管炎；對肝膽腸胃耗弱、器官機能減退的治療和調理功效卓越；對於急性的細菌、病毒感染，如扁桃腺發炎、尿道感染、水痘、帶狀泡疹，混合茶樹等具消炎性的其他精油的治療效果很好。

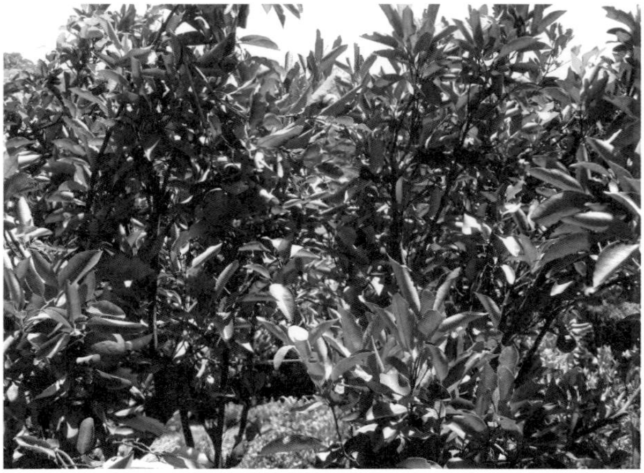

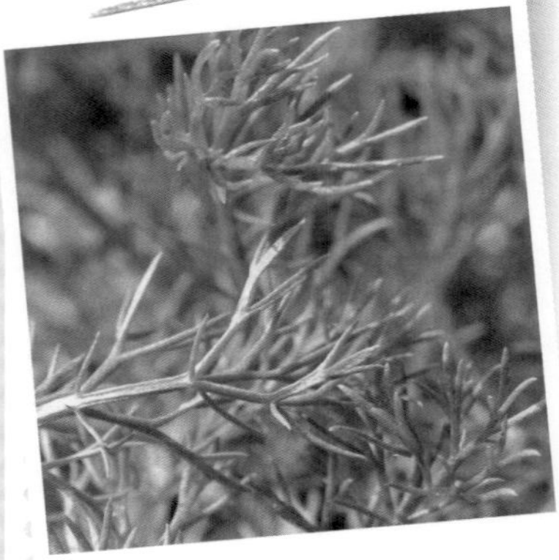

羅馬洋甘菊

Chamomile Roman

學　　名 ▶ Chamaemelum nobil

科　　名 ▶ 菊科

產　　地 ▶ 義大利、法國。

萃取部位 ▶ 花的上半部。

萃取方式 ▶ 蒸氣蒸餾。

特　　徵 ▶ 有甜甜的草本花香氣味，和濃郁帶清香的蘋果香味，精油顏色為淡黃色。

化學成分 ▶ 1.8桉樹腦、α-蒎烯、莰烯、β-蒎烯、檜烯、月桂烯、γ-松油烯、石竹烯、丙酸丙酯、己酸丁酯。

通用情形

鎮定神經、止痛、止痙攣、消炎、抗菌、利膽、保護肝臟、助消化、消脹氣、解熱、發汗、促進疤痕修復及再生、滋補神經系統、治創傷口、驅腸蟲劑。

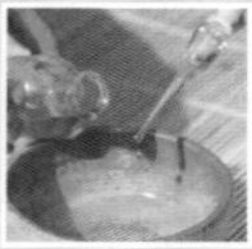

羅馬洋甘菊精油用在神經系統和情緒、精神層面，對人體有很大的益處。無論是男女老少，面對生活的種種壓力、課業壓力、工作壓力，職業婦女除了工作還兼具家庭壓力，羅馬洋甘菊精油都可以逐一改善這些症狀。

情緒

羅馬洋甘菊精油是治療女性歇斯底里及神經緊張的精油，並且可以通經，有很好的撫慰、放鬆和鎮靜作用。對於容易發脾氣、無法自我控制或個性急躁、不願與人溝通、有自閉傾向、心態上無法平衡、過度敏感，都可以使用羅馬洋甘菊精油，透過按摩、沐浴、薰香得到不錯的改善。

對過動兒童而言是有效的精神鎮定劑——是鎮靜，而不是壓抑——可混合甜橙精油、天竺葵精油，來做吸入、沐浴、薰香或按摩（對兒童只須以輕柔的方式塗抹在前胸、後頸、後背）。羅馬洋甘菊精油對情緒有很深的鎮定效果，因此它可以解亢奮，幫助工作狂把腳步放慢，解除思考過度和煩惱太多而造成失眠或睡眠品質不良，對於因為情緒緊張、焦慮而引發的氣喘，可以精油直接吸入的方式紓解。

羅馬洋甘菊精油和德國洋甘菊精油都有抗發炎、止痙攣的作用，其他適應症狀兩種精油都有類似作用。把德國洋甘菊精油應用在身體的止痛、抗炎，其效果勝過羅馬洋甘菊精油。然而羅馬洋甘菊精油的蘋果芳香更令人心情愉悅，由於它富含酯類而散發出果香，很適合以吸入的方式使用；失眠時可再加入薰衣草精油、佛手柑精油，做蒸氣沐浴和擴香來幫助睡眠。女性更年期所引起的各種症狀，如頭痛、心悸、胸悶、呼吸不順暢，可用蘿文莎葉、羅馬洋甘菊、山雞椒、甜茴香等精油，以佩戴聞香瓶的方式時常吸嗅。

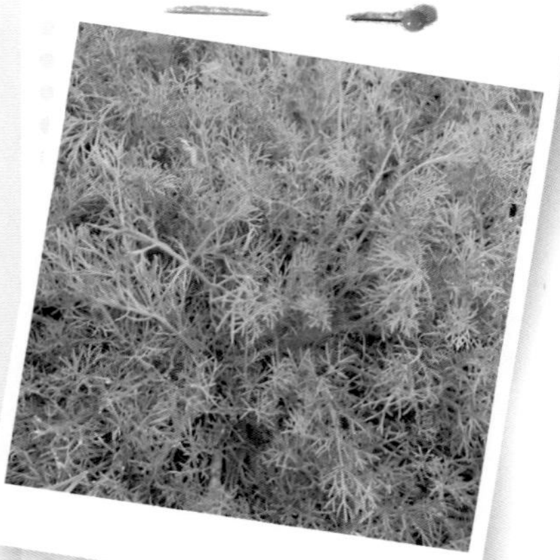

德國洋甘菊
Chamomile German

學　　名▶	Matricaria recutita
科　　名▶	菊科
產　　地▶	原產於歐洲，如今廣泛栽種在匈牙利、埃及、東歐和法國。根據成分含量的不同，德國洋甘菊可以分成四種不同的化學類型：

A型 α-氧化紅沒藥醇B＞α-氧化紅沒藥醇A＞α-紅沒藥醇

B型 α-氧化紅沒藥醇A＞α-氧化紅沒藥醇B＞α-紅沒藥醇

C型 α-紅沒藥醇＞α-氧化紅沒藥醇B＞α-氧化紅沒藥醇A

D型 α-氧化紅沒藥醇B＝α-氧化紅沒藥醇A＝α-紅沒藥醇

洋甘菊成分的含量，取決於植物生長的階段發展。在花朵完全綻放時，α-紅沒藥醇、α-氧化紅沒藥醇A和α-氧化紅沒藥醇B的含量會達到最高。每一年生產的洋甘菊所含的四種化學類型都會有些變化，要抗炎和止痙攣療效高的，就要選購α-紅沒藥醇含量高的化學類型。

萃取部位▶	植物含花的上半部。
萃取方式▶	蒸氣蒸餾。
特　　徵▶	深藍色帶稠狀液體，有強烈、香甜的青草味。
化學成分▶	母菊、α-紅沒藥醇、氧化紅沒藥醇Ａ、氧化紅沒藥醇Ｂ、氧化紅沒藥酮Ａ。

通用情形

抗過敏、止痛、抗發炎、消炎、止痙攣、殺菌、消脹氣、促進疤痕修復及再生、保護膽部、通經、保肝、鎮定、健胃、發汗、血管收縮、驅除腸蟲、治創傷口、美膚。

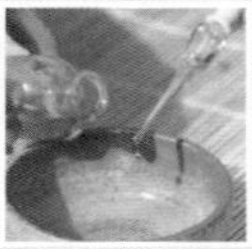

德國洋甘菊精油這種植物在醫療上的使用歷史悠久，尤其在歐洲更是被普遍使用。它也被譽為植物的醫生，因為它可以間接治療種在它周圍的其他植物。

情緒 對治躁鬱、焦慮，讓人整個冷靜下來，被視為鎮定的精油。

生理 德國洋甘菊精油呈深藍色，由於它富含母菊素，其活性成分帶來了安撫、鎮靜和抗發炎的功效。皮膚發炎過敏，產生發熱、發紅的症狀時，可以混合薰衣草精油使用，能立即解除熱紅腫脹的炎症反應；對於任何形式產生的肌肉疼痛效果良好，也可以治療關節炎的紅腫、扭傷。

若是食欲不振、消化不良，可以使用德國洋甘菊精油來刺激和修復肝膽的不適，可強化脾臟的功能，以刺激白血球的增加；利用按摩和沐浴、薰香，可減輕經痛和更年期症狀。

此外德國洋甘菊精油對血管收縮具有功效，能幫助減少由毛細血管擴張引起的臉頰紅絲症。針對皮膚問題，特別是乾燥發紅、有脫皮屑、搔癢的敏感皮膚狀況，可以六十毫升月見草油加四十毫升荷荷芭油，加入十滴薰衣草精油、十滴德國洋甘菊精油，調配成芳療按摩油或敷布使用。

母菊素的消炎效果已受到肯定，而人們也慢慢發現洋甘菊精油中的其他成分，如倍半帖烯、類黃酮、α-紅沒藥醇，也有消炎和抗炎的效果。身體皮表的任何肌膚或關節處，如有腫脹、發熱、發紅、疼痛、刺癢的不舒服感覺，德國洋甘菊精油絕對是最佳的選擇之一。

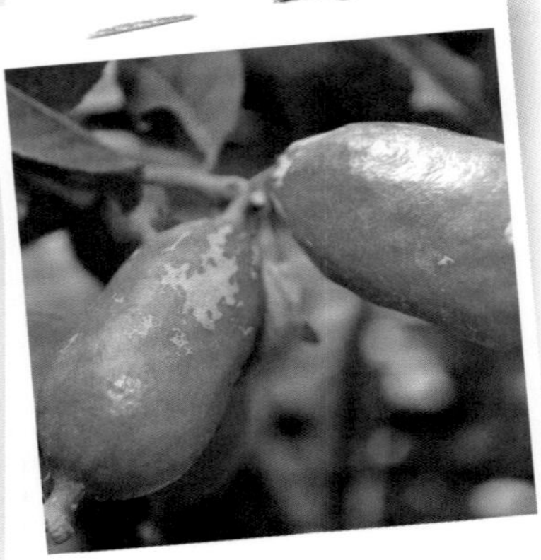

檸檬 Lemon

學　　名 ▶	Citrus limon
科　　名 ▶	芸香科
產　　地 ▶	原產於印度，現在普遍種植於歐洲南部。
萃取部位 ▶	果皮。
萃取方式 ▶	冷壓法。
特　　徵 ▶	新鮮、刺激、鮮明的香甜柑橘類氣味，會刺激唾液分泌，精油顏色為透明無色。
化學成分 ▶	檸檬油精、β-萜烯、α-萜烯、莰烯、檜烯、月桂烯、α-松油烯、芳樟醇、β-沒藥烯、反式-α-香檸檬烯、橙花油、橙花醛。

通用情形

抗壞血症、抗菌、治療風溼、便祕、防腐、止痙攣、消脹氣、促進疤痕修復及再生、發汗、利尿、解熱、止血、降血壓、殺蟲、促進血液循環、驅腸蟲、淡化色素沉澱。

檸檬精油可以說是血液的清道夫，能幫助消化、中和胃酸，改善消化系統的功能。白血球是身體的免疫細胞，檸檬精油可以刺激白血球的活動，所以它是一種強效的抗菌精油。

情緒

當感覺燥熱、心煩以及焦躁不安時，使用檸檬精油可以提神、讓人立刻冷靜下來，可使人集中精神、冷靜思考，避免衝動造成錯誤的抉擇。

生理

當人體血液偏向酸性時，會帶來發炎反應或疼痛症狀，包括風溼痛、關節炎、痛風等，檸檬精油可以軟化尿酸形成的痛風石，排除尿酸。檸檬精油還可以淨化血中毒素，治療如高血脂、高膽固醇、膿腫、痤瘡、紅疹子、風溼病、關節炎、痛風等，凡是和血液有關所造成的一些慢性疾病，是很好的治療劑。

它對循環系統效果卓越。靜脈曲張、雙腳腫脹、四肢痠麻時，可用檸檬精油來調理。以靜脈曲張為例，可以絲柏、天竺葵、檸檬、迷迭香等精油，調和植物油稀釋成百分之三，以輕柔的方式從末梢往心臟的方向進行按摩，即可改善狀況；肢體若有痠麻腫脹或疼痛的現象時，可透過浸泡或敷布的方式來改善。

檸檬精油在日常生活上，是一種很好的清潔劑，尤其是加在洗髮乳、沐浴乳中，殺菌去油脂的功效強。必須注意的是，乾性髮質和乾性或過敏性皮膚者，要小心使用的濃度，避免造成乾癬或過敏反應。

針對扁桃腺發炎所引起的疼痛、發燒，可混合薰衣草精油、松樹精油、薄荷精油加上乳液或植物油稀釋成百分之三濃度來退燒、抗炎、殺菌。對付洶洶來襲的強性病毒，可再加入黑胡椒精油，它的強力殺菌功效和刺激白血球的應戰能力，可加速病情痊癒；黑胡椒精油只能短期、低濃度使用，以免刺激腎臟。

當人體有明顯的炎症反應時，用檸檬精油對抗病毒、細菌可獲得良好的效果；在有效控制病情之後，後續調理體質可用佛手柑、苦橙等柑橘類代替檸檬精油。

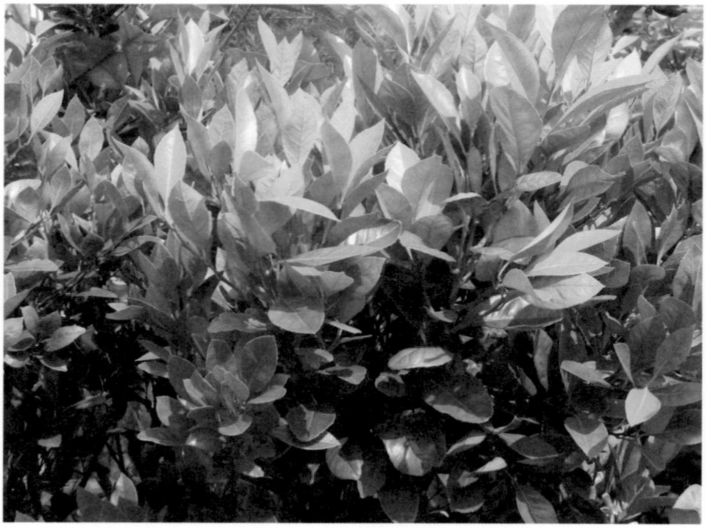

杜松 Juniper

學　　名▶Juniperus communis

科　　名▶柏科

產　　地▶原產於北半球的西伯利亞、瑞典、挪威、丹麥、冰島、匈牙利、法國、義大利、巴爾幹半島和加拿大。

萃取部位▶成熟的漿果；次等品質的精油取自葉子和嫩枝。

萃取方式▶蒸氣蒸餾。

特　　徵▶清新的香味，木質、提振精神的氣味，伴有微甜的味道，精油顏色為透明無色。

化學成分▶α-蒎烯、檜烯、莰烯、β-蒎烯、月桂烯、α-水芹烯、α-松油烯、γ-松油烯、1.8-桉樹腦、β-水芹烯、對甲基、對孟乙烯-4-醇、乙酸龍腦酯、丁香烯。

通用情形

抗菌、排毒、排水、治療風濕痛、止痙攣、消脹氣、刺激血液循環、健胃、發汗、治創傷口。

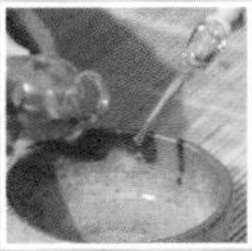

杜松在十五至十七世紀被當時的草藥醫生用來預防瘟疫，它在許多傳染病處方中扮演了重要角色。法國的芳療醫院會燃燒杜松和迷迭香乾燥的枝葉，以淨化醫院的空氣。

藥用植物學家Culpeper認為杜松精油可治療水腫、幫助順產、驅除風寒，還有強化胃機能。且杜松精油能利尿，對痛風和坐骨神經痛有效。

情緒　英國倫敦芳香療法學校創辦者派屈克維斯（Patric Davis），認為杜松精油可以有效清除心靈的負面能量，對心裡感覺很不舒服的人特別有效，他還特別建議曾經生活荒誕的人使用這種精油。如果你對過去的行為感到不安，使用杜松精油可助你全面清除這些隱晦不堪的感覺。

生理　杜松精油是最有效的解毒劑和利尿劑之一。它可以幫助排除尿酸來治療痛風，還可以治療關節炎和風溼痛；搭配葡萄柚精油和薑精油，可用於治療肥胖。杜松精油非常適用於泌尿生殖系統，是治療膀胱炎和腎盂炎的最佳選擇。它能提高腎小球的濾過作用，幫助排除鈉和氯，也可以幫助攝護腺腫大者順利地排尿。但是如果發現有血尿和發燒的情況，還是要儘快就醫。月經不規則或經痛時，可使用杜松精油調節舒緩。

總括來說，杜松精油一方面能掃除心靈深處的污穢，一方面能清潔身體的毒素、廢水，令身心平衡舒坦，效果顯著。必須注意的是，萃取杜松的葉子、樹枝和未成熟漿果的精油，有高含量的 α–蒎烯和 β–蒎烯，對腎臟有刺激作用；因此規定只有從成熟的杜松漿果提煉的精油，才能安全地使用在利尿治療上。

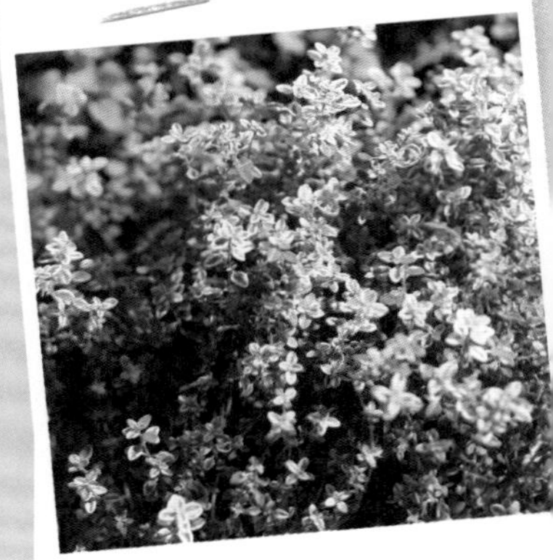

百里香 Thyme

學　　名 ▶ Thymus vulgaris

產　　地 ▶ 源於西班牙和地中海地區。百里香別名也叫麝香草，有三種化學類型。麝香草酚、香芹酚這兩種化學類型的百里香，生長在低海拔的地中海地區，是價格比較低一點的百里香。另一種生長在較高海拔的沉香醇百里香，則屬於較溫和的精油，就連小孩都可以使用。

萃取部位 ▶ 花和葉子。

萃取方式 ▶ 蒸氣蒸餾。

特　　徵 ▶ 有比較強烈的青草氣味，葉子的味道相當明顯，其中帶有甜香和平穩、溫暖的氣息，精油顏色為透明無色。

化學成分 ▶ α-崖柏烯、α-松萜、樟腦、β-松萜、p-甲基、α-萜品烯、沉香醇、龍腦、β-丁香烯、麝香草酚、香芹酚、香葉醇。

通用情形

消炎、止痛、抗菌、止咳、祛痰、保鮮防腐、抗風濕痛、利尿、強化免疫功能、平衡能量。

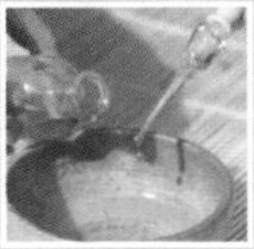

百里香精油具有止痛、抗發炎、溫暖的作用，可來治療肌肉骨骼的問題。

情緒

每天我們總要面對許多不同人、事、物所帶來的影響，任何人都希望每天可以快快樂樂的，但有形、無形的壓力總是存在，讓人變得緊張、害怕、焦慮、不安、情緒低落、無助、灰心。有的人為了紓解壓力，選擇狂吃食物來釋壓，有的人則食不下嚥，產生厭食傾向，這都不利於健康。

當發現自己動不動就餓了，常想把食物往嘴裡塞時，可佩戴掛鍊式的複方純精油——百里香精油加上廣藿香精油、薑精油，不時吸嗅它。當心情不好、情緒欠佳而影響食欲時，可佩戴百里香精油加甜橙精油、佛手柑精油來改善，讓精油來刺激大腦，調節生理的本能反應。

百里香精油具有調節、平衡的作用，對於愛空想、作白日夢的人，會適時地把他們調回現實中來。把百里香精油調配在日常的洗髮乳當中，預防掉髮效果良好，它能淨化毛囊，幫助頭皮健康，同時還具有像迷迭香精油一樣的醒腦作用，卻不會讓你睡不著，是一種適用性較大的精油。

生理

談到百里香精油，其使用範圍也很廣泛。首先對呼吸系統來說，它算得上滿好的潤肺良品，百里香精油加絲柏精油、乳香精油不但可以止咳化痰，能緩解喉嚨痛、鼻子不適、呼吸不順暢。尤其當痰液黏稠，顏色呈現綠色或黃綠色時，這個狀況表示已受到嚴重感染，可以使用上述的複方純精油，以吸嗅方式來調理，或以蒸氣薰香，對於肺部和上呼吸道感染效果很好（有氣喘的人，不建議使用熱蒸氣薰香法，以避免呼吸道阻塞）。

雖然沉香醇百里精油香較溫和，但仍然含有較少量的苯酚，一般都不建議用於皮膚護理。但是只要使用劑量合宜，百里香精油還是能帶給我們很棒的效果，例如對付黑頭粉刺。

黑頭粉刺摸起來粗糙，看起來礙眼，讓人感覺臉上髒髒的，洗都洗不乾淨，簡直就是影響心情。有些人使用果酸來治療，也不見改善，只會讓皮脂膜愈來愈薄，皮膚抵抗力更弱，甚至容易造成皮膚過敏反應。此時，可取一百毫升親水型乳液，加入百分之一的薰衣草精油、德國洋甘菊精油、百里香精油，做成肌膚調理用的乳液，早、晚勤使用；最好再配合敷臉，可將適量的市售敷劑，加一半上述的精油乳液，調和在一起敷臉，效果更好。

除了造成毛孔粗大的黑頭粉刺外，如果臉上還長出一些面皰、暗瘡之類的，可將上述三種精油再加上雪松精油，調於親水型乳液中使用，約莫兩星期就可以看到成效。但有一個重要的前提是：應避免熬夜，並不要抽菸、喝酒，油炸類、甜食也要盡量避免；粉刺、面皰問題嚴重者，也建議不要上妝，避免再度感染。在這種情況下，一天要多擦幾次所調配的乳液，你會發現皮膚狀況好得很快，一至兩個月效果就非常明顯，自己可用相機拍照做紀錄喔！

我們可利用百里香精油止痛、抗發炎、溫暖的作用，來治療肌肉骨骼的問題。像常發生在手關節、腳關節處的風濕痛、關節炎，高尿酸引起的痛風，以及坐骨神經痛、肌肉痠痛等，這些疼痛總教人非常難以忍受。當非常疼痛時，可將天竺葵精油、百里香精油、黑胡椒精油、尤加利精油、薄荷精油，調配在濃度的百分之三植物油或乳液，輕柔地在疼痛部位按摩，只要多塗抹按摩幾次，疼痛感會立即舒緩下來，具有消炎陣痛褪紅的效果。

有肌肉骨骼疼痛問題的人，在平常還沒發生劇痛時，就要養成保養的習慣，同樣是以精油調理，只是配方不一樣。平常的保養比較著重在淨化排毒、促進循環代謝，可選用胡蘿蔔種子油、杜松、迷迭香、百里香等精油，同樣調配在植物油或乳液中，做平日的按摩保養，可避免劇烈疼痛的發生。有好的腳力，才能行萬里路，讓生活更健康愉快！

乳香 Frankincense

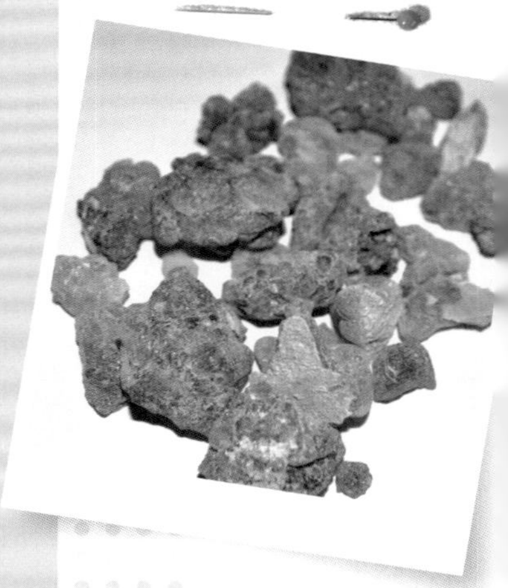

學　　名 ▶ Boswellia carteri
科　　名 ▶ 橄欖科
產　　地 ▶ 原生於中東。
萃取部位 ▶ 樹脂。
萃取方式 ▶ 蒸氣蒸餾。
特　　徵 ▶ 溫和平緩的甜香，膠質的氣味，含帶木質的氣味，精油顏色為透明無色或淡黃色。
化學成分 ▶ 乙酸辛酯、辛醇、α-蒎烯、莰烯、芳樟醇、因香酚、乙酸因香酯。

通用情形

除痰、收斂、消脹氣、滋補品、益子宮、利尿、促進疤痕再生及修復、細胞防禦、鎮定、幫助冥想、通經、治創傷口、幫助肌膚緊實。

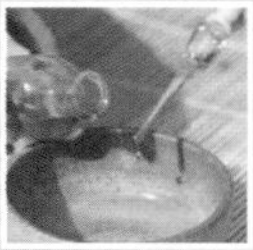

遠古時期，乳香就用在宗教典禮，在許多早期文化中受到高度重視。乳香是尋訪初生基督的三個博士，送給嬰兒耶穌的三個禮物之一。十六世紀的外科醫生，用乳香來治療戰士的傷口，發現它可以迅速止血並幫助傷口結痂癒合。乳香精油不但可以治療皮膚疾病，且對肺部的理療效果特別好。

情緒

乳香精油可以緩和呼吸，平穩情緒，讓人感覺鎮定。它作用於大腦時，有提振精神又兼具撫慰的效果，用於沉思冥想、打坐參禪時，更有理想的效果。利用擴香吸入的方式把乳香作用於精神層面，它的撫慰和提神作用有助於治療憂心、煩惱太多，幫助人面對一切有形、無形的壓力，擺脫這些陰影。對嬰兒也有保護作用。

生理

乳香精油是由樹脂萃取而來的精油。它可以有效治療呼吸道鼻黏膜發炎，當痰液太黏稠時，可以幫助痰液流動，達到去痰的效果。乳香精油可以加強深呼吸作用，減輕急促的呼吸感，對氣喘很有幫助，對呼吸道的慢性疾病是一種很好的滋補品。

利用乳香精油收斂的性質，可以幫助油性皮膚平衡皮脂；同時乳香精油也是熟齡肌膚的聖品，它的細胞防禦性質和修復再生能力，對皮膚皺紋有很理想的治療效果，對鬆垮的皮膚也有緊實效果。

乳香精油還有一個很好的功效，就是混合沒藥精油、廣藿香精油，稀釋成百分之三的芳療按摩油，在前小腹、後腰及臀部按摩，早晚各一次，可有效緩解經痛。如果經痛已經開始，就要多按摩幾次，若是平常保健只要早晚各一次即可，可確保下次經期來臨時不會再發生疼痛的困擾。

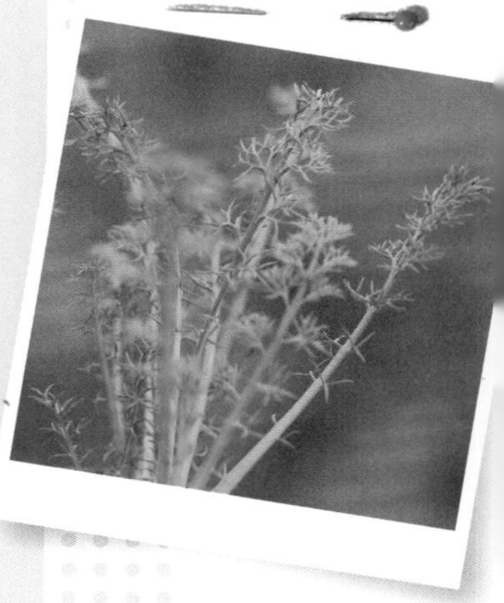

甜茴香 Fennel Sweet

學　　名 ▶ Foeniculum vulgaris

科　　名 ▶ 繖形科

產　　地 ▶ 地中海沿岸。

萃取部位 ▶ 碾碎的種子。

萃取方式 ▶ 蒸氣蒸餾。

特　　徵 ▶ 氣味鮮明、熟悉，有辛辣、香甜的味道，精油顏色為透明無色或淡黃色。

化學成分 ▶ 順式-茴香腦、茴香酮、α-蒎烯、月桂烯、甲基萎葉酚、檸檬油精、1.8-桉樹腦、大茴香醛。

通用情形

止痛、止痙攣、抗菌、消脹氣、利尿、通經、去痰、催奶、軟便、益脾、健胃、驅腸蟲。

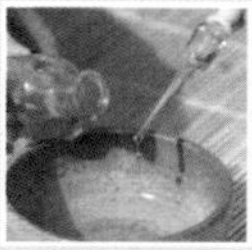

甜茴香精油能使頭腦的清醒，有利尿排水的功能，能減輕尿路結石產生的疼痛，並幫助把結石排出。它能幫助肝、膽、脾臟排除毒素廢物。

可讓受創的心靈得到慰藉，讓人更堅強，產生重新振作的勇氣。

生理

甜茴香精油有溫暖、乾燥的性質，對胃、腸、脾是良好的滋補保健品，是所有幫助消化系統的精油中最好的選擇之一，可用於減輕反胃噁心、腸胃脹氣絞痛、打嗝、消化不良。

人體有些部位最容易堆積脂肪，像腹部、臀部、腿部的脂肪塊，這些堆積的脂肪會把人體的毒素、廢水包覆起來，形成蜂窩組織造成肥胖。建議用葡萄柚精油、杜松精油和甜茴香精油，混合植物油稀釋成百分之三用以按摩，可驅除毒素、排掉廢水，並把脂肪塊軟化，達到瘦身效果。

甜茴香精油也可用於治療痛風。當尿酸值過高或尿路結石，引起發炎時，混合甜茴香精油、松樹精油、迷迭香精油、檸檬精油，加入植物油稀釋成百分之三，在前腹部、後腰處及疼痛的關節處按摩，或以臀浴的方式浸泡，可降低尿酸的含量並消炎止痛；日常生活的保健則可以泡澡，促進血液循環，對預防結石是有幫助的。

再度提醒大家：所有純精油都需要稀釋在基礎油或乳液裡，才能施用按摩在肌膚上，以免因為精油濃度太高而造成灼傷或過敏。

濕氣較重的體質，易在脾臟產生痰液而儲存在肺臟，所以喉頭老是有一口痰的人，可以甜茴香和蘿文莎葉、絲柏精油稀釋調和，經常按摩喉頭、前胸、後背、左脅，可得到良好的改善。

甜茴香對腸胃型感冒引起的嘔吐、腹瀉、絞痛也非常好用。甜茴香精油和芫荽精油對消化系統都有益處，要消除腸胃脹氣，芫荽精油更勝甜茴香精油，但說到止腹部絞痛、去痰的效果，當屬甜茴香精油最優秀。

甜茴香精油可以調整月經週期，治療更年期所產生不舒服的障礙，當卵巢的機能慢慢低下，甜茴香精油可以刺激腎上腺產生雌激素。雌激素可以維持肌肉正常的收縮性，並且強健骨骼、幫助鈣吸收、強化皮膚結締組織、保持彈性、減少皺紋產生，成功地整合健康系統，因此可以延緩老化。雖然甜茴香精油用在皮膚護理上有減輕皺紋的功效，但皮膚較敏感者或用於眼睛周圍較脆弱的肌膚組織要特別小心。

雖然甜茴香有催奶的作用，但是哺乳期不建議使用，那是因為它有類似雌激素的功能，所以孕婦、子宮內膜異位者、患有癲癇者、和雌激素有關的癌症患者都要避免使用。

甜馬鬱蘭
Majoram Sweet

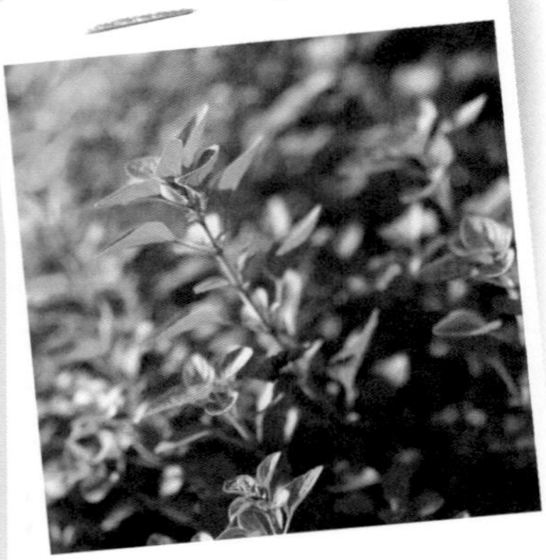

學　　名 ▶	Oripanum marjorana
產　　地 ▶	原產於地中海地區，法國為主要精油產國。埃及和非洲北部幾個國家都有栽種。
萃取部位 ▶	花頭的部位或枝葉的部位。甜馬鬱蘭整個植株通常都可以利用。
萃取方式 ▶	蒸氣蒸餾。
特　　徵 ▶	溫暖香甜，帶有些桉油的味道，略帶些苦味，綜合起來有藥水的味道，只是它並不會衝鼻子，精油顏色為淡黃色。
化學成分 ▶	對孟乙烯-4-醇、順式水合檜烯、乙酸芳樟酯、γ-松油醇、檜烯、α-松油烯、γ-松油烯、對甲基、異松油烯、芳樟醇。

通用情形

幫助循環發汗、暖身、止痛、止痙攣、安撫、鎮定、軟便、利尿、消脹氣、健胃、助消化、抗菌、抗病毒、抗黴菌、降血壓、通經、抑制性欲。

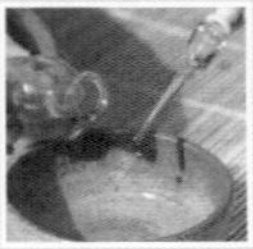

甜馬鬱蘭精油能有效止痛、放鬆肌肉、安撫情緒，能緩解常常坐在電腦前工作所造成的肩頸僵硬、痠痛、下肢循環不良、腫脹疼痛。

生理

有些人的工作需要輪值夜班、大夜班，造成睡眠障礙、失眠等症狀，直接影響到身體的健康和情緒的緊繃不安。建議取甜馬鬱蘭精油、薰衣草精油、杜松精油、薄荷精油調配在百分之三濃度基礎乳液中，在痠痛腫脹的地方舒壓按摩，僵硬的肌肉很快就會放鬆，情緒也會舒緩下來，對肌肉拉傷、扭傷也是有效的。

同時我們可以利用甜馬鬱蘭精油溫暖、熱身的功效，治療由感冒引起的發冷、疼痛、痙攣等問題。對於關節僵硬、脹痛，甜馬鬱蘭精油也是不錯的選擇。經期延遲、子宮收縮不良、月經量少、經期腹痛，在腹部施用按摩或熱敷，可以減輕經痛的不適。

對於腸胃脹氣、打嗝、消化不良、腹痛便祕等，甜馬鬱蘭精油可以激化腸胃，幫助腸胃蠕動。將它和檀香、甜橙、薄荷等精油調配在一起，以吸嗅聞香的方式，也可混合植物油或基礎乳液加強腹部按摩，不舒服的症狀，將會逐漸改善。

有些婦女朋友在停經前後會出現一些不舒服的狀況，那可能就是更年期所引起的障礙，像是失眠、高血壓、心臟異常跳動、頭痛、燥熱、潮紅、全身痠痛、關節退化疼痛、莫名的悲傷或易怒不安，全身上下都不舒服，情緒也是，這時就可以用精油來幫助自己。

甜馬鬱蘭精油有抑制性欲的特性，它是非常有名的抑制性欲精油，一切和性有關的欲望都會減緩。建議七十五歲以上的老人不要使用，以免降低行動力。

解除更年期障礙的精油？

1. **洗頭**：將苦橙葉、依蘭、佛手柑等精油調配在洗髮精中，讓腦神經放鬆，頭皮舒爽，同時預防掉髮。
2. **沐浴**：將胡蘿蔔種子油、天竺葵精油、杜松精油調配在沐浴乳中，淨化身體，不再累積過多的毒素，增加循環代謝、利尿、排水、消腫脹。（洗頭、沐浴都是在使用一段時間後，你才會驚覺很多症狀都消失於無形。）
3. **佩戴聞香**：甜馬鬱蘭、乳香、快樂鼠尾草等精油，放入聞香瓶中，時時透過聞香來穩定情緒，消除諸多症狀，讓自己快樂起來。
4. **舒壓按摩**：將甜馬鬱蘭、甜茴香、羅馬洋甘菊、玫瑰（經濟許可的話）等精油調配在植物油中，可請專業芳療師幫妳做全身放鬆舒壓按摩。另外，早晚自行按摩是特別重要的，以達到保健目的，可消除那不舒服的症狀。

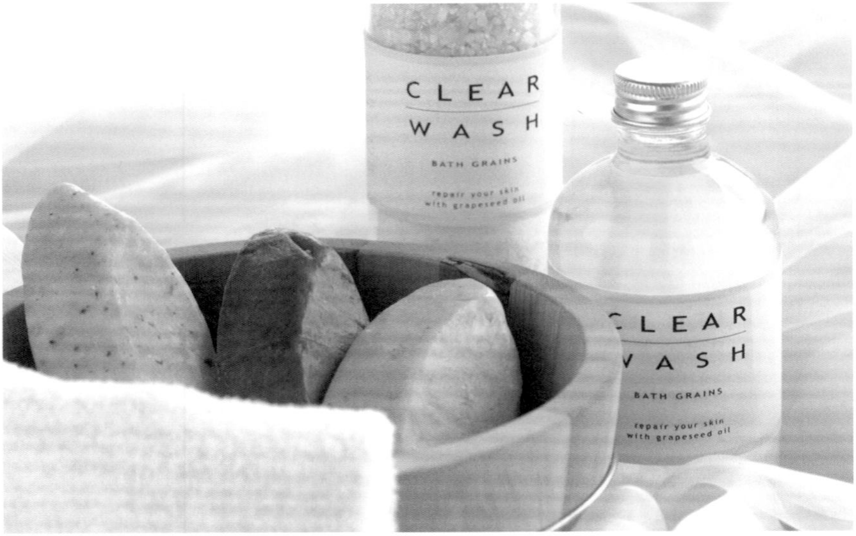

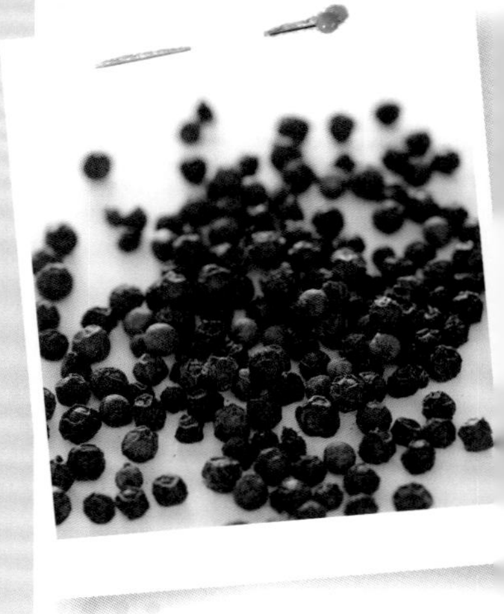

黑胡椒 Black Pepper

學　　名 ▶ Piper nigrum

產　　地 ▶ 原產於印度西南地區，大多數種植在熱帶國家。主要產地是印度、印尼、中國、馬來群島和馬達加斯加島。

萃取部位 ▶ 壓碎的乾燥種子。

萃取方式 ▶ 蒸氣蒸餾。

特　　徵 ▶ 淡淡的清香，乾燥的木材氣味，溫暖的感覺。吸嗅後，在舌尖有輕微的辛辣感，會產生唾液，精油顏色為透明無色。

化學成分 ▶ 石竹烯、β-蒎烯、α-側柏酮、α-蒎烯、莰烯、α-水芹烯、月桂烯、檸檬油精、β-金合歡烯、β-甜沒藥烯、芳樟醇。

通用情形

退燒解熱、止痛、消炎、殺菌、殺病毒、增強免疫功能、軟便、促進循環、抗痙攣、消脹氣、利尿、健胃。

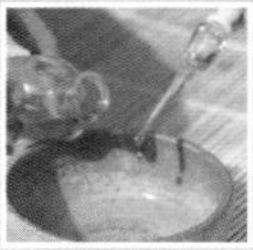

黑胡椒精油可用在細菌、病毒引起的流行性感冒造成呼吸系統的所有問題，以及腸胃道感染引發的上吐下瀉、腹部絞痛、發燒等緊急症狀，可配合其他精油來做緊急狀況的前置處理。

生理

我們把黑胡椒精油歸類為強效精油，所以濃度會控制在比較低的範圍，也不會長時間、經常性地使用，若過量使用會刺激腎臟。

黑胡椒精油可用在細菌、病毒引起的流行性感冒造成呼吸系統的所有問題，以及腸胃道感染引發的上吐下瀉、腹部絞痛、發燒等緊急症狀，可配合其他精油來做緊急狀況的前置處理。例如半夜時忽然發生原因不明的發燒，可以薰衣草、松樹、薄荷和黑胡椒等精油，調配在基礎油或基礎乳液中做全身按摩，塗抹按摩幾次後，待體溫恢復正常，次日一定要到醫院做詳細檢查，查明發燒的原因。

很多人的工作性質必須長時間站立、走動，加上穿著高跟的鞋子，一整天下來往往造成肌肉僵硬、小腿肌肉痠痛，極為疲勞與不舒適。不妨利用黑胡椒精油的止痛效果以及促進循環的性質，做溫和的放鬆。

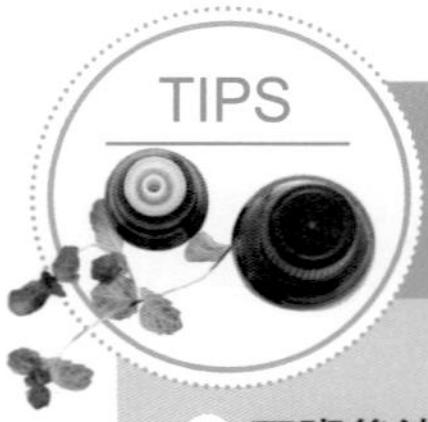

利用精油止痛配方

1. **下班後沐浴梳洗，讓身體完全放鬆：**以薰衣草精油十滴、薑精油十滴、甜馬鬱蘭精油十滴，調配在五十毫升基礎乳液中，由腳尖往大腿的方向進行按摩，利用抓捏、扣打的任何方式，讓精油乳液充分吸收，達到肌肉放鬆和恢復疲勞。
2. **上班之前止肌肉關節痛：**用天竺葵十五滴、迷迭香八滴、黑胡椒七滴，調配在五十毫升基礎油或基礎乳液中，均勻地按摩在腿部和肩頸，以應付一天的工作負擔。

黑胡椒精油對治療關節炎痠痛也有不錯的療效。平時的保養可用胡蘿蔔種子油、杜松精油、檸檬尤加利精油、薄荷精油，調配在基礎油或基礎乳液中，按摩關節及關節四周。當關節炎產生劇烈疼痛時，加入黑胡椒精油，可立即緩和疼痛感。

黑胡椒精油可藉由刺激脾臟，達到強化人體的免疫功能。把黑胡椒精油和薰衣草精油、胡蘿蔔種子油、薄荷精油調配在基礎乳液中，可改善肌肉瘀傷腫脹，尤其當腳踝扭傷時，多次輕柔按摩後，對消除腫脹和瘀青效果良好。

排便有障礙、經常便祕或腹瀉，可以以黑胡椒精油加芫荽、佛手柑、甜茴香等精油，調配在基礎乳液或植物油中用來經常按摩，即可以改善排便。

感冒、流行性感冒引起的發燒、肌肉痠痛、表皮疼痛、身體感覺畏寒、冷顫，可用黑胡椒精油來降溫退燒。因為它能支援人體的免疫系統，同時也是一支溫暖的精油，利用它的循環效果可以幫助排汗、調節體溫，在特殊的情況下，愈能顯現它的重要。

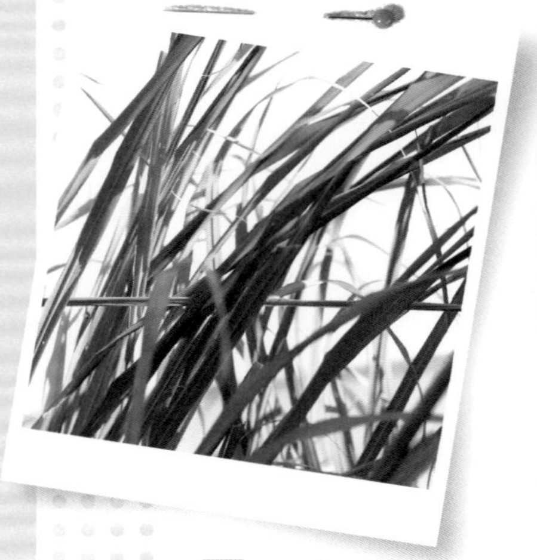

玫瑰草
Palmarosa

學　　名 ▶ Cymbopogon martini

科　　名 ▶ 禾本科

產　　地 ▶ 起源於印度，現在在印度洋的科摩羅群島和非洲的馬達加斯加島有栽種。

萃取部位 ▶ 新鮮或乾燥的玫瑰草。

萃取方式 ▶ 蒸氣蒸餾或水蒸餾。

特　　徵 ▶ 甜甜的花香，略帶乾草的香氣，帶有玫瑰香香柔柔的氣息。玫瑰和玫瑰草是截然不同的植物，但因為玫瑰草精油有和玫瑰精油相似的香氣，常被用來混攙昂貴的玫瑰精油以降低成本，精油顏色為深黃色。

化學成分 ▶ 香葉醇、醇乙酸酯、月桂烯、沉香醇、香葉二戊烯、檸檬油精。

通用情形

保持肌膚濕潤、解熱、抗菌、細胞防禦、放鬆。

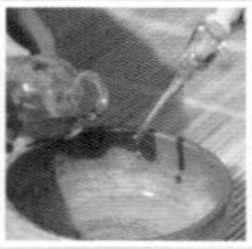

玫瑰草精油能對皮膚組織形成水合作用，並能刺激皮脂自然分泌，也能刺激細胞的再生能力，是護膚聖品。

情緒

能安撫不安焦躁的情緒，對心情失落、沮喪也有提振作用，帶給人輕鬆愉悅的心情。

生理

當人體某個器官組織在慢性發炎，造成體溫升高，免疫系統一直處在備戰中，這對人體是不利的。玫瑰草有解熱性質，可發揮降溫作用。它能平衡腸道的菌叢，幫助益菌增生，是消化系統的滋補品，對於因心情、情緒不好所引起的食欲不振有幫助。

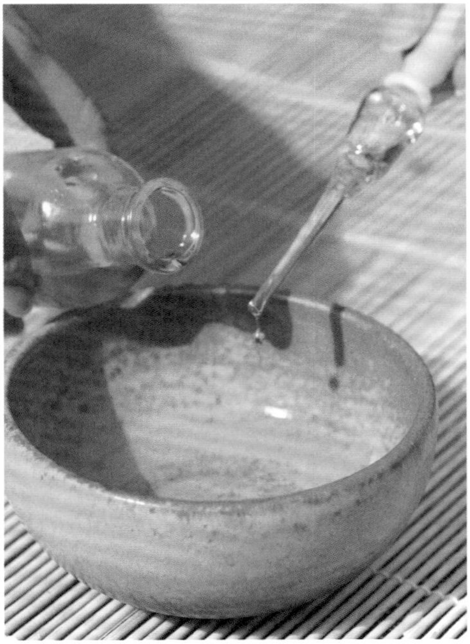

大西洋雪松 Cedarwood

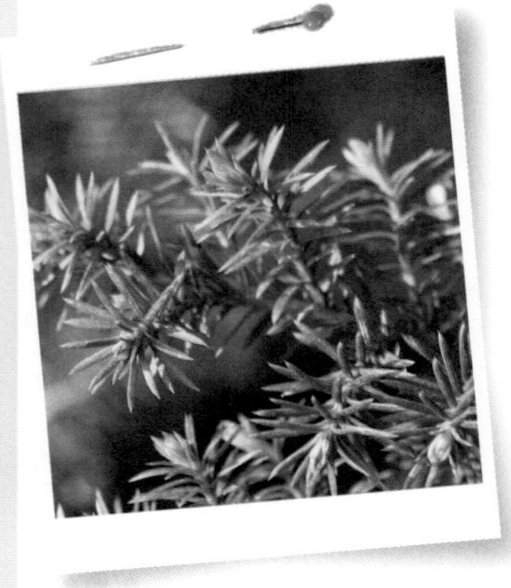

學　　名 ▶	Cedrus atlantica
產　　地 ▶	主要產於摩洛哥。
萃取部位 ▶	樹木。
萃取方式 ▶	蒸氣蒸餾。
特　　徵 ▶	有木質香味和淡淡的甜香，伴隨沉沉的樟腦味。呈漂亮的琥珀色，是帶有些許稠狀的精油。
化學成分 ▶	倍半萜酮、石竹烯、雪松醇、畢澄茄烯。

通用情形

止咳、殺菌、收斂、利尿、除痰、鎮定、放鬆。這裡所說的雪松都是指大西洋雪松。古埃及人就懂得用雪松脂來為屍體防腐，同時它也是超讚的建築木材。

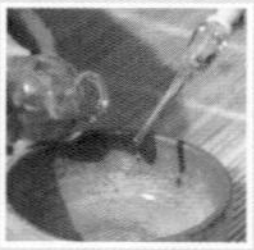

大西洋雪松精油讓人感到溫暖，可以平撫情緒、消除疲勞、舒緩壓力、消除易怒的情緒，有穩定平衡的能量。

情緒

它是很溫實的精油，對精神緊繃和容易焦慮的人有鎮定撫慰的作用。大西洋雪松精油讓人感到溫暖，可以平撫情緒、恢復疲勞、舒緩壓力、消除易怒的情緒，有穩定平衡的能量。

生理

通常我們會利用雪松精油的殺菌性質來治療泌尿問題，可以很理想地治療膀胱和腎臟感染，可坐浴、外敷和按摩。治療慢性支氣管炎、久咳不止，混合大西洋雪松精油和永久花精油來吸嗅，效果不錯。如果感覺有痰又很難咳得出來，利用大西洋雪松精油的除痰特性，再加上檀香精油，不但對止咳有效果，也可以慢慢將痰清除掉。

大西洋雪松精油也常用來保健脊椎、腰骨，對經常腰痠背痛或腰容易扭傷的人，可以用它和松針、檀香和黑胡椒等精油混合在基礎油中，做輕柔的按摩。這個配方不只可以強健筋骨，在不慎閃到腰骨時，急用效果也非常好。

取五十毫升甜杏仁油，大西洋雪松精油八滴、檀香精油八滴、松針精油七滴、黑胡椒精油七滴，混合在一起攪拌均勻，裝入不透光、有顏色的容器中。使用時，取出適量，均勻、輕柔地塗抹在疼痛的部位和雙腿、雙腳上，加強在膀胱經委中穴和承山穴的舒緩按摩，但疼痛的地方不可施加太多的壓力，以免造成不適或發炎。疼痛的部位可以輕柔地多次塗抹，很快就能消除疼痛感。但記得還沒痊癒時，不要提重物或彎腰，盡量多休息。

大西洋雪松精油也可用在洗頭、沐浴上，它的香氣以及和其他精油混合後所散發出的氣味，能讓人感覺很振奮、舒爽。它就像其他木質精油（如檀香）一樣，是治療神經緊張、焦慮、易怒、易失控等症狀的最佳首選精油。

大西洋雪松精油對油性皮膚特別有效，可以控制油質的分泌，對臉部、手臂、背部等部位容易長出粉刺、暗瘡的情況也有改善效果；用在治療慢性皮膚炎、溼疹、牛皮癬，有不錯的效果。

它也是很好的潤髮品，對頭皮脂漏、頭皮屑、易掉髮，都有很好的療效。值得補充的是，大西洋雪松精油對淺色髮有加深的效果，所以在預防白髮上，是獨一無二的精油。當然，它不是像染髮劑那樣可以立刻變色，必須調配在洗髮精中日常使用，才能達到預期的效果。

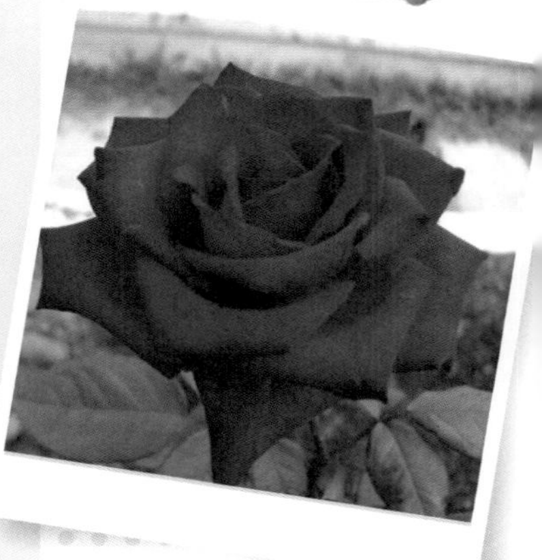

玫瑰 Rose

學　　名 ▶ Rosa damascna和Rosa centifolia，是生產玫瑰精油的兩個主要品種

產　　地 ▶ Rosa damascene通常叫做保加利亞玫瑰。保加利亞種植玫瑰的行業在一個特別的山區，叫Kazanlik鎮。

萃取部位 ▶ 新鮮的玫瑰花瓣。

萃取方式 ▶ 脂吸法、溶劑萃取、蒸氣蒸餾法。玫瑰原精通常使用溶劑萃取法，取代了脂吸法。玫瑰原精是比較紅棕色、帶黏性、濃稠的液體，味道濃郁持久，不但有玫瑰花香，還帶有甜甜蜜蜜的甜味，像蜜糖一般芳香。透過蒸餾法來萃取玫瑰精油，估計每一公斤玫瑰精油，需要三千至四千公斤的玫瑰花瓣，也就是說，要幾十朵玫瑰才能生產出一滴珍貴的玫瑰精油。

特　　徵 ▶ 從Rosa centifolia或Rosa damascene的新鮮玫瑰花瓣蒸氣蒸餾而得的精油，淡黃色的液體，濃郁芳香，帶有香甜味道，比新鮮玫瑰花的香味持久。在比較低溫的環境下，玫瑰精油會冷卻凝結成較透明、軟軟的物狀。可以將精油瓶子握在手中，透過手的溫度融解它。

化學成分 ▶ 順式-茴香腦、茴香酮、α-蒎烯、月桂烯、甲基蔞葉酚、檸檬油精、1.8-桉樹腦、大茴香醛。

通用情形

抗抑鬱、消炎殺菌、利肝膽、鎮定放鬆、收斂、修復疤痕、保溼、潤膚、褪疤痕黑色素、健胃、滋補品（對心臟、肝、胃、子宮）。

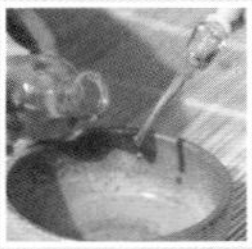

玫瑰一直是多數女性所鍾愛的花朵，它象徵愛情、美麗、青春、完美以及浪漫情懷，在古今中外的藝術和文學中，留下了許多和玫瑰有關的經典故事。

情緒

玫瑰是「花中之王」，其精油的芳香能帶給人愉悅的心情，提振人的精神。吸嗅花香的芬芳，讓人的心靈充滿詩情畫意，帶來無比的快樂。在香氣的氛圍裡，可以讓女性更具有女人味的特質。

玫瑰精油可以平衡生命的能量，對身體、精神、心靈都是有益處的。當我們心裡感到害怕、不安、緊張、難過、悲傷，甚至容易發脾氣、發怒的時候，玫瑰精油可以調整情緒、撫慰心靈。尤其在情感上遇到挫折創傷時，它可以處理傷心、悲痛、絕望的低落情緒。

用於薰香或配戴項鍊式的聞香瓶，它能打開你的心扉，讓心情平靜、舒緩，像充滿能量一樣，讓你有再出發的勇氣和信心。

生理

將玫瑰精油調配成潤膚霜，不但有回春的效果，還能除皺、緊實肌膚，因為玫瑰精油能幫助皮膚保留水分，鎖水能力很強。把玫瑰潤膚霜塗抹在身體肌膚上或用於臉部保養，一邊按摩一邊聞著玫瑰的芳香，那種感覺是很舒服、愉快的。

取基礎乳液四十毫升、荷荷芭油十毫升、玫瑰精油五滴、永久花精油五滴、薰衣草精油五滴，混合攪拌均勻即可。這個配方不但香氣非常柔和，令人很喜愛它的味道，而且具有滋潤、保溼除皺功效，還能讓皮膚明亮動人呢！

玫瑰精油常用來調節荷爾蒙，舒緩經期間的不舒服症狀，同時對更年期所產生的各種障礙有很大的幫助。玫瑰精油有解痙攣作用，對高血壓和心律不整也同樣有益。在項鍊式的聞香瓶內加入玫瑰精油四滴、快樂鼠尾草精油四滴、岩蘭精油四滴，對更年期的各種不適有極大的幫助。

可將玫瑰精油與檸檬香茅精油混合在一起，不需稀釋，直接施用在皰疹或帶狀皰疹上，但是要注意，盡量不要讓純精油接觸到患部以外的正常皮膚。一天二至三次，持續幾天，皰疹會收斂乾涸結痂。記住！要讓結痂自然掉落，不可用手去剝，以免日後留下難看的疤痕。

蒸餾萃取玫瑰精油的副產品——玫瑰水，一般也叫它純露。可用蒸餾水稀釋純露當作化妝水，也可做溼敷用，對皮膚有鎮定、柔和的收斂效果。在這裡必須強調，只有天然的玫瑰精油與純露才有療效，合成的玫瑰香氛雖然味道很相近，可是不具任何療效。

苦橙葉 Petitgrain

學　　名 ▶ Citrus aurantium var. amara

產　　地 ▶ 據說最好的品質來自法國及地中海沿岸。

萃取部位 ▶ 葉子和嫩枝。苦橙這種柑橘樹的經濟價值很高，從花朵可以萃取橙花精油，從葉子和嫩枝可以萃取苦橙葉精油。據說苦橙葉精油最先是從還沒成熟的果實萃取，而不是由葉子蒸餾而得，後來考量其經濟性，現在苦橙葉精油都是由葉子和嫩枝蒸餾而得。

萃取方式 ▶ 蒸氣蒸餾。

特　　徵 ▶ 帶有苦苦的味道和葉子青青的氣味，多嗅聞幾回後，會聞到香甜的氣味，精油顏色為透明無色。

化學成分 ▶ 乙酸沉香油酯、沉香醇、橙花醇、γ-萜品醇、香葉醇乙酸酯、香葉醇、月桂烯、甲酸橙花酯、對稱式羅勒烯。

通用情形

刺激淋巴循環、舒緩疼痛感、鎮定心神、抑制油脂分泌、除臭。

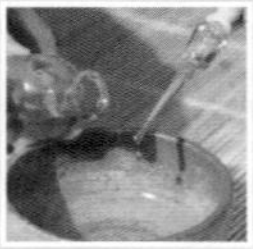

苦橙葉和橙花精油的作用很類似，橙花精油對嚴重的抑鬱有更顯著的療效。

情緒

生活中我們常要面對有形、無形的壓力，情緒也不免有起伏高低，回到家時，最想要的就是完全的放鬆和充分的休息。我們可以把苦橙葉精油當作標準的基本成分，再搭配其他精油，來達到需求的效果。苦橙葉精油和橙花精油的作用很類似，橙花精油對嚴重的抑鬱有更顯著的療效。而苦橙葉精油也有自己的獨特性質，它除了可以平靜心情，舒緩急躁的情緒，讓頭腦更清楚外，還可以幫助我們睡得更安穩，並可緩解心律不整，同時可以除臭，讓環境清新、芬芳。

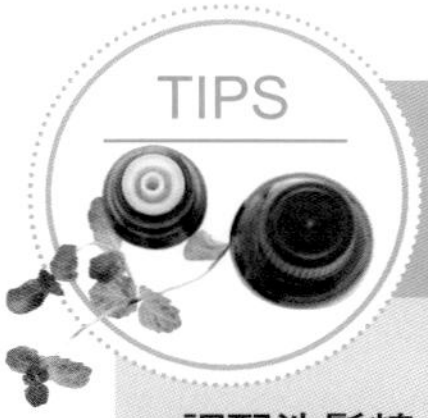

調配洗髮精與沐浴乳

調配洗髮精

1. 3滴苦橙葉精油加各3滴茶樹、薰衣草、佛手柑等精油，再加入100毫升洗髮精中使用，有淨化、殺菌、抑制油脂的分泌、鎮定、安眠等作用。
2. 3滴苦橙葉精油加各3滴迷迭香、雪松、百里香等精油，再加入100毫升洗髮精中使用，有淨化、止癢、去頭皮屑、加深髮色、預防掉髮作用。

調配沐浴乳

1. 3滴苦橙葉精油加各3滴胡蘿蔔種子油、檀香、德國洋甘菊等精油，再加入100毫升沐浴乳中使用，有鎮定、舒眠、去燥熱、淨化等作用。
2. 3滴苦橙葉精油加各3滴檸檬香茅、杜松、葡萄柚等精油，再加入100毫升沐浴乳中使用，有消水、塑身、淨化排毒、利尿等作用，每天盥洗沐浴，有助消除代謝廢物和毒素。

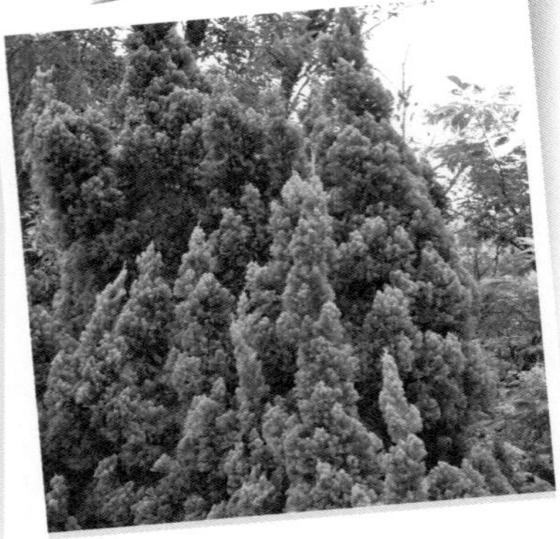

絲柏 Cypress

學　　名▶ Cupressus sempervirens

科　　名▶ 柏科

產　　地▶ 法國、德國。

萃取部位▶ 新鮮的葉子和圓果。

萃取方式▶ 蒸餾法。

特　　徵▶ 木質的香氣，具清新、清楚的木頭香味，有清香又提神的特質，精油顏色為透明無色或黃色。

化學成分▶ α-蒎烯、δ-3-carene、莰烯、檜烯、β－蒎烯、月桂烯、α-松油烯、異松油烯、龍腦乙酯、雪松腦、杜松烯、芳樟醇。

通用情形

止血、止腹瀉、抗靜脈曲張（痔瘡）、止咳嗽、止過多黏液、止痙攣、除臭、利尿、保肝、發汗、收縮血管。

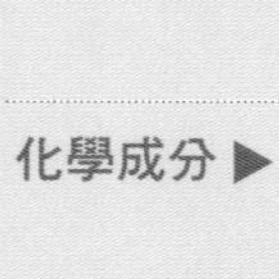

絲柏精油可以有效治療咳嗽、支氣管炎、百日咳。當晚上咳得無法入睡時，點幾滴絲柏精油、雪松精油、乳香精油，可舒緩咳嗽的症狀。對經期不定、經量過多者，可利用絲柏精油刺激雌激素分泌的功效，來減輕經痛的不舒適感。

情緒

絲柏精油對神經系統而言是一項滋補品，可恢復過度疲勞的精神緊繃和安撫情緒，達到鎮定效果。可撫慰不滿、憤怒的情緒，並能消除心靈的障礙，淨化精神。

生理

絲柏精油對治療嚴重的痔瘡出血效果佳，可調配天竺葵、茶樹、絲柏等精油，以冷壓植物油稀釋，以臀浴和塗抹兩種方式進行治療；痔瘡出血時，可將茶樹精油換為百里香精油。有痔瘡症狀者，要養成良好的生活習慣和適宜的飲食習慣，如不熬夜、不吃刺激性的食物，養成便後沖洗的好習慣，解手後一定要塗抹上述的配方精油，確保痔瘡的症狀不會再復發或出血。

絲柏精油對人體能流動的液體都能有效地抑制，如止血、止腹瀉、月經流量過多、咳嗽痰液太過、手心腳底排汗過多、鼻涕太多，有乾燥收斂的療效。絲柏精油是良好的血管收縮劑和止血劑，對循環系統疾病如靜脈曲張和痔瘡很有幫助。治療靜脈曲張時，將絲柏精油和檸檬、天竺葵等精油混合，以冷壓植物油稀釋每天使用，輕柔地按摩腿部，並從腳尖往心臟的方向進行按摩。

有的人手心、腋下、腳底容易汗溼，造成寫字不便，腳、腋下會產生異味，使用絲柏、快樂鼠尾草和茶樹等精油，可以解決你的煩惱。

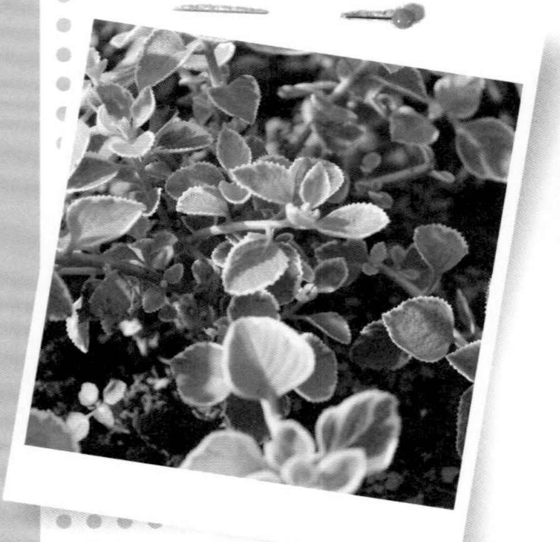

廣藿香

Patchouli

學　　名 ▶ Pogostemon patchouli

產　　地 ▶ 馬來西亞、印度和中國。

萃取部位 ▶ 將葉子和嫩芽置於陽光下，自然曬乾成乾燥的葉片。

萃取方式 ▶ 讓乾燥的葉子先自然發酵，再做蒸氣蒸餾。

特　　徵 ▶ 帶苦味和甘甜味，有類似中藥材的味道；氣味比較沉的奇異香味，較難以描述，精油顏色為黃色，會因時間而加深為紅褐色。

化學成分 ▶ 廣藿香醇、β-綠葉烯、廣藿香萜醇、α-癒創木烯、石竹烯、α-綠葉烯、西車烯、α-布藜烯、倍半佑烯。

通用情形

消炎、殺菌、滋補、抗過敏、細胞修復、利尿解熱、傷口癒合、補充能量、提振精神。

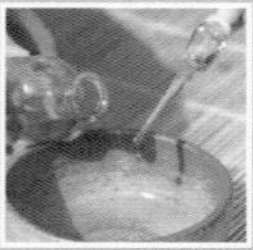

廣藿香精油還有一個妙用，我常常把它用在皮膚長粉刺的問題處理上。可混合天竺葵、薰衣草、廣藿香、檀香等精油，調配在較親水性的基礎乳液中，早晚按摩調理。

生理

廣藿香精油一直以來在馬來西亞、中國、印度被廣為使用，被認為是昆蟲咬傷的解毒劑。把廣藿香精油和其他精油混和在一起，其氣味總會讓人聯想到東方神祕的氣息，也許是因為它的味道比較特別吧！有人覺得它有泥土的味道，也有人覺得那是腐木的味道，每個人喜好各有不同。廣藿香精油並不像薰衣草、天竺葵、茶樹等精油那麼廣為大眾熟悉，即便手上有廣藿香精油，也少人懂得善加利用這個很棒的精油。

現代人生活忙碌緊張，尤其是女性，還要承受惱人的月經週期，不只是影響情緒，有的人甚至有嚴重的生理痛，每個月幾乎都要靠吃止痛藥才有辦法支撐工作，非常辛苦。

建議有生理痛的女生最好少吃生冷的冰品，再配合柔軟的運動，以精油來作平日的調理。取廣藿香精油及其他精油（參見P.214）利精油吸收。即使當下已經發生非常疼痛的狀況，也可以立即用它來處理，在腹部加以按摩，多塗抹、按摩幾次，生理痛會緩和下來。

許多人有長粉刺的經驗，尤其是細小繁多、布滿臉部T字部位及鼻翼兩側的白頭粉刺，擠完沒多久又長出來，永遠清不乾淨，反而毛孔愈擠愈粗大，讓人很煩惱。解決這個問題不難，可早晚按摩調理，就能解決。

大家都知道，減肥的道理很簡單，就是少吃、多運動。問題是有幾個人做得到呢？就是會嘴饞，就是會禁不住想要吃，然後做運動也沒恆心、沒耐性。所以呢，總是半途而廢。現在廣藿香精油就派上用場了。

讓我們找一個聞香瓶，或不透光的玻璃瓶，做成掛鍊戴在身上，以吸嗅的方式聞香。以抑制食欲的方法，少吸收一些熱量，如果再配合一點運動，效果會更好，最起碼不要愈來愈胖。

市面上有很多造型討喜又可愛的玉瓶，只要價錢合理，玉瓶的品質也不錯，不妨挑選幾支喜歡的玉瓶來做聞香瓶。舉個例子，滴入各三滴天竺葵、杜松、廣藿香等精油，可以幫助循環、消水腫、減少食欲，是個不錯的配方。

每支精油都有它的特點，只要懂得使用它，善加利用它的特性，往往會讓你得到意想不到的效果。

快樂鼠尾草
Clary Sage

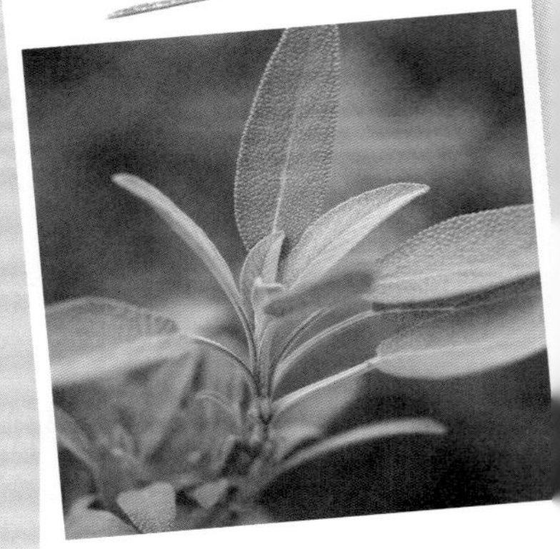

學　　名 ▶ Salvia sclarea

產　　地 ▶ 法國南部、俄羅斯。

萃取部位 ▶ 花和葉子的部位。

萃取方式 ▶ 蒸氣蒸餾。

特　　徵 ▶ 快樂鼠尾草的氣味，辨識度比較沒那麼高，它混攙著花香味、葉子生澀味，甜甜的果香，並帶有些許的涼味，精油顏色為透明無色。

化學成分 ▶ 乙酸芳樟酯、芳樟醇、石竹烯、α-松油醇、香葉醇、乙酸橙花酯、香紫蘇醇、大根香葉烯D。

通用情形

解熱、鎮定神經、抑脹奶、止汗、抗產後憂鬱、舒緩壓力、抗更年期症候群、疏通肝火、抗痙攣。

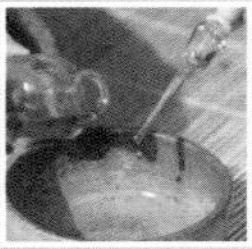

快樂鼠尾草精油具抗痙攣作用，可幫助氣喘引發的支氣管收縮痙攣，緩解焦慮和緊張的情緒。

快樂鼠尾草起源於歐洲南部，種植在葡萄園附近，名字源於拉丁文clarus，是「淨化」的意思，相傳以前的人經常用它來清洗眼睛的黏膜。但是親愛的朋友們，你可千萬不要使用快樂鼠尾草精油來洗眼睛喔！那可是危險的動作呢！

情緒

吸嗅快樂鼠尾草精油，立即可以感受到快樂、愉悅、欣快的心情，因為它作用在人體的丘腦，有助於減輕焦慮、急躁、猜疑和胡思亂想，也就是消除神經緊張所引發的各種狀況。

如果你是必須集中思考、腦力激盪的人，可以使用快樂鼠尾草精油來幫助注意力集中。它對精神、情緒的幫助是很明顯的，可以舒緩坐立不安、神經敏感、容易驚慌、莫名的害怕、不斷撕啃指甲等情況。

快樂鼠尾草精油對更年期的很多症狀是有幫助的，能改善易怒、熱潮紅、頭痛、心悸、燥熱、夜盜汗、悶悶不樂等狀況。對於產後憂鬱症，也可以配合橙花、天竺葵、佛手柑、茉莉等精油一起使用，效果很好。

生理

我們都鼓勵生育的媽媽自己哺乳，因為母乳中有免疫球蛋白，可以幫助嬰兒得到來自母親的抗體，增加抵抗力。但每個母親因體質和攝取營養等因素不同，有的人奶量十分充沛，稍有不慎，很容易引發乳腺炎。這時可使用天竺葵、檸檬香茅、快樂鼠尾草、薄荷等精油，調配在基礎乳液或植物油中稀釋成百分之三濃度，以輕柔的手法按摩乳房，能緩解脹奶引起的疼痛和不適感，同時乳量也會稍微減少。也可以利用快樂鼠尾草精油抗痙攣，幫助氣喘引發的支氣管收縮痙攣，緩解焦慮和緊張的情緒。

多汗引起的不適，例如體味或俗稱的狐臭，實在令人非常尷尬，讓周遭的人也很不舒服，尤其是在夏天，衣服穿得較少，汗卻流得更多，有這些情況的人，實在也很煩惱。可取快樂鼠尾草精油、與其他精油配方（參見P.206），塗抹在腋下、鼠蹊部或容易出汗的地方，這樣子就比較不容易再流那麼多汗，異味也會慢慢減少。有這種苦惱的朋友，不妨可以試試看。

把快樂鼠尾草精油調配在洗髮精中，可以清除頭皮所分泌的過多油脂和頭皮屑。因每個人的體質和情況不同，有人剛開始使用含有快樂鼠尾草精油的洗髮精時，反而會讓頭皮的油脂分泌更多，感覺頭髮更容易油膩，這只是一個調整期，清洗一段時期以後情況就會改善，反而讓頭皮更健康，髮質更亮麗、柔軟了。

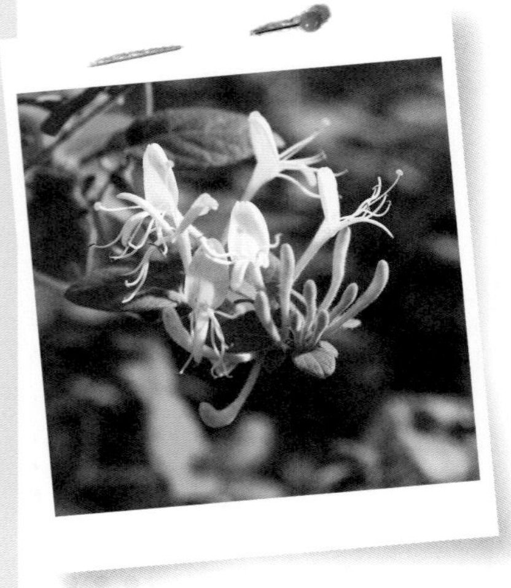

依蘭 Ylang Ylang

學　　名 ▶ Cananga odorata

產　　地 ▶ 菲律賓、馬達加斯加島、蘇門答臘等地。

萃取部位 ▶ 花朵。

萃取方式 ▶ 分次蒸餾法。

特　　徵 ▶ 味道很凝重，辨識性高，和茉莉精油的味道有些相似處，號稱窮人的茉莉，植物芳香濃郁。對於能接受它的人來說，自然覺得它的味道很香、很好聞，但有很多人覺得它的味道很嗆鼻、感覺噁心、不能接受，反應兩極，精油顏色為透明無色或黃色。

化學成分 ▶ 沉香醇、香葉醇乙酸酯、丁香烯、對甲酚甲醚、苯甲酸甲酯、乙酸苄酯、苯甲酸苄酯。依蘭是一種熱帶樹木，花朵有粉紅色、紫紅色、黃色，黃色的花朵被認為適合用來萃取品質最好的精油；而生產的精油分為特級、一級、二級、三級。以分次蒸餾法在第一個部分前面時段收集起來的，就是特級依蘭精油，被認為品質最好，相對的價格也比較高。爾後按照時間把後面級別的依蘭精油分餾出來。

通用情形

平衡油脂分泌、降血壓、預防掉髮、鎮定、止痛、舒緩經期症候群、殺菌、緩和情緒。

依蘭精油具有平衡皮脂分泌的功能，且依蘭精油對心跳快速、走路、說話很喘的人很有效，尤其是有高血壓的狀況，它可以紓解呼吸急促，減緩頭痛的症狀。

取依蘭、檸檬、薰衣草等精油混合成複方純精油，常常吸嗅，可以穩定血壓、平緩情緒。依蘭精油可以有效緩解經期前的情緒緊張、易怒，或引起的腹脹、腹痛。方法是取依蘭、乳香、沒藥、薑等精油，調配在基礎乳液或冷壓植物油中，按摩上腹部、下腹部及臀部。尤其臀部可以加強按摩，利用雙手手掌磨擦生熱，幫助精油乳液吸收。當腹部不舒服、疼痛時，可用精油乳液連續在腹部做舒緩性的按摩；平日則要早晚做保健按摩，確保下個月經期時不會那麼不舒服。

生理

依蘭精油具有平衡皮脂分泌的功能，非常適合調配使用在混合性肌膚。例如額頭、鼻子、下巴——也就是臉部T字部位，長了粉刺和面皰，而臉頰兩測及顴骨卻又較為乾燥，這時可利用依蘭精油平衡油脂的功能，混合檀香、薰衣草、百里香等精油，調配在親水性乳液中。先將臉部清潔乾淨，再取適量精油乳液均勻按摩在臉上直到吸收即可。一天可擦三至四次，一至二個月後就會有很好的效果。當然也可以調配在洗髮精中，讓頭皮更舒爽，同時也可預防掉髮。比較難以接受依蘭香味的人，可將它和柑橘類精油調配在一起，或加入一些檀香精油，氣味就變得很清香了。混合性肌膚適用配方：依蘭精油十二滴、檀香精油五滴、百里香精油五滴、薰衣草精油八滴，調配在一百毫升親水性基礎乳液中。

檀香 Sandalwood

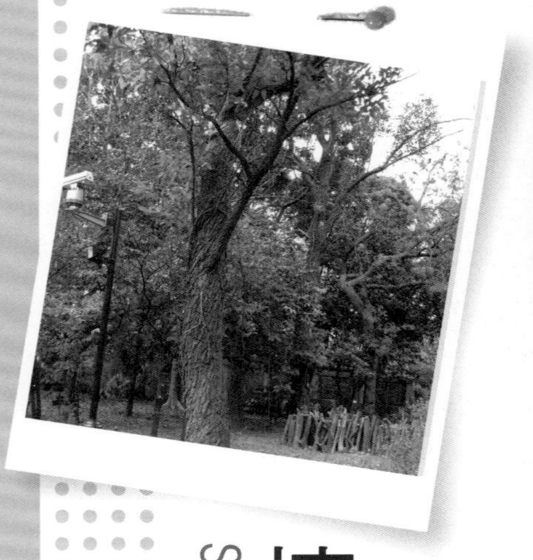

學　　名 ▶ Santalum album

產　　地 ▶ 亞洲、印度南部。

萃取部位 ▶ 木材、木心的部位。

萃取方式 ▶ 蒸氣蒸餾或水蒸餾。

特　　徵 ▶ 識別度強的特殊香味，木質的，帶甜帶純香。將精油塗抹在身上，利用體溫會散發濃郁持久的香氣。樹齡要超過三十年，才可以用來萃取檀香精油，精油顏色為透明無色或黃色的黏稠液體。

化學成分 ▶ 檀香腦、檀基乙酸、檀香茹。最好品質的檀木香精油有高含量的檀香腦，而且它是從檀木樹的心材加工得到的，這些樹至少有三十歲樹齡。印度對Mysore檀木油的標準是它至少含有百分之九十的檀香腦。

通用情形

鎮定安神、殺菌、消炎、止痛、潤膚、止癢、沉澱黑色素、利尿、祛痰、壯陽。

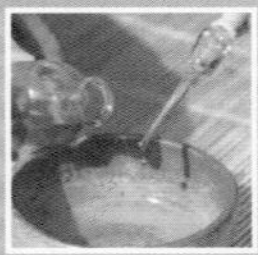

檀香精油用於皮膚的護理有非常好的效果，它具有超高的保溼度，對乾燥熟齡的肌膚非常適用。

依我個人的經驗而言，比較不建議單一、長時間地使用這個精油。要用檀香精油來薰香聞香，必須瞭解個人身體、心理的當時狀況來決定是否適用。

情緒

當精神狀況處於容易緊張焦慮、易怒，或情緒緊繃壓抑、恐懼、焦躁不安、日常生活過度興奮、話說個不停時，不妨再加入薰衣草、佛手柑、羅馬洋甘菊等精油，可冷靜情緒，穩定精神的混亂。一直以來，檀香粉被廣泛用在宗教用途，以薰香的香氛幫助人打坐、禪修、冥想，在這種寧靜、冷卻的氛圍裡，達到無我的境界。

最高品質的檀香精油萃取自木心的部位，它在空氣中的揮發度並不高，所以是相對沉穩的精油。當取一瓶檀香精油，將瓶蓋打開時，如果味道立刻衝出來，那可能要留意一下精油的真偽與純度了。

生理

年紀較大的長者，身體容易乾癢而留下抓扒的色素沉澱，可取薰衣草、胡蘿蔔種子油、檀香等精油，調配冷壓植物油稀釋成百分之三濃度來塗抹，乾癢不舒服的狀況會得到改善，沉積的色素也會慢慢褪掉，讓皮膚更健康漂亮。在平常的精油調配中，我常把檀香精油列為第二線精油。不要以為它是效果不好的精油！這是因為檀香精油是適合調理慢性感染或慢性發炎的精油。遇到傷口潰爛，不易痊癒時，可選用它和茶樹精油、薰衣草精油加上沒藥精油，調配在冷壓植物油中，能幫助傷口癒合，耐心使用一段時間，連難看的疤痕都會慢慢消褪掉。

檀香精油可以調理過敏性和慢性鼻炎，舒緩乾咳，對長期咳嗽很有效。尤其是乾咳常造成氣管、支氣管痙攣和發炎，可將它和各三滴雪松精油、乳香精油、永久花精油調配在一起，以吸嗅方式來治療，咳嗽的症狀很快就可以得到緩解了。此外，這種精油對慢性胃炎是有效果的。有的人只要一吃米粉或某些食物，就容易胃痛，只要把萬用精油的配方：薰衣草、迷迭香、天竺葵、薄荷等精油，再加上檀香精油，稀釋調配成百分之二至三的乳液，經常在上腹部和下腹部順時鐘輕柔地按摩，使用一段時間以後，下次再試試看，吃米粉也不會胃痛了。

學苑裡有個學員思樺說，自己很喜歡吃炒米粉，但是每次吃每次痛，所以總是看著別人吃，自己不敢嘗試。經過我們的建議，在吃之前用上述的乳液按摩一下，吃到一半又按摩一次，吃飽後再按摩一次，我請她回家之後回電話告訴我胃還疼不疼。結果是非常平安順利。當然，有其他腸胃問題的人，像慢性胃炎、慢性的腹瀉，都可以使用上述配方，這是一個保健良方。

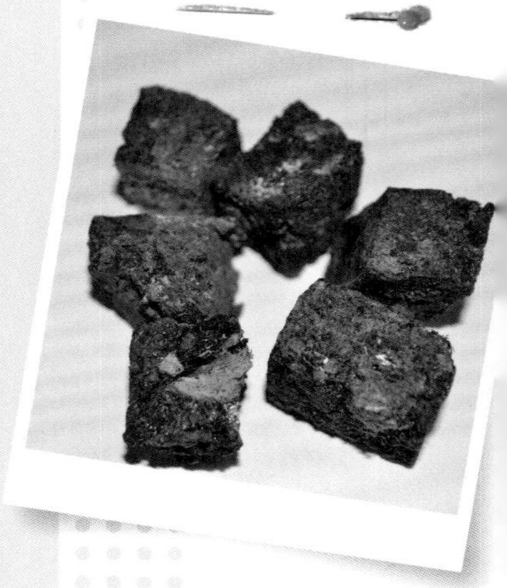

沒藥 Myrrh

學　　名 ▶ Commiphora myrrha

科　　名 ▶ 橄欖科

產　　地 ▶ 原產於非洲東北部和亞洲西南部，特別是紅海地區（索馬利亞、衣索比亞）。

萃取部位 ▶ 天然的樹脂。

萃取方式 ▶ 蒸氣蒸餾。

特　　徵 ▶ 沒藥是深棕色的油性液體，溫暖中帶有淡淡的焦脂氣味，仔細吸嗅會聞出渾厚的香脂氣味。

化學成分 ▶ α-蒎烯、莰烯、檸檬油精、枯茗醛、丁子香酚、間甲基苯酚，及一種稱為罕沒藥烯的三環倍半萜烯碳氫化合物，乙酸、蟻酸，和一些其他的無法識別的倍半萜烯和酸。

通用情形

防腐、保鮮、抗氧化、抗炎、抗菌、收斂、消脹氣、促進疤痕修復及再生、通經、除痰、抗真菌、鎮靜、助消化、保護子宮、撫平創傷口、健胃。

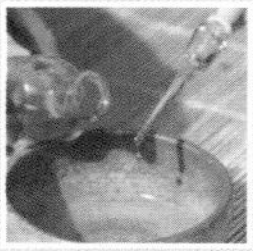

沒藥精油有溫暖、防腐的作用，能排除身體組織多餘的水分，並能清除子宮的穢物，或幫助產後惡露順利排出；亦可治療咳嗽和聲音沙啞、失聲。

沒藥在古代很有名。它是古埃及宗教儀式上的薰香材料，也是屍體防腐的重要成分。古埃及的化妝品、香水、臉部護理，都以沒藥作為主要成分。

沒藥精油和乳香精油混合用以薰香，氣味非常調合，吸嗅之後令人感覺舒暢愉悅，可以提振精神，幫助思考，去除負面思想，淨化心靈。在治療疾病的開始階段，以前導調理身體，是前驅滋補品。

情緒

沒藥精油結合乳香精油，對情緒不穩定、感情脆弱、心靈受創的人，可以幫助恢復信心，促使他們產生積極的生活態度。

對皮膚創傷、擦傷、潰爛有很好的治療效果，可以防止感染和潰爛，將傷口毒素清除，並促進組織修復。

生理

當感冒、支氣管發炎、咳嗽、無法順利將黏稠的痰液排出時，可利用沒藥去痰的作用，讓痰液流動，達到去痰的效果，並且修復黏膜。治療口腔炎、口腔潰爛可調配成漱口劑，常用以漱口，使潰爛的傷口癒合。對腹瀉、腸胃脹氣或經期腹部疼痛，也可有效治療。

當身體的毒素無法正常代謝時，常會反應在皮膚上，如溼疹、香港腳，沒藥精油對必須長時間治療的問題，似乎特別有用。它除了用在臉部有除皺的潤膚效果，針對手腳龜裂（裂縫較深）者，可以薰衣草、沒藥、玫瑰等精油，混合在乳油木果脂中，經一段時日的保養，效果很好。

調配的乳液可以用沒藥來防腐保鮮，且有有抗菌的效果。

沒藥精油不可以高濃度的吸入方式使用，可能有微毒。沒藥精油是子宮的刺激物，孕婦禁用。

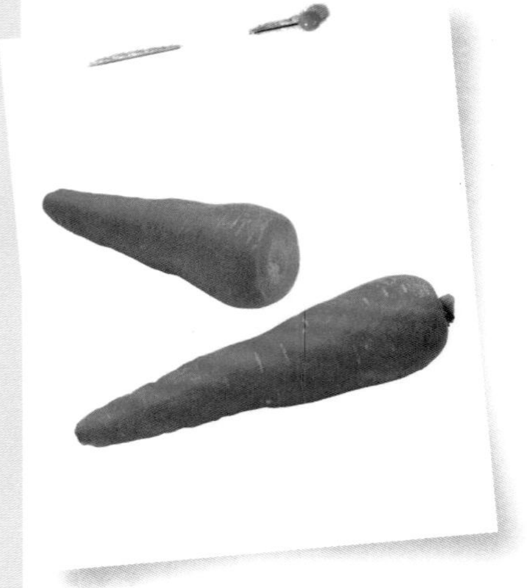

胡蘿蔔種子油
Carrot Seed

學　　名 ▶ Daucus carota

科　　名 ▶ 繖形科

產　　地 ▶ 歐洲。

萃取部位 ▶ 種子。

萃取方式 ▶ 蒸氣蒸餾。

特　　徵 ▶ 苦苦的草藥味，精油顏色為黃色。

化學成分 ▶ 胡蘿蔔次醇、α-蒎烯、莰烯、β-蒎烯、檜烯、月桂烯、γ-松油烯、檸檬油精、β-沒藥烯、乙酸龍牛兒酯。

通用情形

排毒淨化、保肝利膽、利尿、止痛、消脹氣、通經、增強細胞再生功能。

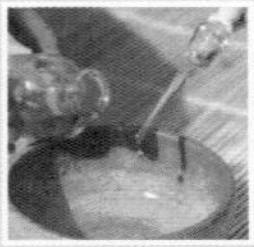

胡蘿蔔種子油對於較敏感的體質，身上容易搔癢、過敏的人，是一種很好的淨化精油，利用洗頭、洗澡或按摩身體的方式，都可以改善體質，讓身體更健康。

情緒

可幫助釋放壓力，舒緩疲勞，洗滌心靈上的疲憊。

胡蘿蔔種子油是一種極為優良的血液淨化劑，它的解毒功能，對於肝發炎和膽的問題都有幫助。

生理

它可以增強所有組織器官的機能，並能增加紅血球，對於貧血和虛弱體質都有治療效果。也因為如此，在皮膚護理上，可以改善膚色，讓臉色更紅潤；因為它對紅血球的刺激作用，使得皮膚加強緊實和彈性。

胡蘿蔔種子油的淨化作用和細胞再生功能，使它能消除很多症狀和不適，如乾癢症、搔癢症、紅疹、濕疹、牛皮癬、身上疼痛、潰爛的傷口，經一些時間的理療都會有讓人滿意的結果。

如糖尿症患者的皮膚容易潰瘍、乾癬、搔癢、膚色變黑、變沉，可使用它和檀香精油、檸檬精油與植物油搭配，稀釋成百分之三濃度。

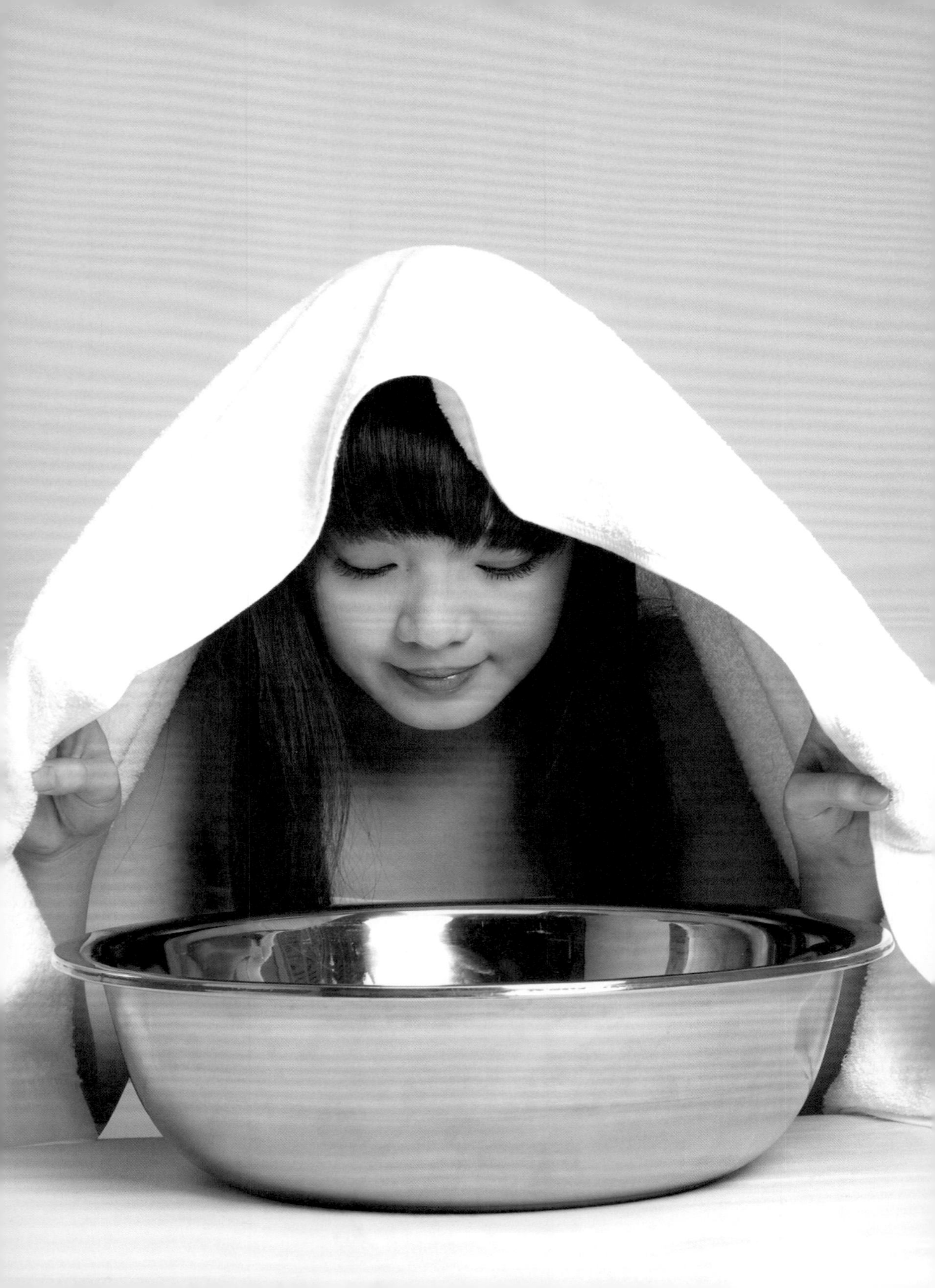

Part 3

Aromatherapy

常見病例芳香療法

生活裡，如果有一配方可以紓解身心不適，
那麼精油便在生活中成為不可獲缺的力量來源。

常見病例
芳香療法

咳嗽

咳嗽是一種清除機制，利用胸腔運動來清除異物的一種自然反應。當黏液不足或黏液太稠不能順暢流動時，喉嚨乾燥將造成激烈的咳嗽。如果疾病的時間拖長，容易造成慢性支氣管炎。而當太多黏液時，造成鼻黏膜發炎，過量的黏液導致阻塞，感染的機會增加，就容易導致支氣管炎或肺炎。精油對呼吸系統的治療效果很好又明顯。應用精油最好的方法是吸入，例如擴香、點精油燈、佩戴聞香瓶、沐浴蒸氣。（氣喘患者建議不要使用蒸氣吸入，因為蒸氣的熱度會讓黏膜發炎，容易導致阻塞更嚴重，改用冷噴的擴香器比較有幫助。）

確定自己是乾咳時，可以利用一些有止痙攣、放鬆效果的精油，來治療諸如氣喘、乾咳、百日咳這些症狀。咳嗽帶有黏痰呈現綠黃的濃痰，發燒、頭痛、喉嚨痛、扁桃腺發炎、鼻塞、流鼻水、打噴嚏、腰痠背痛，甚至全身肌肉痠痛，這是典型的急性支氣管炎和上呼吸道感染，屬於病毒流感。可取精油乳液不斷擦抹，這個過程會不斷地排尿和排汗，要更換乾爽的棉質內衣，直到退燒，之後還要繼續擦精油乳液，一天數次，直到病好。

精油療癒 OPEN

咳嗽

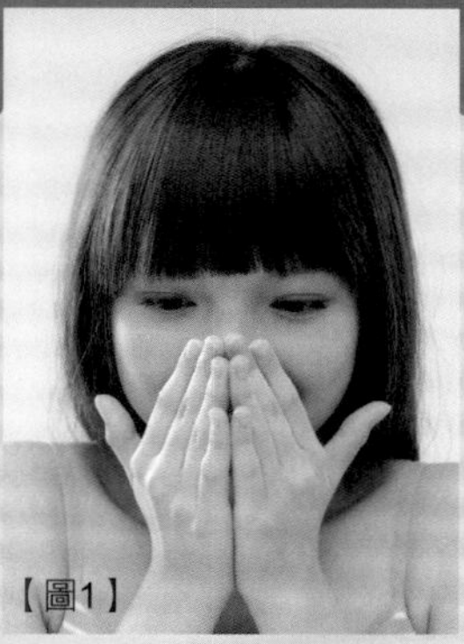
【圖1】

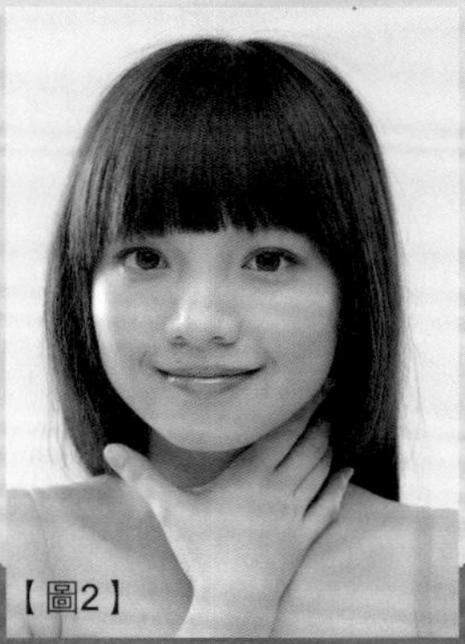
【圖2】

材料

20滴快樂鼠尾草精油、20滴檀香精油、20滴百里香精油、100ml的基礎乳液（或基礎植物油）

作法

1. 可取三種精油混合，做吸入使用【圖1】，來舒緩咳嗽的症狀。
2. 取基礎乳液（或基礎植物油），加入三種精油混合均勻，擦在前頸喉部、前胸、後背並輕微按摩【圖2】，一天數次即可緩解。

精油療癒 OPEN

濃痰

材料

15滴薰衣草精油、10滴松樹精油、10滴茶樹精油、15滴薄荷精油、10滴黑胡椒精油、100ml基礎乳液

作法

取基礎乳加上五種精油攪拌均勻，擦在額頭、前頸部、胸部、腹部、後頸、背部、四肢，全身塗抹，每隔半小時左右抹一遍，並充分飲用稀釋過的運動飲料，以補充電解質和水分。

常見病例
芳香療法

慢性支氣管炎

慢性支氣管炎是由很多的因素對肺部造成的刺激，例如過敏、抽菸、飲食不當、普通感冒、流行性感冒的治療不當、抵抗力差、肺部機能不強壯、時常感冒、消化系統不好等。飲食中食物的屬性，會影響呼吸方面的問題，當咳嗽是乾咳又會疼痛時，可以各二十滴穗狀薰衣草、雪松、乳香等精油，放入聞香瓶中，舒緩疼痛的不適。以吸嗅法或冷噴法增加溼氣，以減輕疼痛並減少發炎的狀況。要多喝溫開水，多休息，最重要的是不能抽菸，並且拒吸二手菸。

精油療癒 OPEN

慢性支氣管炎

材料

5滴茶樹精油、5滴薰衣草精油

作法

在室內用一碗水，加入茶樹、薰衣草等精油中，或使用冷噴擴香器效果更好。

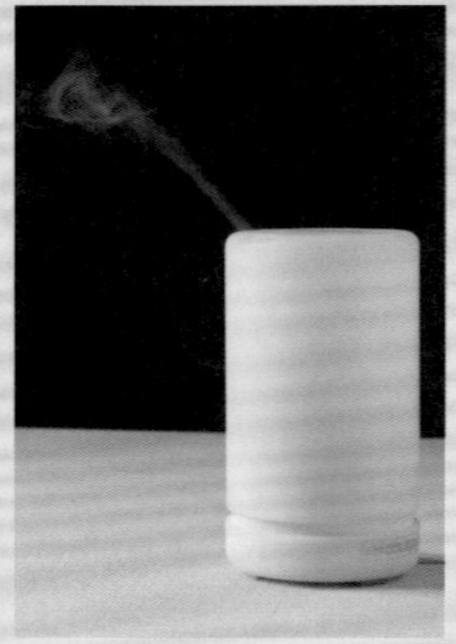

常見病例
芳香療法

扁桃腺炎

扁桃腺是位於喉嚨入口兩邊的淋巴組織。扁桃腺炎的症狀包括扁桃腺腫脹疼痛、很難吞嚥、聲音沙啞和咳嗽，每個人的症狀也不盡相同，也有可能會頭痛、耳內痛、發燒和發冷、噁心和嘔吐、流鼻水和鼻塞、身體淋巴結腫大。當身體抵抗力較差時，細菌、病毒就會趁機侵襲，造成扁桃腺發炎。值得一提的是，食物屬性如過於陽燥，也容易造成扁桃腺發炎。

固定間隔時間使用蒸氣吸入，除了能舒緩疼痛，並可刺激免疫系統的抗菌能力。使用白千層、檸檬、尤加利等精油，不但有抗菌消炎作用，還有局部麻醉效果，能夠減輕疼痛感。

預防勝於治療，對於所有的疾病，最好的預防措施是正確、正常的生活方式和均衡的飲食，以及適度的運動。把身體體能鍛鍊到最佳狀況，抵抗力自然很好，免於被病原體入侵。

很多研究和臨床使用證明，精油對治療呼吸系統方面的問題，無論是吸入、胸腹背部按摩、外敷、蒸氣或聞香吸嗅，在幫助疾病的復原上，都可以得到不錯的效果。

精油萃取的部位來自植物的葉子、樹脂、木心和根部。由葉子萃取出來的精油較具刺激性和活性，適合用來治療急性短期的呼吸系統疾病，待疾病好轉時，再使用樹脂、樹木（木心）類的精油，來調養組織完全康復。

精油療癒 OPEN

扁桃腺炎

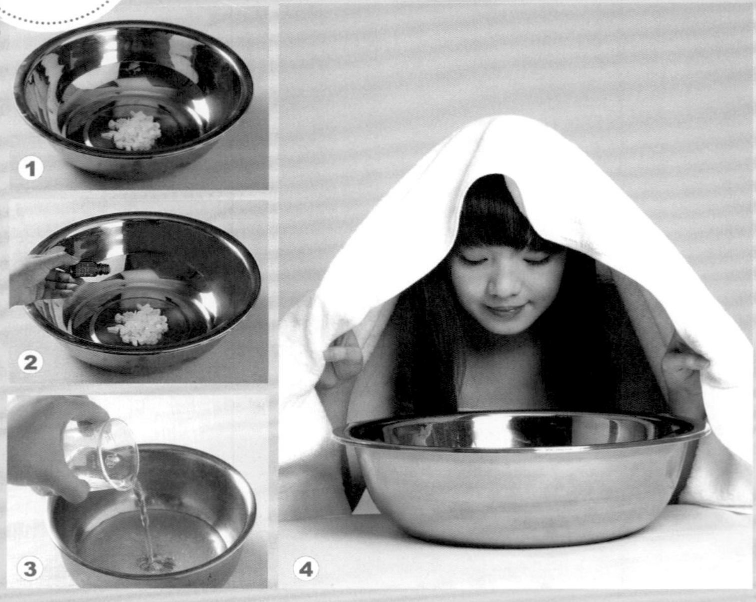

材料

海鹽30公克、5滴白千層精油、5滴檸檬精油、5滴尤加利精油、熱開水1000cc

作法

1. 準備一個大小適中的臉盆，先放入海鹽【圖1】。
2. 再滴入5滴白千層精油、5滴檸檬精油、5滴尤加利精油【圖2】。
3. 然後注入熱開水【圖3】，最好避開一開始冒出的高溫蒸氣。
4. 取一條大浴巾，覆蓋住整個頭部，將眼睛閉上、嘴巴張開，自然地吸入溫和的蒸氣【圖4】。要隨時抖動浴巾透氣，可重複加入熱水，只是要特別注意，不要讓冒起的熱蒸氣燙傷，並且要閉上眼睛，以免對眼睛造成刺激。

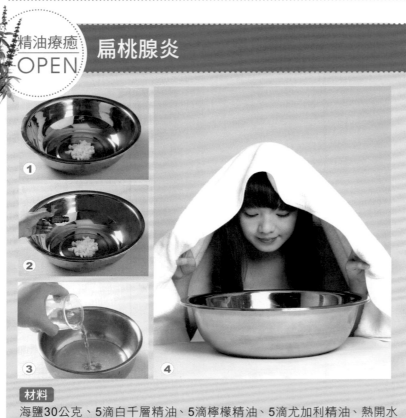

常見病例
芳香療法

鼻塞

鼻塞時常要靠嘴巴呼吸，如果未能順利疏通鼻塞，容易造成頭痛、呼吸困難、耳痛、面部腫脹、嗅不到氣味等，可取松針精油抗菌、除痰；薄荷精油刺激通暢，含微量薄荷醇，對黏膜刺激性較小；尤加利精油可以去痰、減輕黏膜發炎腫大，使呼吸通暢，與杏仁油混和擦在鼻腔，具有通鼻效果。此外，可再調配一瓶調整肺部和上呼吸道的按摩油或乳液，取可殺菌、治療風寒、流感、喉嚨痛、扁桃腺炎的百里香精油；及安撫平滑肌痙攣、乾咳、百日咳的檀香精油；去痰的乳香精油，與乳液混和塗抹，皆對鼻塞及呼吸道有療癒作用。

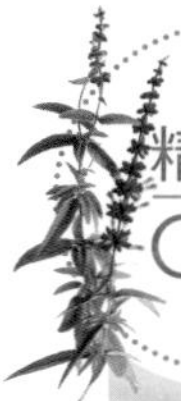

精油療癒 OPEN

鼻塞

材料

2滴松針（松樹）精油、3滴綠薄荷精油、2滴尤加利精油、10ml的甜杏仁油

作法

取10ml的鋼珠瓶，倒入甜杏仁油及以上三種精油，均勻混合在一起，將配方精油擦在鼻腔內，一天數次。

注意事項

使用前須將雙手洗淨擦乾。使用不同的小指頭避免造成污染。

精油療癒 OPEN

肺部和上呼吸道

材料

20滴百里香精油、20滴檀香精油、20滴乳香精油、100ml甜杏仁油（或同量乳液）

作法

取甜杏仁油（或同量基礎乳液）【圖1】，加入以上三種精油攪拌均勻，裝入不透光的100ml玻璃瓶中，當作保健時早晚各使用一次，取適量塗抹在前頸部、喉部、前胸，並依序輕緩按摩，最後排到腋下，直到精油吸收即可。

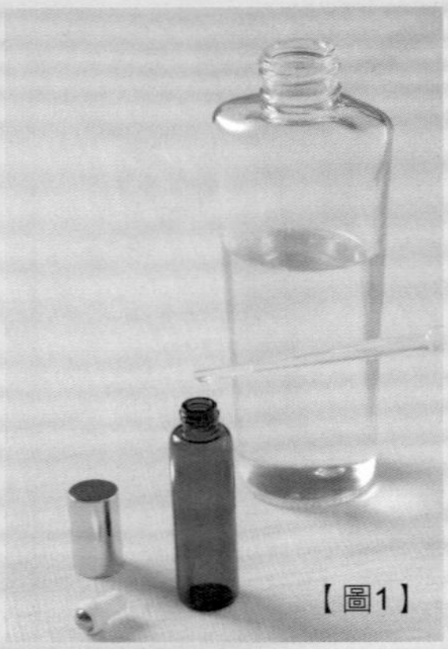

【圖1】

常見病例 芳香療法

鼻子過敏

很多人都有、早晨起床不斷流鼻水、打噴嚏、鼻子奇癢無比的困擾。可取薑、絲柏、甜茴香三種精油加以調配使用。薑精油可以刺激循環、暖身；絲柏可以收斂身體各種體液的流動；甜茴香精油可以利尿、排毒、去痰、止痙攣、身體虛寒，將三者精油混合，加上甜杏仁油，作為按摩之用。

此外，建議不要吃冰品，除木瓜之外，各種瓜類應盡量避免，減少油炸類和刺激性飲食如糖、茶、咖啡、酒等，不要有抽菸的習慣。

精油療癒 OPEN

鼻子過敏

材料

10滴薑精油、10滴絲柏精油、10滴甜茴香精油、50ml甜杏仁油（或基礎乳液）

作法

取50ml甜杏仁油（或基礎乳液），加入以上三種精油攪拌均勻【圖1】，裝入不透光的100ml玻璃瓶中，即可使用。

使用方法

1. 每天早晚各一次，取適量塗抹在鼻子兩側並按摩，尤其在鼻翼兩側的迎香穴【圖2】，要多加強按壓，直到精油吸收即可。
2. 利用薰香燈吸嗅聞香。準備一座薰香燈，放上鹽並滴入上述複方純精油5至8滴，再加入熱水，把薰香燈功率開到最大，門窗關好，十分鐘後把開關微調到最小，稍微開一點窗戶，此時就可以開始聞香吸嗅了。平時只要在室內都可以做這個療程，但在晚上睡覺休息時使用效果最好。

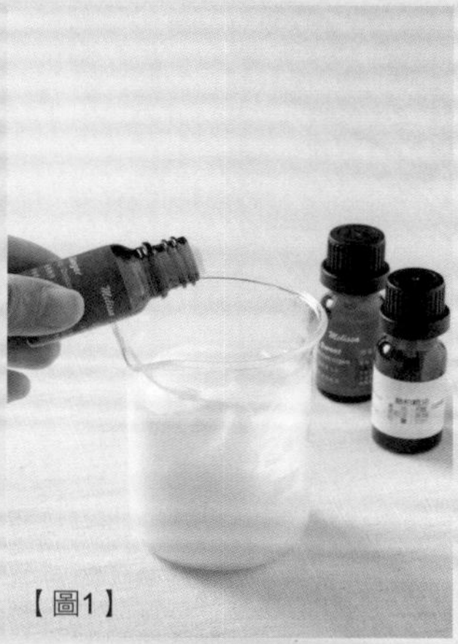

【圖1】

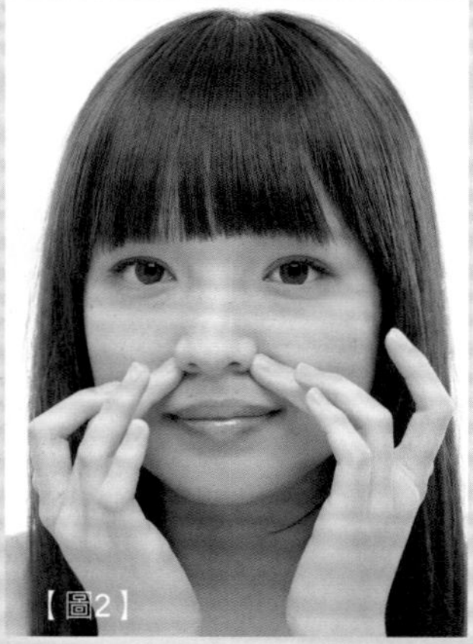

【圖2】

常見病例
芳香療法

喉嚨痛

造成喉嚨痛有諸多原因，像講話的時間過長、必須說很多話、過度大聲說話、吃太刺激或太燥熱的食物、慢性激烈的咳嗽、普通感冒、流行性感冒、扁桃腺炎、鼻竇炎、細菌或病毒的感染……都是造成喉嚨痛的原因。

可以在睡覺時點上薰燈，使用五滴薰衣草精油、三滴茶樹精油、三滴松樹精油混合作為薰香之用。

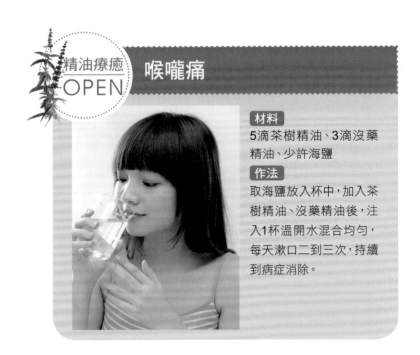

精油療癒
OPEN

喉嚨痛

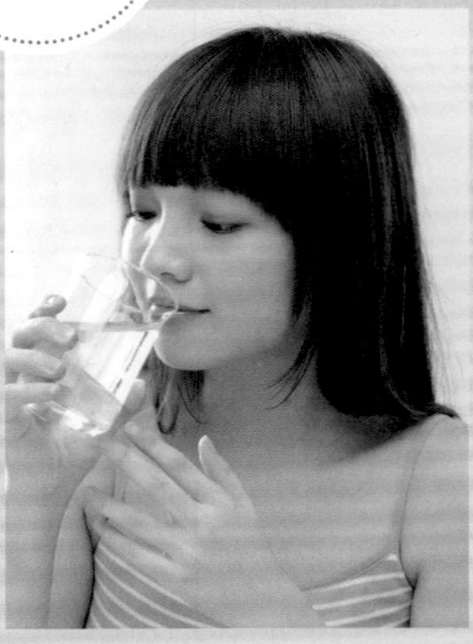

材料

5滴茶樹精油、3滴沒藥精油、少許海鹽

作法

取海鹽放入杯中，加入茶樹精油、沒藥精油後，注入1杯溫開水混合均勻，每天漱口二到三次，持續到病症消除。

常見病例芳香療法

鼻竇炎

鼻竇炎大部分是因為感冒，導致鼻子、喉嚨、上呼吸道被細菌或病毒感染。鼻竇炎常會導致鼻塞和大量的濃鼻涕，並且常伴隨頭痛、耳痛、嗅覺失靈等。

當鼻子裡的鼻涕呈現綠色或黃色，可能還伴有臭味，就代表已有嚴重的發炎感染。當察覺自己初期感冒時，就要盡量避免擴散感染到整個上呼吸道，尤其是鼻竇炎。療程應持續到鼻涕轉為白色或青色時，再調整精油。

精油可用：薰衣草精油減輕黏膜發炎、修復上皮組織；檸檬精油殺菌、刺激免疫系統；白千層精油抗炎、殺菌、收斂；薄荷精油放鬆情緒、止痛、消除腫脹感，將三種精油加入熱水中作為蒸氣吸入之用。

鼻竇炎

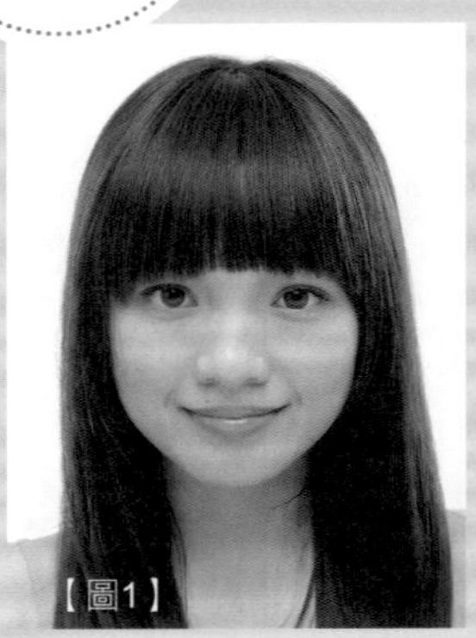
【圖1】

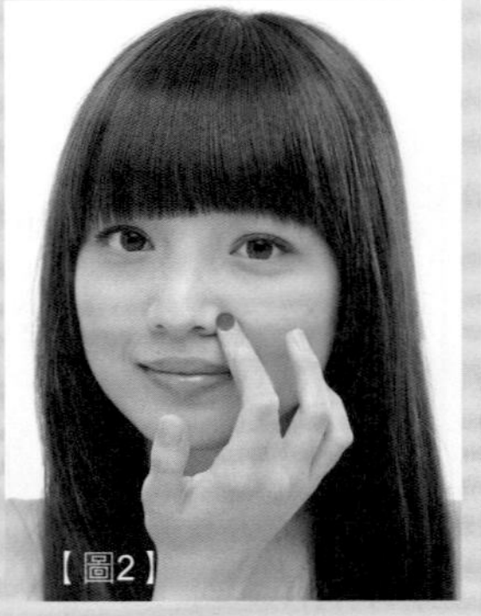
【圖2】

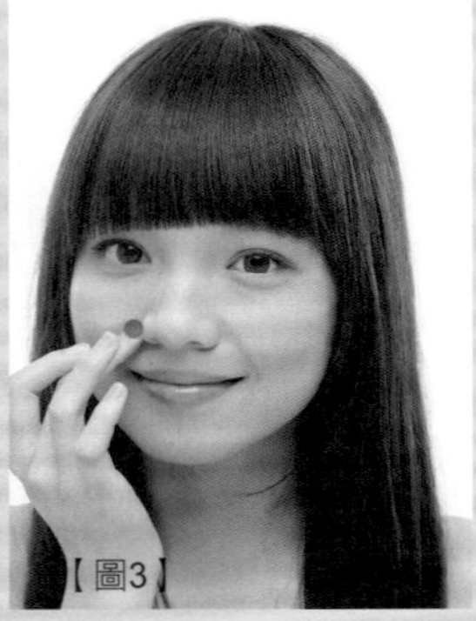
【圖3】

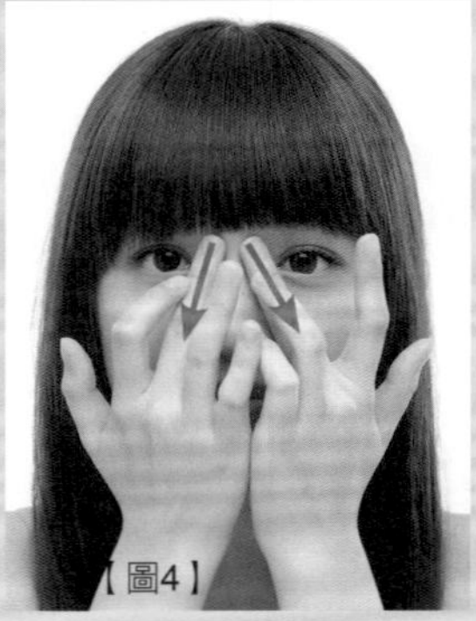
【圖4】

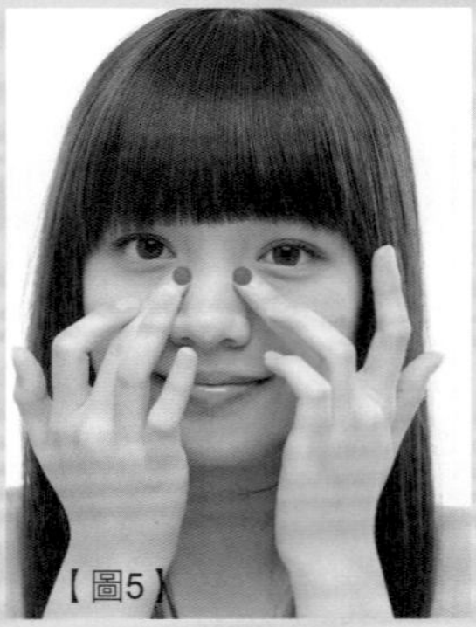
【圖5】

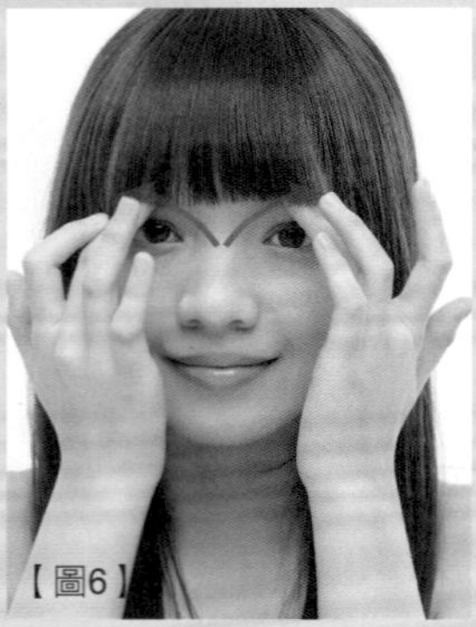
【圖6】

材料

10滴薰衣草精油、10滴檸檬精油、10滴白千層精油、10滴薄荷精油

使用方法

取10滴上述的複方純精油，以蒸氣吸入的方式減輕阻塞，讓鼻竇的黏液流通，順利排出；另外再搭配稀釋成2%在基礎乳液中，為鼻部輕柔按摩。

腹部絞痛

發燒·嘔吐·腹瀉

天竺葵精油可修復腸胃黏膜、抗菌；薄荷精油可解熱、發汗、消脹氣、止痛、收斂；尤加利精油可消炎、流感、止痛、抗菌、抗病毒、除痰、解熱；絲柏精油可止瀉、止痙攣；甜茴香精油能助消化、減緩嘔吐、除痰、益脾、健胃、舒緩腹瀉和疼痛；黑胡椒精油可殺菌、解熱、強化免疫系統功能，將以上精油混合乳液作為塗抹之用，即可緩解不適。

精油療癒 OPEN

（發燒·嘔吐·腹瀉）腹部絞痛

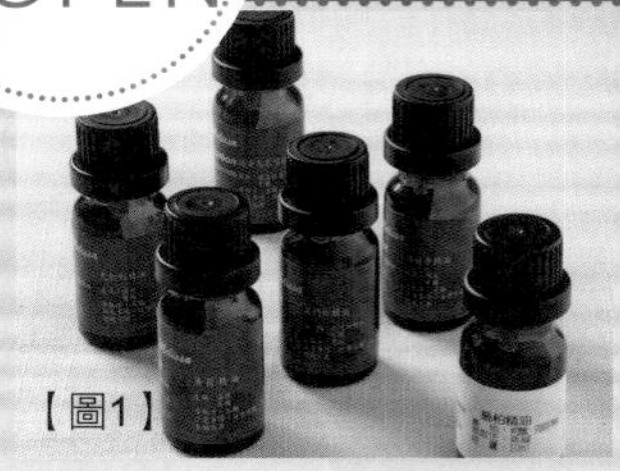

【圖1】

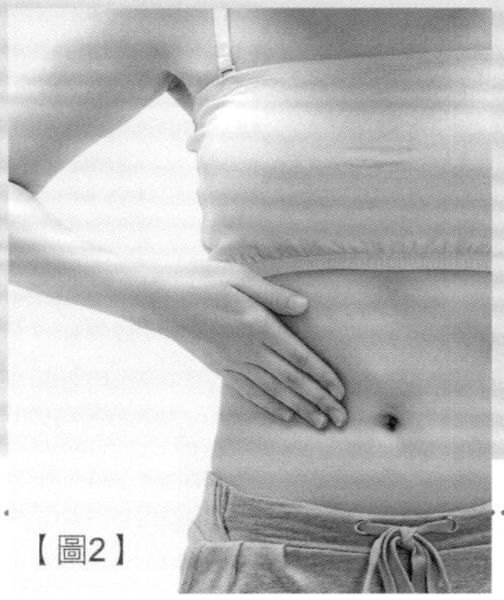

【圖2】

材料

10滴天竺葵精油、10滴薄荷精油、10滴尤加利精油、10滴絲柏精油、10滴甜茴香精油、10滴黑胡椒精油、100ml基礎油或基礎乳液

作法

取基礎油（或基礎乳液），加入以上六種精油攪拌均勻【圖1】，裝入不透光的100ml玻璃瓶中，即可使用。

使用方法

取適量塗抹在頸部、前胸、腹部、後背，當症狀明顯時要增加塗抹的次數，暫時不可進食，但要補充液體電解質且多休息。【圖2】

常見病例
芳香療法

噁心．嘔吐

引起這種症狀的原因有很多，像暈車、暈船、暈機、感冒、懷孕初期、酒醉、吃到不潔的食物，或看到、聞到噁心的東西或氣味。可以薄荷精油、薑精油、天竺葵精油、甜茴香精油混合植物油後作為穴道按摩之用，即可有效緩解不適。

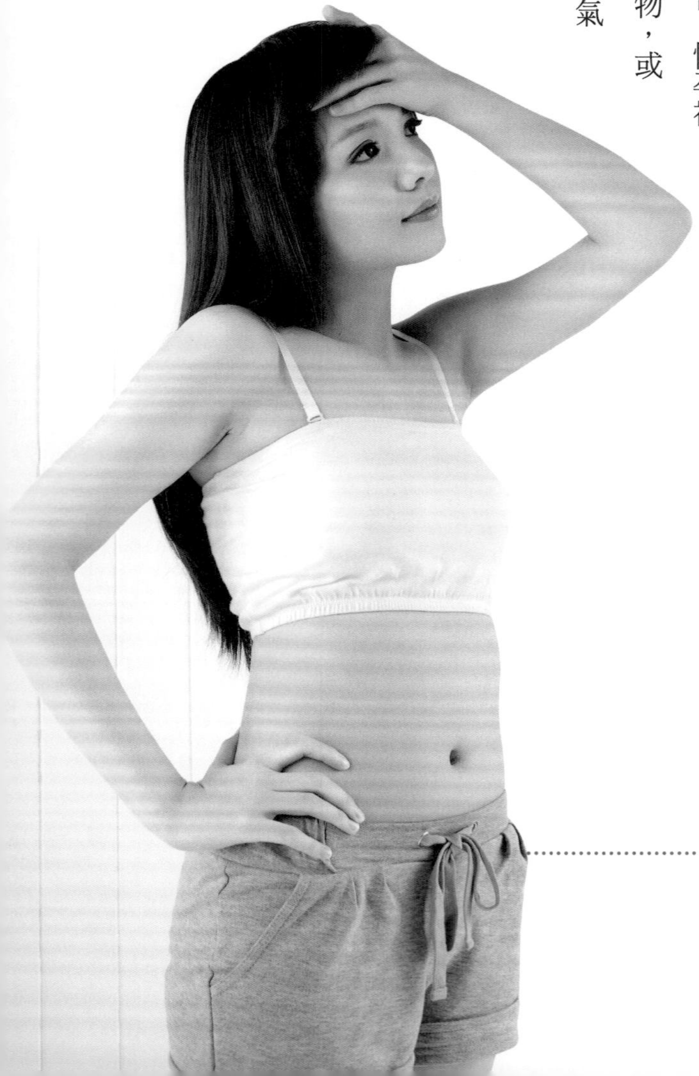

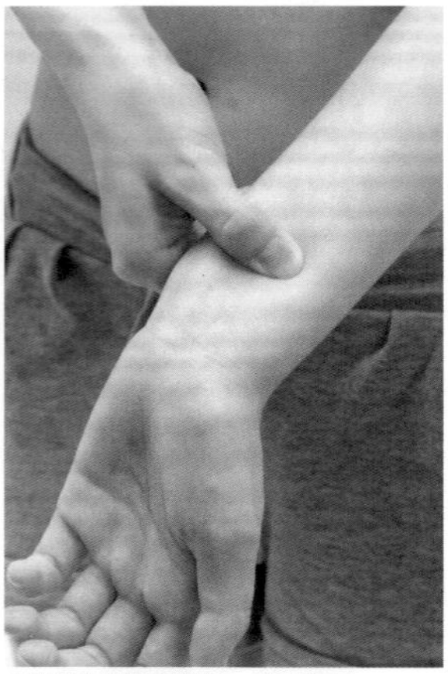

建議針壓點：內關

精油療癒OPEN

嘔心・嘔吐

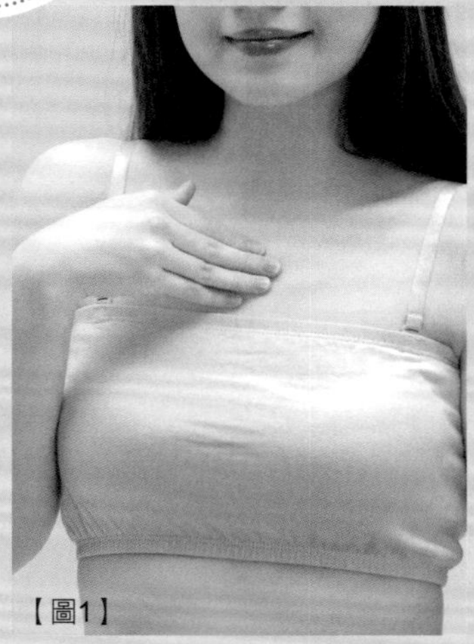

【圖1】

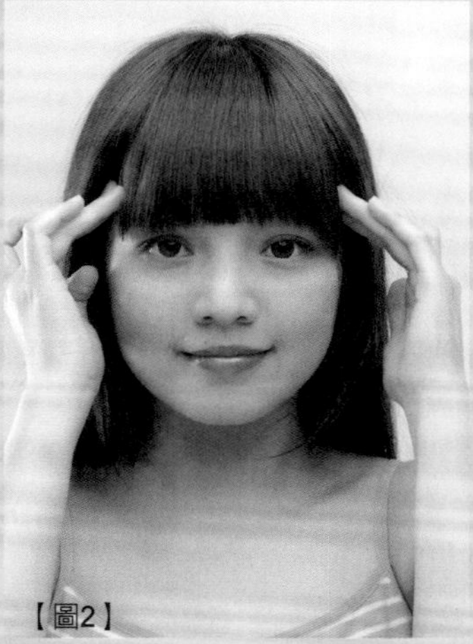

【圖2】

材料

18滴薄荷精油、15滴薑精油、15滴天竺葵精油、15滴甜茴香精油

作法

1. 將上述精油調合成複方純精油，以吸嗅的方式舒緩噁心感。
2. 將上述精油調配在基礎植物油中，稀釋成百分之三濃度，在胃部、心窩輕輕按摩。【圖1】
3. 在喉嚨前頸、後頸、太陽穴輕柔按摩，舒緩噁心、嘔吐感的不適。【圖2】

常見病例
芳香療法

緊張型腸胃炎

我在學院有一個學生很優秀，尤其是在「聞香」方面很敏銳，除了能識別每一種精油的味道，對於葉子、木質、花、果、枝、脂、種子，都能聞出端倪，化學合成的香精更騙不了她。因為如此，我請她在身邊協助我輔導學生「以嗅覺認識精油」，學生的反應都相當好。

可是每當要上課的日子，這小助教就開始胃痛，而且一次比一次難過，又吐又拉肚子，我趕緊調了舒緩腸胃的配方給她。經過一、兩次的反覆情況，我察覺是因為心理的情緒壓力，反射到生理而產生不適，於是修改了配方，在神經系統上加強給予鎮定、舒壓的精油，再給予適度的開導，情況就改善了很多。由此可知，生理會影響心理，同樣心理因素也會

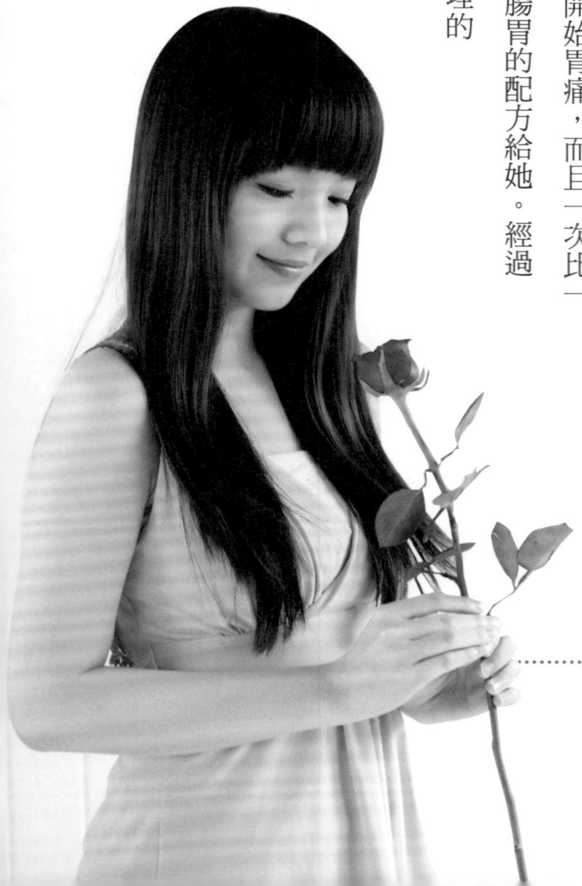

精油療癒 OPEN

緊張型腸胃炎

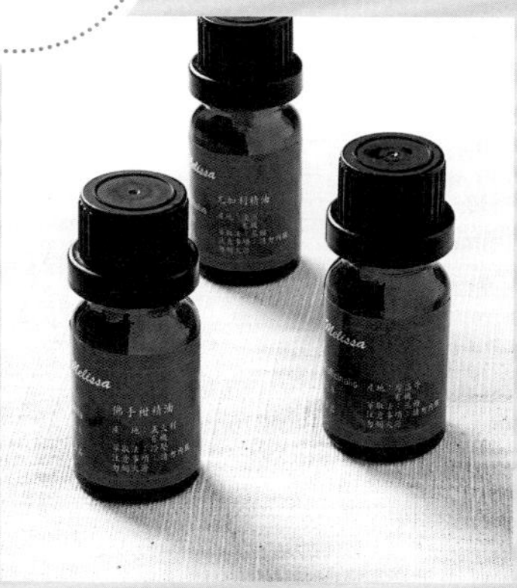

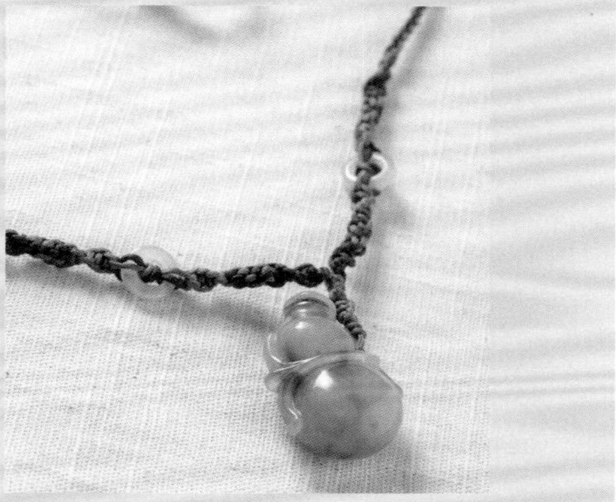

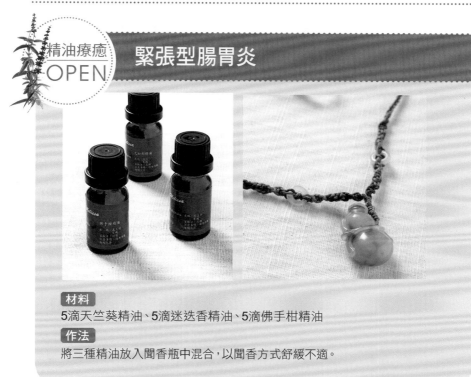

材料

5滴天竺葵精油、5滴迷迭香精油、5滴佛手柑精油

作法

將三種精油放入聞香瓶中混合，以聞香方式舒緩不適。

影響生理狀況。如果把壓力的來源去除掉，可能是一帖最好的良方。

學院的鄭老師和我分享她的經驗。她的一位朋友每遇到大考就拉肚子，屢試不爽，考試是他壓力的因素，這個因素無法去除。所以她以精油配方透過聞香薰香的方式幫助他，一邊整頓他的腹部不適，同時也加強情緒的穩定。

精油中的天竺葵精油可以穩定情緒；迷迭香精油可以影響中樞神經；佛手柑精油可以讓肌肉放鬆、心情放鬆，三者混合使用，可有效穩定情緒。

便祕

便祕的原因可能是壓力、膳食纖維攝食不足、水喝得不夠、缺乏運動、吃太多的蛋白質和過多精緻食物。

使用檸檬香茅可以清除腸道；檀香精油可以軟便；永久花精油可以促膽汁流動。此外，便祕建議按壓點：關元、尺澤、足三里，平時在這些穴道多給予刺激按摩，可幫助便便順利排出。

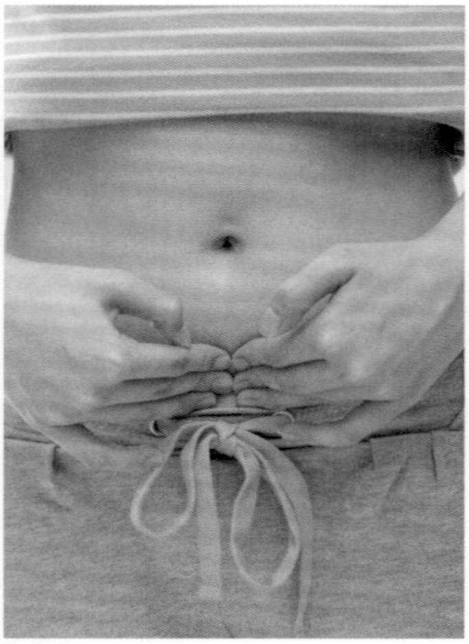

關元

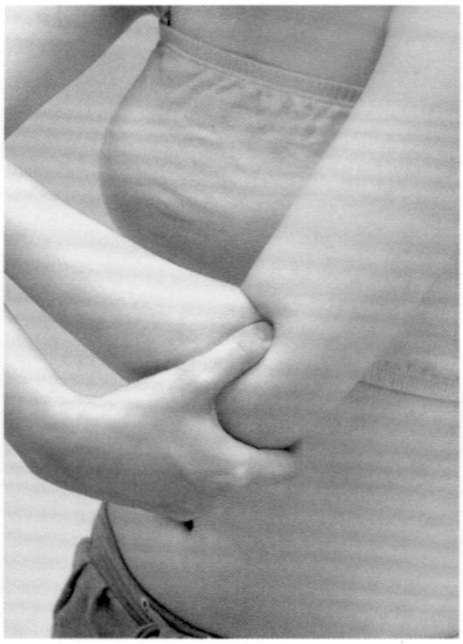

尺澤

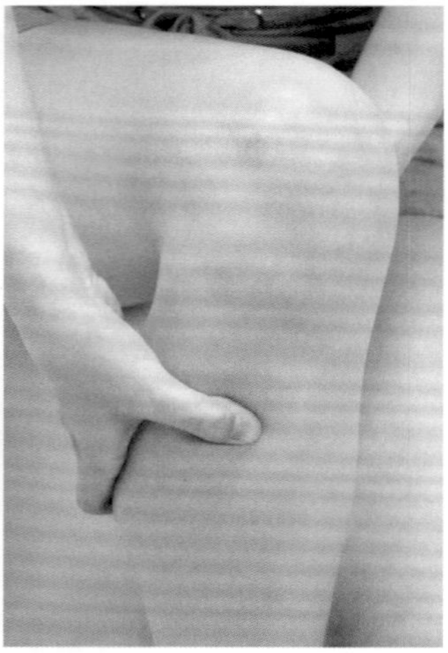

足三里

精油療癒 OPEN

便秘

材料

15滴迷迭香精油、15滴甜馬鬱蘭精油、15滴甜茴香精油、15滴黑胡椒精油、乳液100ml（或冷壓植物油100ml）

作法

取基礎乳液（或冷壓植物油）和上述的複方純精油調配在一起，按摩腹部。

精油療癒 OPEN

便秘伴有腹部疼痛

材料

15滴黑胡椒精油、15滴檸檬香茅精油、15滴檀香精油、15滴永久花精油、乳液100ml（或同量冷壓植物油）

作法

取基礎乳液（或冷壓植物油），和上述的複方純精油調配在一起。

使用方法

最有效的方法是腹部按摩，以順時鐘的方向，時深時淺地控制力道，平均在上腹和下腹按摩，可請別人幫忙按摩，或是自己隨時都可以自行按摩。

常見病例
芳香療法

骨關節痠痛

當遇到骨關節痠痛時，可利用淨化解毒的精油，幫助去除身體累積的毒素。胡蘿蔔種子油可以治療慢性發炎的組織、排毒；杜松精油可以把身上堆積的廢物排除；檸檬精油可以淨化血脂、抗菌、消炎；七滴穗狀薰衣草精油可去水、止痛、舒緩；七滴肉豆寇精油可止痛、強化免疫；七滴尤加利精油可止痛。

以下特別列出幾種精油特性，以供調配參考：

淨化解毒配方——葡萄柚精油、杜松精油、迷迭香精油、胡蘿蔔種子油、甜茴香精油、檸檬精油、天竺葵精油，與乳液或基礎油調配，稀釋成百分之三濃度使用。

殺菌止痛抗發炎配方——百里香精油、丁香精油、黑胡椒精油、肉豆蔻精油、甜馬鬱蘭精油、德國洋甘菊精油、尤加利精油、迷迭香精油，與乳液或基礎油調配，稀釋成百分之三濃度使用。

促進局部循環，溫暖的精油配方——薑精油、黑胡椒精油、肉豆蔻精油、甜馬鬱蘭精油、迷迭香精油，與乳液或基礎油調配，稀釋成百分之三濃度使用。

精油療癒 OPEN

止骨關節痠痛

材料

5滴甜馬鬱蘭精油、5滴德國洋甘菊精油、5滴丁香精油、30公克海鹽

作法

取鹽放入缽中，滴入三種精油【圖1】，再注入蒸餾水【圖2】，放入適合大小的紗布數塊浸泡【圖3】，放入冰箱後取出，以冷敷方式，交替敷在痠痛的肌肉或關節處【圖4】，有放鬆、止痛的效果，可改善痠痛和發炎，防止進一步的傷害惡化。如需熱敷，亦可照以上相同的程序，把蒸餾水改成適溫的熱水，放入毛巾，在疼痛處輪流冷敷、熱敷，可改善不舒服的腫脹感和疼痛。

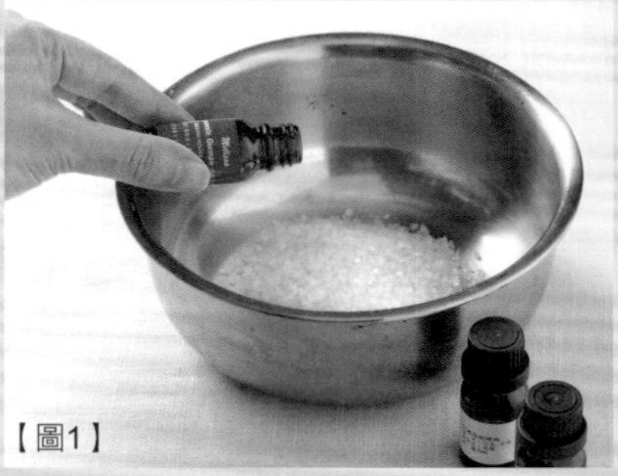
【圖1】

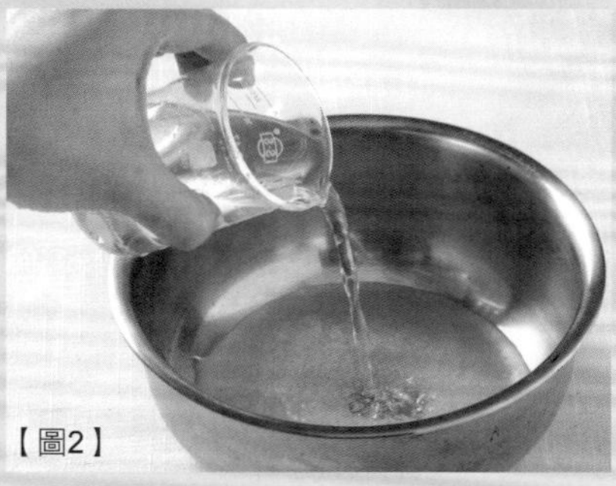
【圖2】

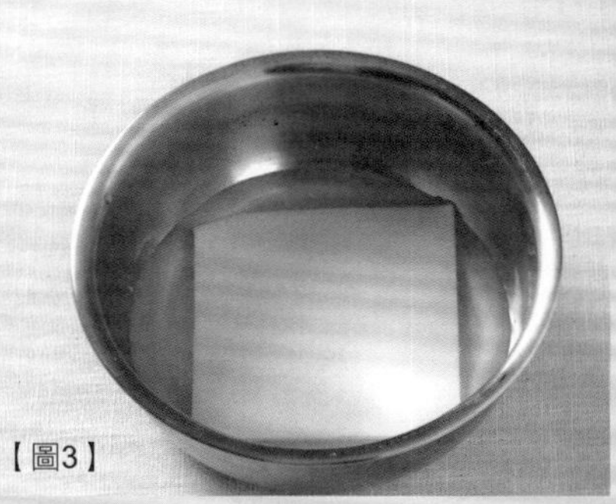
【圖3】

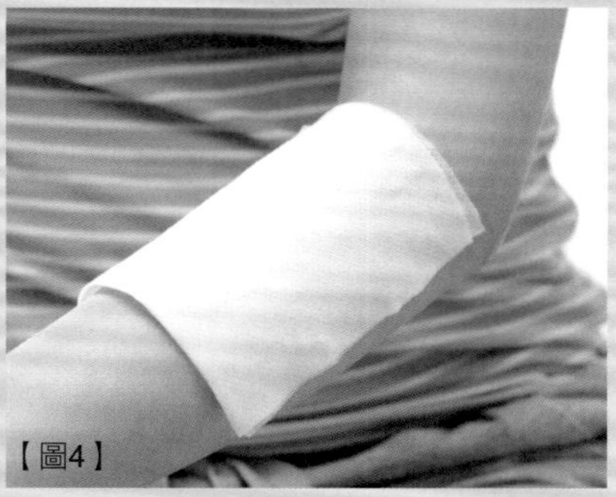
【圖4】

精油療癒 OPEN

骨關節痠痛沐浴乳

材料 7滴胡蘿蔔種子油精油、7滴杜松精油、7滴檸檬精油、200ml不含香料的基礎沐浴乳

作法 取基礎沐浴乳搭配三種精油混合沐浴。嚴重者可改用以下配方：7滴穗狀薰衣草、7滴肉豆蔻、7滴尤加利精油搭配沐浴乳。

精油療癒 OPEN

骨關節痠痛洗髮精

材料 7滴苦橙葉精油、7滴佛手柑精油、7滴薄荷精油、200ml不含香料的基礎洗髮精

作法 取200ml不含香料的基礎洗髮精，加入三種精油，混和後用來洗頭髮。

精油療癒 OPEN

骨關節平時保健乳液

材料 15滴薰衣草精油、10滴德國洋甘菊精油、15滴迷迭香精油、20滴胡蘿蔔種子油、100ml乳液

作法 取乳液混合三種精油即可。利用精油淨化排毒、止痛抗炎、刺激循環、溫暖、修復的特性，調配適用的精油乳液，時常輕柔按摩在肌肉關節上，除了止痛、放鬆、讓活動更加靈活外，更能進一步預防傷害。

保養兼局部微疼時配方（一）：20滴穗狀薰衣草精油、10滴尤加利精油、15滴杜松精油、15滴檸檬精油，搭配100ml基礎乳液使用。

正在疼痛時配方（二）：10滴丁香精油、15滴白千層精油、20滴天竺葵精油、15滴甜茴香精油，搭配100ml基礎乳液使用。

常見病例芳香療法

五十肩

大約五十歲左右的人，肩關節周圍組織開始退化，比較容易引發肩部疼痛的問題，也叫做「黏連性關節囊炎」。這是一種常見的骨關節疾病，好發於四十歲到六十歲的中年人，而且女性多於男性。當然，不是只有這個歲數的人才會有五十肩的問題，年輕人也會發生。

要預防五十肩，得避免肩部受傷，例如不要提取重物，造成肌肉拉傷。同時要注意肩部保暖，不要讓肩部受寒，尤其是在冷氣房裡，更要注意肩部的保暖，要穿可以蓋住肩部的衣服，再做一些例如毛巾操或手指爬牆等簡單運動幫助復健。

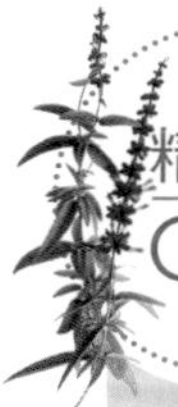

精油療癒 OPEN

五十肩

材料 24滴甜馬鬱蘭精油、16滴迷迭香精油、10滴松針精油、10滴甜茴香精油、100ml基礎乳液

作法 將三種精油調配在基礎乳液或冷壓植物油中，每天輕輕按摩在疼痛的部位四至六次，將會改善疼痛的症狀。當發生劇烈疼痛時，可再加上黑胡椒精油10滴，或尤加利精油10滴。

常見病例
芳香療法

放鬆肌肉．強化肌肉

有些人必須站立工作，穿著高跟鞋一整天下來，腿部的負擔很大；或是久不運動，偶爾參加爬山活動或爬樓梯，讓膝蓋骨和腿部肌肉、腰背部肌肉骨骼痠痛。可取一百毫升基礎乳液，混合薰衣草、甜馬鬱蘭、薄荷、薑等精油，按摩整個小腿、膝蓋、大腿、腰背部，由末稍往心臟的方向按摩，讓腿部放鬆休息。

薰衣草精油可以放鬆心情、幫助睡眠；甜馬鬱蘭精油可以治療肌肉痙攣、止痛、暖身；薄荷精油可以抗發炎、舒緩痠痛；薑可以促進循環。也可使用足浴來消除腫脹感，促進循環。建議睡眠時取一個軟硬適中的被子墊在小腿下，可幫助血液回流。

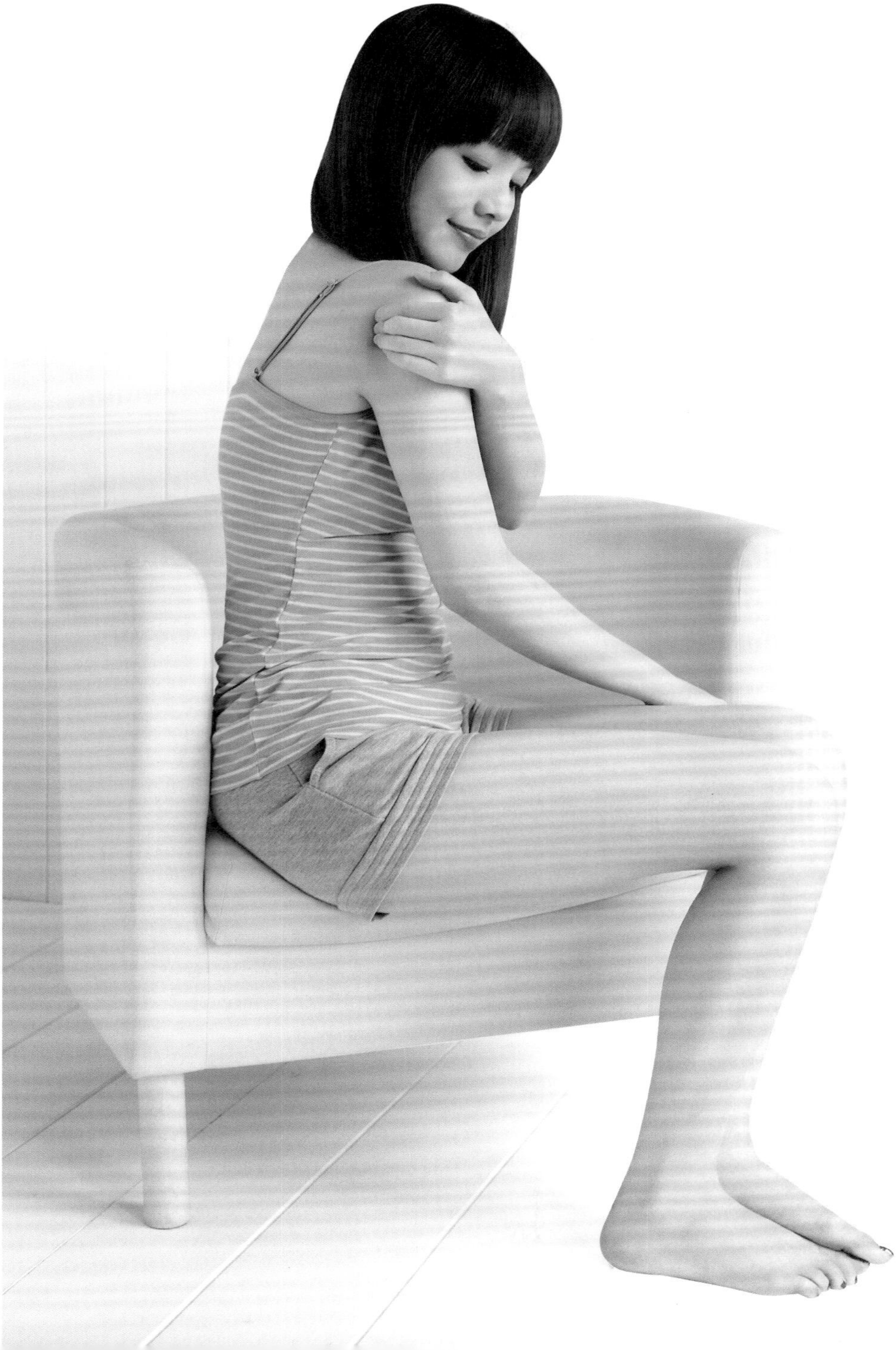

精油療癒
OPEN

放鬆肌肉·強化肌肉

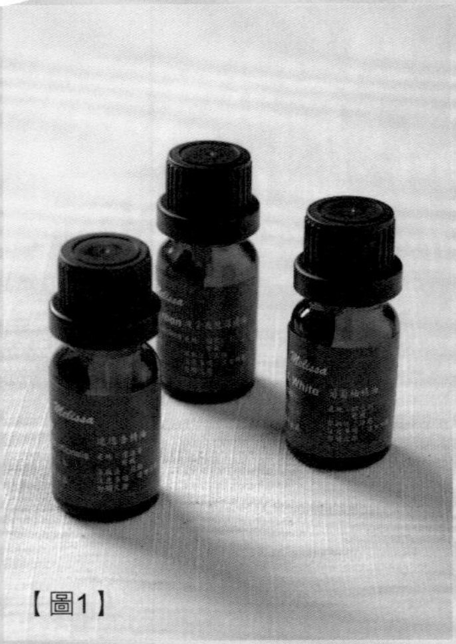
【圖1】

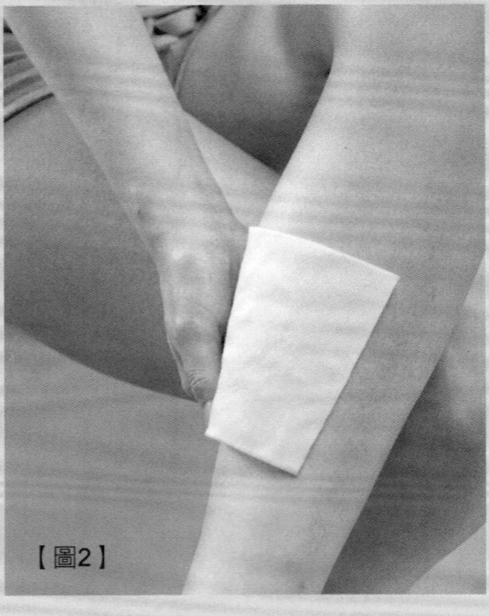
【圖2】

材料

5滴葡萄柚精油、5滴迷迭香精油、5滴天竺葵精油、海鹽30公克

作法

取海鹽放入木桶，滴入三種精油【圖1】，注入熱水後，再取冷水調節溫度。將雙腳放入木桶中浸泡約二十分鐘，可消除腫脹疼痛感，促進血液循環。之後再使用按摩精油在腿部肌肉按摩，能有效消除腿部的疲勞恢復很有效果。【圖2】

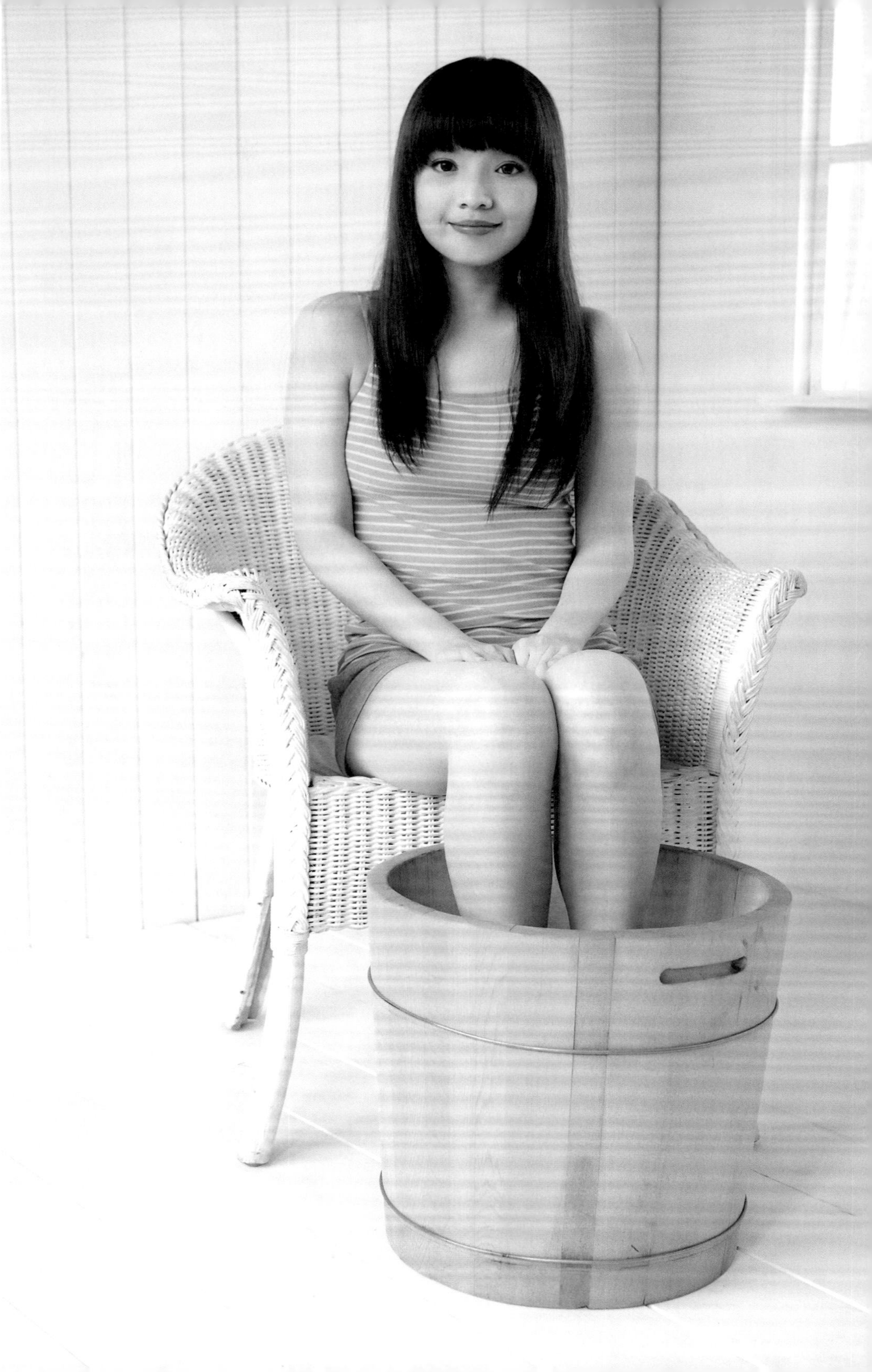

常見病例
芳香療法

強化肌肉骨骼

每天都是嶄新的一天，為迎接不同的挑戰做好準備。使用天竺葵精油可以增加肌肉骨骼活力，排除組織多餘的水分；迷迭香精油可以消除關節痠痛，紓解僵硬疲憊的肌肉；薄荷精油可以舒緩肌肉疼痛、腰痛、瘀傷、關節疼痛，有局部麻醉作用；黑胡椒精油可以刺激細胞活力、止痛，溫和放鬆肌肉骨骼，將上述精油加入基礎乳液中，按摩疼痛部位，即可緩解症狀。芳香療法的目的是希望把身體的毒素排除，然後防止新毒素的累積，刺激身體的修復功能，強化組織能力，促進血液循環。精油對肌肉骨骼有止痛、溫暖作用，減少發炎、強化肌肉耐力。

精油療癒 OPEN

強化肌肉骨骼

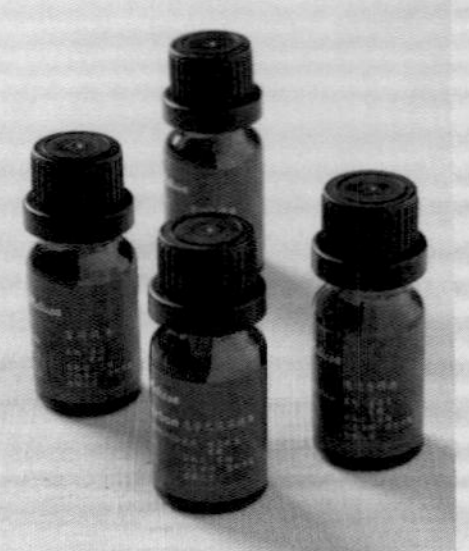

材料

15滴天竺葵精油、15滴迷迭香精油、15滴薄荷精油、10滴黑胡椒精油、100ml基礎乳液（或植物油）

作法

可取基礎乳液（或植物油）混合四種精油，隨時按摩在痠痛的部位，配合多喝溫開水，以利毒素的排出。

常見病例芳香療法

痔瘡

痔瘡也屬於靜脈曲張的一種，可分為內痔和外痔。

平常要養成便後用冷水沖洗的習慣，除了可避免擴約肌收合時髒物的殘留，增加感染的機會，冷水沖洗更有助於收斂的效果。

選擇食物宜清淡，生活作息要正常，尤其是熬夜、失眠都會有不良的影響。

當痔瘡在沒有症狀時，可調配保養用的配方加以理療，取天竺葵精油、絲柏精油、檸檬精油，以百分之一・五至二的比例的濃度調於植物基礎油中，並塗抹患部。

精油療癒OPEN 痔瘡

材料

30滴天竺葵精油、5滴絲柏精油、5滴沒藥精油、5滴茶樹精油、粗鹽30公克

作法

在大型洗盆中放入粗鹽【圖1】，加入所有精油【圖2】，再加入溫水，坐在盆中泡約二十分鐘，早晚各一次。或調配上述精油於基礎油中，每天擦患處數次，可治療痔瘡癢痛。對痔瘡破裂出血也有緩和作用。

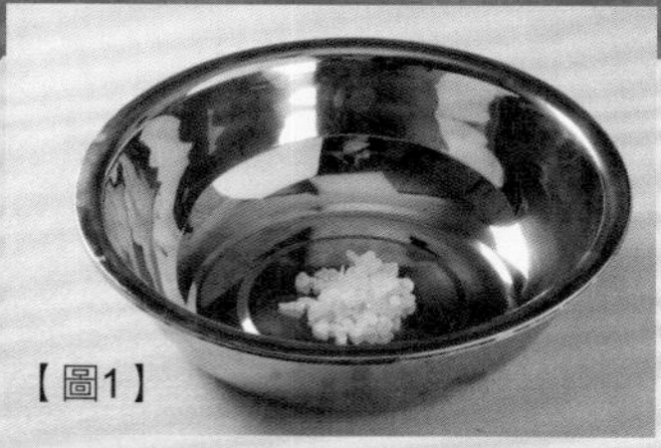
【圖1】

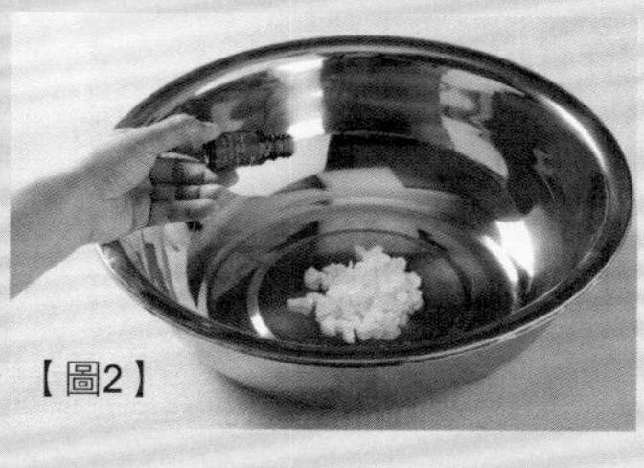
【圖2】

常見病例
芳香療法

皰疹

一般常見的皰疹有口唇皰疹，和皮膚上出疹（臺灣話俗稱飛蛇），病毒會引起眼睛角膜感染，如果眼睛感染了，要立即去看醫生。當病毒進入人體以後決不會離去，這種病毒進入神經結後潛藏，基本上是終身共存的。可能隨時會再發作，疾病、壓力、抵抗力較弱種種不確定的因素，都有可能導致病毒再次發病。將精油用在治療皰疹上，有很好的效果。其中香蜂草精油（或檸檬香茅）可以殺病毒、防止病毒複製；玫瑰精油可以減輕香蜂草的刺激性、預防疤痕。香蜂草治療皰疹病毒的效果出奇的好，但純淨天然的香蜂草精油，市場價格很昂貴，取得較不易，可以用檸檬香茅來替代，也有不錯的反應。

精油療癒 OPEN

皰疹

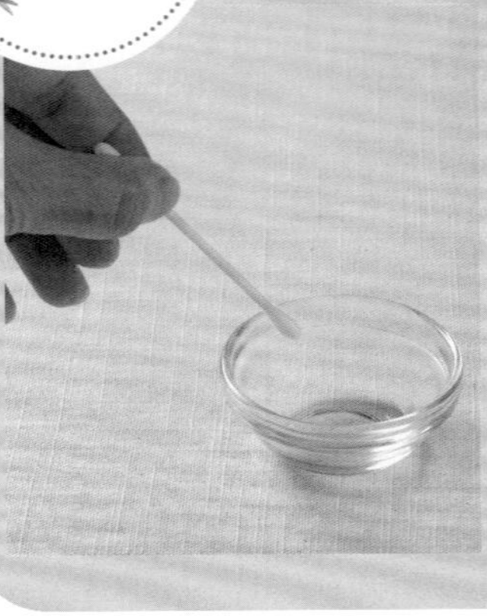

材料

20滴香蜂草精油（或檸檬香茅）、20滴玫瑰精油

作法

先將皮膚上的皰疹以生理食鹽水沖洗乾淨，再將上述未稀釋的複方純精油，以細小棉籤，直接塗抹在水泡處，要小心塗抹，不要抹到水泡周圍的正常皮膚，以免刺激正常皮膚。一天二次，二十四小時後你會發現改善很多，連續三天，水泡就會消失了。特別是在發現皰疹的第一時間迅速使用，效果最好。

常見病例
芳香療法

老化成熟的皮膚

隨著年齡的增長，皮膚容易變得缺乏油脂和水分，形成皺紋和表情紋如眼睛周圍的細紋、眼尾的魚尾紋，以及眼袋鬆垮、膚色暗沉、失去彈性，皮膚微血管擴張形成紅絲症等。我們可以選用酪梨油、月見草油、胡蘿蔔浸泡油、荷荷芭油、玫瑰棒果油、小麥胚芽油等基礎油，來調配精油，用於老化成熟的皮膚。

薰衣草精油可以讓細胞再生；德國洋甘菊可以抗炎、美白；檀香精油可以保溼；乳香精油可以緊實，將以上精油混合後作為塗抹之用，即可改善皮膚狀況。

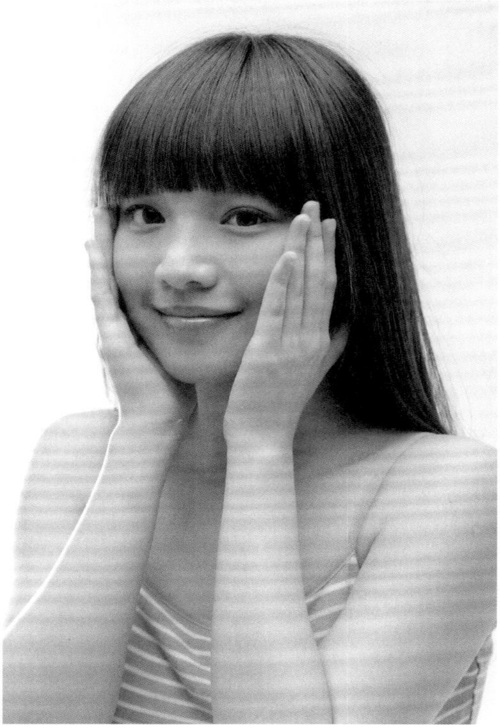

精油療癒 OPEN 眼部除皺·淡化黑眼圈

材料

6滴薰衣草精油、5滴德國洋甘菊精油、4滴玫瑰精油、50ml玫瑰果油

作法

將精油混合玫瑰果油，塗抹於黑眼圈。

精油療癒 OPEN 美白保濕

材料

12滴薰衣草精油、8滴德國洋甘菊精油、5滴檀香精油、5滴乳香精油、60ml月見草油、20ml荷荷芭油、20ml小麥胚芽油

作法

將精油混合油類，塗抹於臉部。

精油療癒 OPEN 美白保濕

材料

10滴胡蘿蔔種子油、10滴橙花精油、10滴花梨木精油、60ml酪梨油、20ml月見草油、20ml小麥胚芽油

作法

將精油混合油類，塗抹於臉部。

常見病例芳香療法

粉刺（暗瘡）

臉部的白頭粉刺、黑頭粉刺和膿皰，跟飲食習慣及內分泌失調有關，因而刺激皮脂腺分泌過多的皮脂。青春期或月經前，長粉刺、暗瘡的機會比較多，當然，成年人也有可能長粉刺、暗瘡。過多的皮脂會分解成游離的脂肪酸，和存在的細菌產生作用，引發皮脂腺的發炎現象。精油可以強效殺菌，平衡油脂的分泌，淡化疤痕，有收斂的功效，並能促進細胞再生與修復。精油中使用天竺葵精油可以平衡油脂分泌；德國洋甘菊精油可以淡疤、抗炎；百里香可以殺菌、軟化皮脂；迷迭香精油可以刺激淋巴腺、代謝毒素；薰衣草精油可以撫慰情緒、修復上皮組織、促進細胞再生；白千層精油可以強力殺菌、收斂；大西洋雪松精油可以催化膿皰、縮短化膿時間。玫瑰草精油可以增加水合能力；依蘭精油可以緊實；花梨木精油可以補水、讓細胞再生。

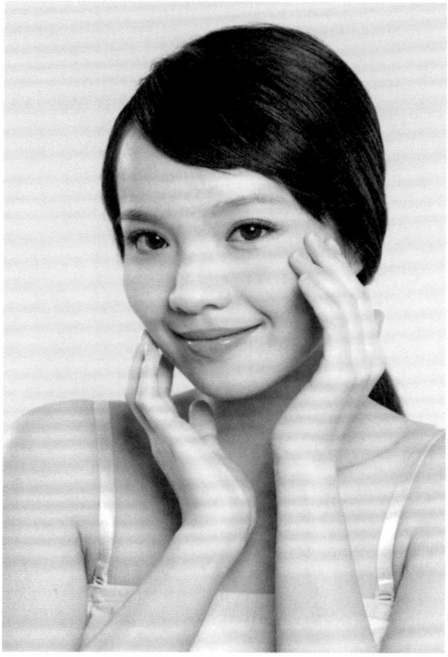

精油療癒OPEN 毛孔粗大‧黑頭‧白頭粉刺

材料

15滴天竺葵精油、10滴德國洋甘菊精油、5滴百里香精油、5滴迷迭香精油、親水性乳液100ml

作法

取親水性乳液，混合所有精油，將臉洗淨，輕拍化妝水後，用精油乳液在臉部做輕柔按摩，幫助循環代謝和淋巴液流動，有助於毒素排出。

精油療癒OPEN 對治暗瘡‧膿皰

材料

20滴薰衣草精油、15滴白千層精油、10滴大西洋雪松精油、100ml凝膠

作法

取凝膠混合所有精油，再將臉部洗淨，輕拍消炎性化妝水（可取蒸餾水200ml，加20滴茶樹精油、3滴T-20乳化劑，搖晃均勻，即是化妝水），再取精油凝膠在臉上做簡單輕緩的按摩，一天數次。

精油療癒OPEN 減少T字部位油脂‧鼻頭粉刺

材料

1. 第一組——15滴玫瑰草精油、10滴依蘭精油、15滴花梨木精油
2. 第二組——20滴薰衣草精油、10滴玫瑰精油、10滴橙花精油

作法

取80ml甜杏仁油，加20ml荷荷芭油，各混合以上兩組精油，輪著交換使用，早晚各按摩一次。甜杏仁油亦可換為杏仁核油。

常見病例芳香療法

敏感皮膚

可選用有抗發炎性質，但不會刺激皮膚的精油，例如：薰衣草精油適合正常和敏感型肌膚；永久花精油適合敏感、發炎、癢的皮膚；德國洋甘菊精油適合乾燥、敏感發炎皮膚；橙花精油適合混合敏感型皮膚。若是過敏性肌膚，給予的精油愈簡單愈好，以避免增加負擔。可以月見草油，混合上述精油一至二種，濃度要在百分之一以下，作為塗抹之用。

精油療癒 OPEN 敏感皮膚

材料

5滴薰衣草精油、5滴德國洋甘菊精油、50ml月見草油

作法

三種精油稀釋在月見草油中，濃度要在1%以下【圖1】，調勻後塗抹於皮膚。【圖2】

精油療癒 OPEN 紅絲症

材料

6滴玫瑰精油、6滴德國洋甘菊精油、50ml金盞花浸泡油

作法

紅絲症是微細血管擴張的現象，以玫瑰精油加德國洋甘菊精油，混合金盞花浸泡油，塗抹患部，使用數個月之後就會有明顯的改善。

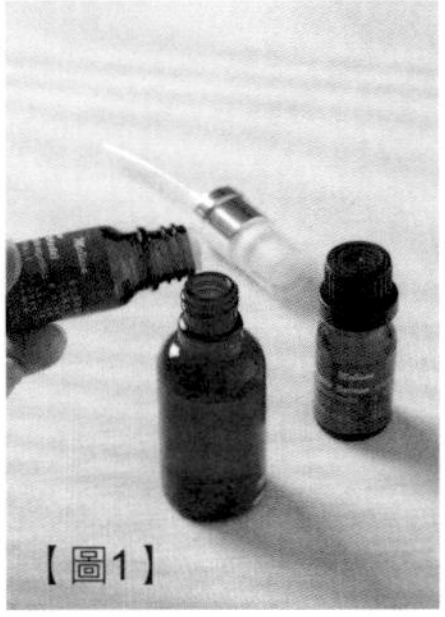

【圖1】

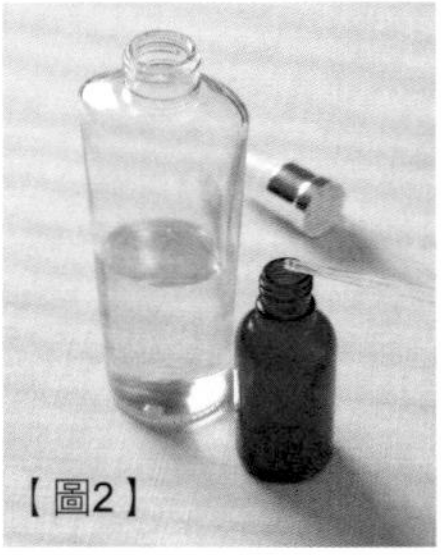

【圖2】

常見病例
芳香療法

預防妊娠紋

由於懷孕體重迅速增加，皮膚過度撐開，使得皮膚深層的纖維破裂，形成紅色波型的妊娠紋，且會慢慢變白。它會出現在腹部、臀部、乳房和大腿等，凡是會變大的部位，都有可能會發生。懷孕初期不要使用精油，以免影響內分泌的平衡，建議從第十七或十八週後開始使用。在容易產生妊娠紋的部位，可以使用橙花、紅桔、薰衣草等精油做局部按摩，可以預防妊娠紋的發生。橙花精油可以促進疤痕修復及再生；紅桔精油可以刺激循環、幫助減輕皮膚撐開（伸展）痕跡；薰衣草精油可以修復上皮組織。

懷孕至二十五週後，可以使用橙花精油，可以放鬆情緒、刺激細胞生長；紅桔精油可以細胞防禦；乳香精油可以對被過度延伸的皮膚有修復作用。產後大家都很重視塑身和減肥，但身體的健康才是最重要的，可找有經驗的營養師討論膳食，另外，以精油輔助促進循環、緊實美白肌膚、預防水腫，使用天竺葵精油，可以舒緩情緒、平衡荷爾蒙、促進循環；杜松精油可以排水、淨化；乳香精油可以增進細胞活化、緊實肌膚；薰衣草精油可以放鬆心情、淡化斑紋；德國洋甘菊精油可以排毒，和薰衣草精油一起使用有美白效果。

精油療癒 OPEN

懷孕初期預防妊娠紋

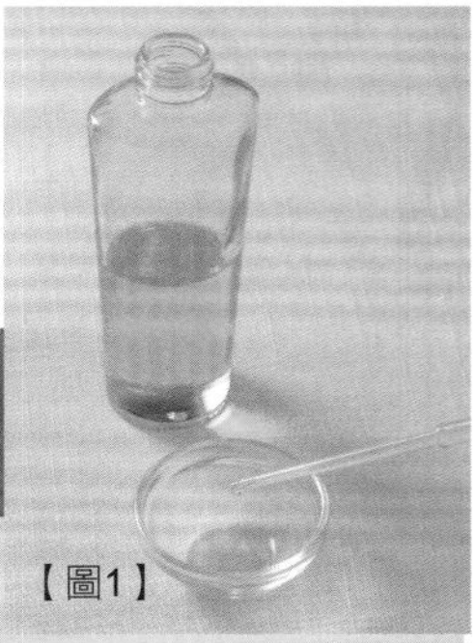
【圖1】

材料

5滴橙花精油、5滴紅桔精油、5滴薰衣草精油、10ml荷荷芭油、40ml杏仁油、50ml酪梨油

作法

取荷荷芭油、杏仁油及酪梨油【圖1】，加入以上三種精油攪拌均勻【圖2】，裝入不透光的100ml玻璃瓶中，即可使用。【圖3】

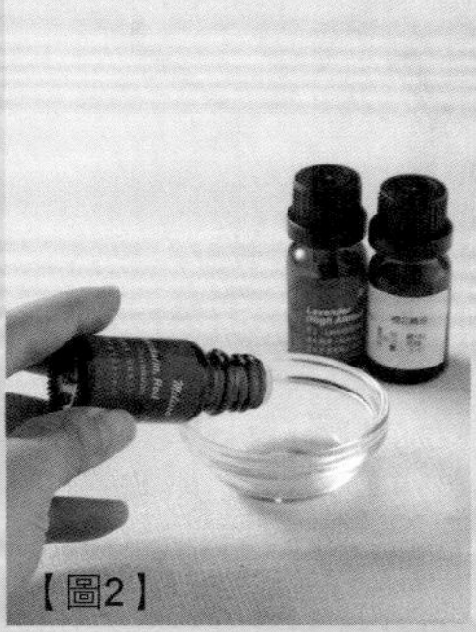
【圖2】

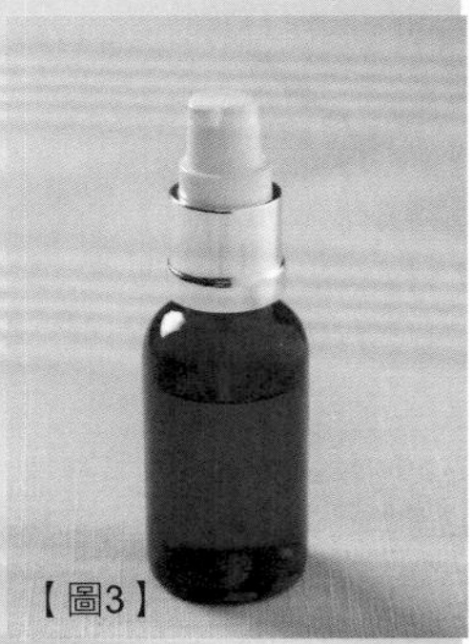
【圖3】

精油療癒 OPEN

懷孕至二十五週後預防妊娠紋

材料

8滴橙花精油、20滴紅桔精油、8滴乳香精油、20ml小麥胚芽油、20ml杏仁油及60ml酪梨油

作法

懷孕至二十五週後腹部和其他部位會明顯變大，可以取小麥胚芽油、杏仁油及酪梨油，加入以上三種精油攪拌均勻，裝入不透光的100ml玻璃瓶中，在產生妊娠紋的皮膚上輕柔按摩，直到精油吸收即可，一天數次。

精油療癒 OPEN

產後緊實

材料

12滴天竺葵精油、12滴杜松精油、12滴乳香精油、12滴薰衣草精油、12滴德國洋甘菊精油、甜杏仁油80ml、荷荷芭油20ml

作法

將精油加入油類脂，按摩皮膚至油脂吸收，可緊實、排水，平衡荷爾蒙，穩定情緒。

常見病例
芳香療法

頭皮保健・預防掉髮

頭皮保健及預防掉髮可以使用精油洗髮精，但必須說明的是，剛用精油洗髮精，頭髮會覺得澀澀的，比較難梳理，那是因為精油的殺菌性質和調節頭皮的水合與皮脂腺性質，所產生的暫時現象，使用約十次左右，髮質就會變得光亮柔順。

發現自己有白髮時勿驚慌，可加重大西洋雪松精油的濃度，因為雪松精油會讓淺色的髮色加深。

精油療癒 OPEN 頭皮保健・預防掉髮

材料

5滴苦橙葉精油、5滴百里香精油、5滴大西洋雪松精油、5滴迷迭香精油、200ml無添加香料的洗髮精

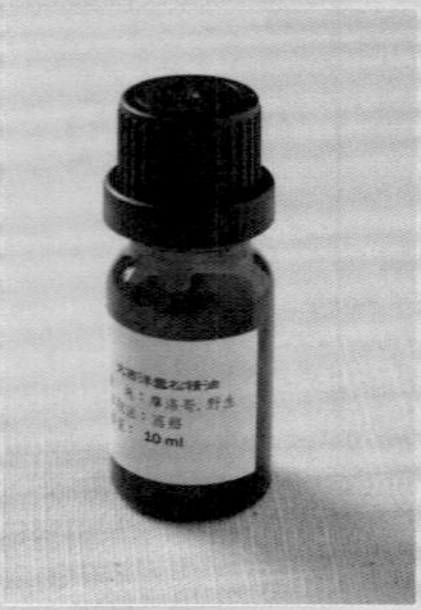

作法

取洗髮精加入以上四種精油攪拌均勻即可使用。如髮質較乾燥可再加入5滴薰衣草精油。如髮質較柔軟可再加入5滴絲柏精油，可增加頭髮的蓬鬆感。

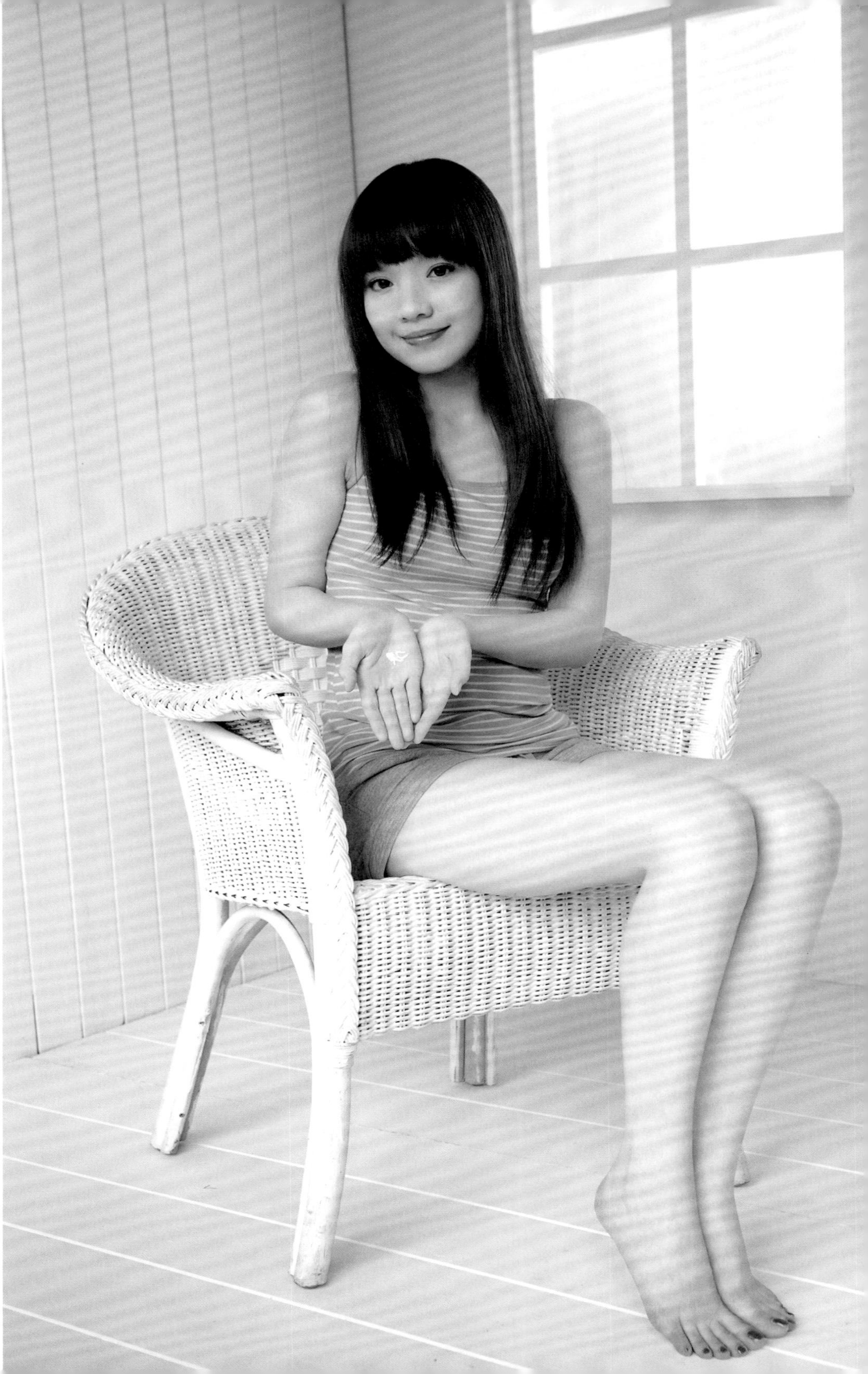

常見病例
芳香療法

中暑．曬傷（發紅）

因中暑而造成的身體不適，如頭痛、暈、噁心、腹痛、嘔吐、身體發熱等均適用，可全身塗抹精油乳液，尤其要在頭部、前胸、腹部、背部多按摩幾回，要多喝溫開水及休息。

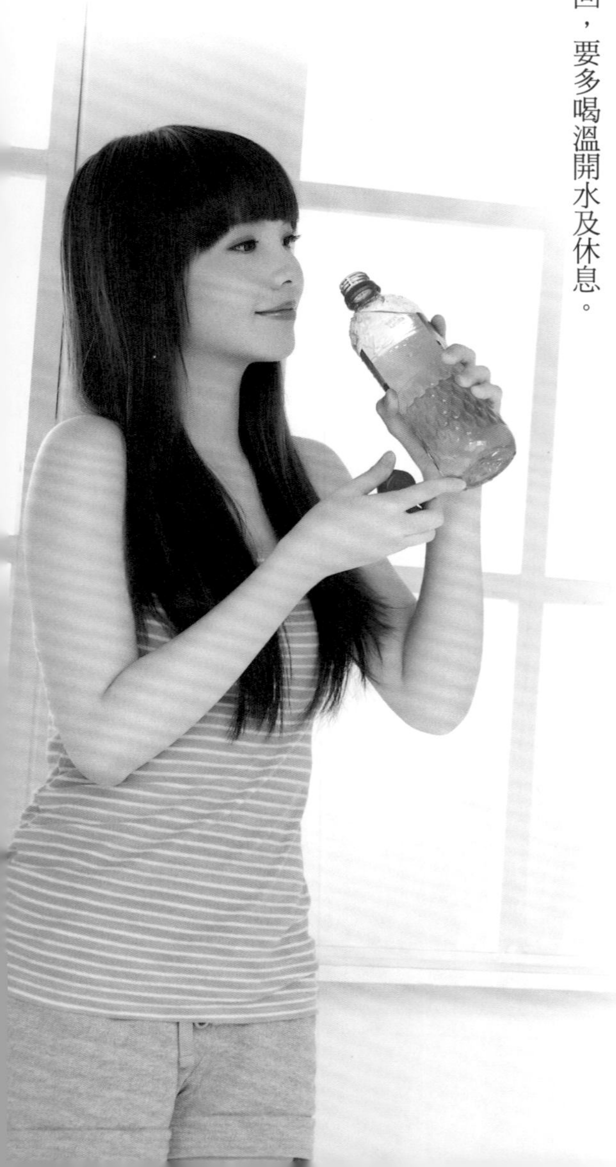

精油療癒 OPEN 中暑

材料 30滴薰衣草精油、20滴薄荷精油、10滴德國洋甘菊精油、100ml基礎乳液

作法 取基礎乳液，加入以上三種精油攪拌均勻，裝入不透光的100ml玻璃瓶中，即可使用。

精油療癒 OPEN 曬傷（發紅）

材料

30滴薰衣草精油、10滴薄荷精油、20滴德國洋甘菊精油、100ml凝膠

作法

取凝膠加入以上三種精油攪拌均勻，裝入不透光的100ml玻璃瓶中。

將紗布泡在調配過的凝膠中，放入冰箱二十分鐘後取出，將濕布敷在曬傷發紅的皮膚上，可重複濕敷約二十分鐘，以利消炎、散熱。【圖1】

濕敷完成後，再在曬傷處塗抹調配好的上述乳液，一天數次，效果很好。如果要在臉部濕敷或擦抹，請將精油的濃度減半，比較溫和。【圖2】

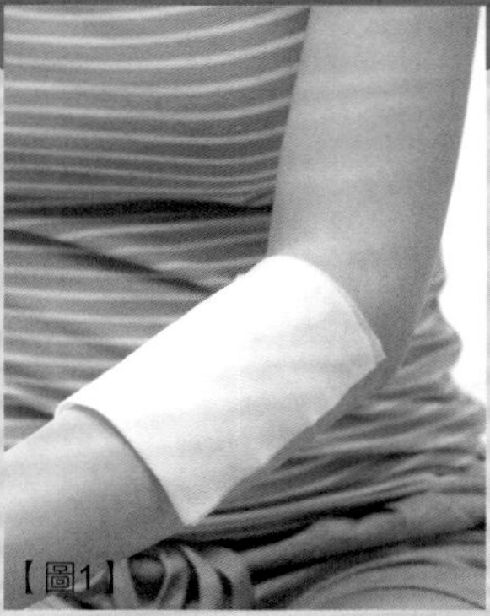

【圖1】

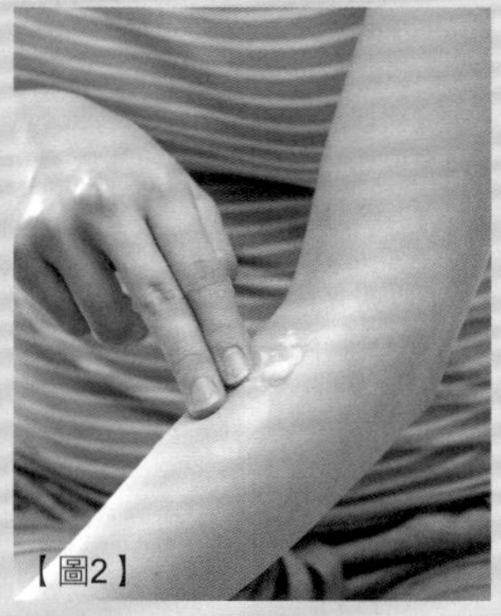

【圖2】

常見病例
芳香療法

汗臭・狐臭

炎炎夏日很容易令人汗流浹背，而如果散發出異味來，不僅對別人造成困擾，自己也會覺得尷尬。建議改變飲食，多吃蔬果類，適度運動，並且要有良好的睡眠品質，以精油來改善這些惱人的問題。

使用天竺葵精油可以促進血液循環；茶樹精油可以殺菌、抑菌、收斂性質；快樂鼠尾草精油可以淨化、除臭；薄荷精油可以消炎、殺菌、收斂，將以上精油混合加入乳液中，作為塗抹之用。

精油療癒 OPEN

汗臭、狐臭療癒

材料

5滴天竺葵精油、15滴茶樹精油、15滴快樂鼠尾草精油、15滴薄荷精油

作法

取親水性乳液100ml，加入所有精油攪拌均勻，即可使用。塗抹時要先將腋下或鼠蹊部的汗水擦乾淨，一天使用數次。

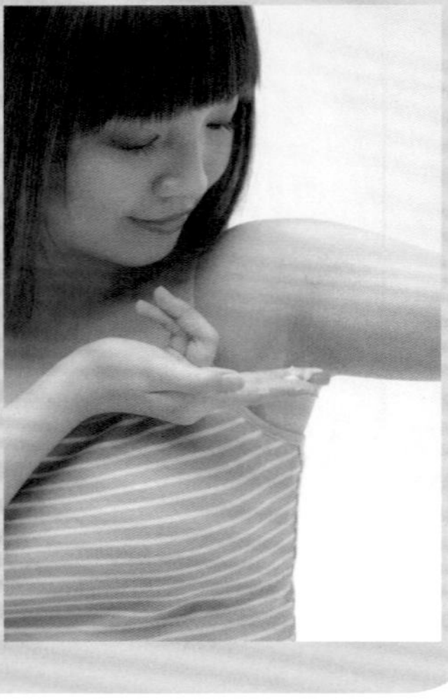

常見病例芳香療法

更年期症候群

女性進入更年期即是卵巢機能下降，激素分泌慢慢降低，最後進入停經期，卵巢停止排卵，完全沒有月經了。進入更年期，對每個女性朋友的影響都不一樣，症狀包括潮紅、盜汗、情緒不穩定、容易患得患失、失落感、頭昏眼花、頭痛、水腫、呼吸困難、呼吸急促、心悸、憂鬱或躁鬱、失眠，甚至昏倒等。

停經期一般會用激素補充療法，將人造激素以口服方式吸收進入血液來代替雌激素，確實能減輕一些更年期的症狀，然而一但停止使用，症狀又會重新出現。

有證據顯示，服用雌激素會有凝血發生，增加心臟血管的危險。同時也有人認為，服用雌激素會增加罹患乳癌與子宮頸癌的風險。

每位女性朋友在進入更年期時，產生的症狀都不一樣，我們如何利用精油來讓這些症狀減緩，甚至消失呢？可依照症狀來選用適合自己的精油。

天竺葵精油可以平衡女性荷爾蒙；玫瑰精油可以調理子宮、調整月經週期；廣藿香精油滋補子宮、卵巢；香蜂草精油可以強化卵巢功能；甜茴香富含植物天然雌激素。常用玫瑰、茉莉、橙花精油，可增加女性魅力與自信，增添浪漫情懷，展現無比風情。

當情緒焦躁不安、失眠時，可以薰衣草、橙花、羅馬洋甘菊、檀香、依蘭等精油混和放入聞香瓶中，可鎮定心緒。

當心情低落、鬱鬱寡歡或鬱悶時，可用佛手柑、橙花、天竺葵、茉莉、快樂鼠尾草、山雞椒等精油混合，有助心情的平復。

進入更年期的女性，象徵生命進入了另一個人生階段，對飲食的要求要更加嚴謹，應該多吃一些對身體有幫助的食物，例如五穀雜糧、堅果類、胡蘿蔔、香蕉、蘋果、山藥、蜂王乳、蜂蜜，以及各種顏色的蔬菜。避免食用刺激性食物，例如茶、咖啡、香菸、飲酒等，對於加工含糖量高的糕點餅乾也要淺嘗即止。會盜汗、潮紅的朋友，要補充足夠的水分。

另外，很重要的是，要找到自己的興趣，去做自己喜歡的事情。只要是對身心靈有幫助的事情，無論是自我成長的課程，或陶冶性情的課程都是不錯的選擇。

運動也相當重要，無論對生理、心理都有幫助，尤其是可以轉移身體不適的注意力，更可以卸除心理的壓力。

精油療癒 OPEN

潮紅

材料

50ml月見草油、5滴薰衣草精油、10滴德國洋甘菊精油、10滴天竺葵精油、10滴快樂鼠尾草精油

作法

將上述精油與油類混合，塗抹在皮膚上按摩，或將精油放入聞香瓶中吸嗅，或將上述油類換成沐浴乳100ml，混合後作為沐浴之用亦可。

精油療癒 OPEN

盜汗

材料

50ml甜杏仁油、10滴絲柏精油、10滴快樂鼠尾草精油、10滴佛手柑精油

作法

將上述精油與油類混合，塗抹在皮膚上進行按摩。

精油療癒 OPEN

水腫・腫脹

材料

50ml甜杏仁油、10滴天竺葵精油、5滴甜茴香精油、5滴杜松精油、5滴葡萄柚精油

作法

將上述精油與油類混合，塗抹在皮膚上進行按摩。或用來沐浴或薰香，對更年期症候群都有幫助。

常見病例
芳香療法

高血壓

動脈硬化通常是高血壓的先兆，因為膽固醇堆積阻塞了動脈，造成血液循環不良，當動脈收縮時，血液被強行通過變窄的管道，結果血壓就升高了。導致高血壓的因素可能有遺傳基因、緊張、壓力、氣候溫差變化大，以及飲食等因素。高血壓的人要減輕壓力和緊張，盡量不要造成情緒的波動，無鹽或低鹽的飲食對降血壓是很重要的，而且要減少鉀離子的攝取，以免造成水腫；應多攝取富含鈣的食物，每天測量血壓，保持血壓的穩定。可利用薰衣草、洋甘菊等精油降血壓、鎮定舒緩、淨化解毒、平衡情緒的功效，來穩定血壓。

務必注意，有些精油不適合有高血壓的人使用，如迷迭香、鼠尾草、百里香、牛膝草等精油。

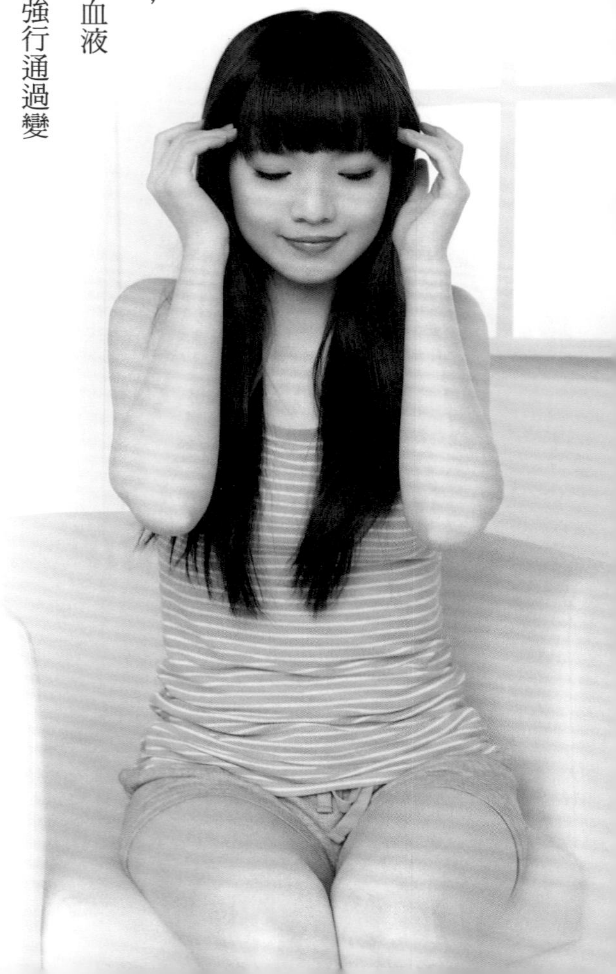

精油療癒 OPEN

高血壓

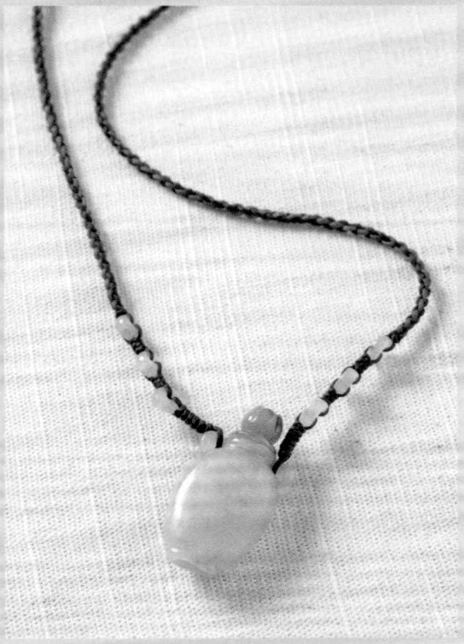

材料

24滴薰衣草精油、16滴德國洋甘菊精油、10滴檸檬精油、10滴薄荷精油、100ml乳液（或植物油）

作法

把精油調和在冷壓植物油（或基礎乳液）中，平時定期在前胸、後背、頭部、肩頸按摩，治療效果更好。或將上述精油調合成複方純精油，可放入聞香瓶吸嗅，或是滴入薰香燈、擴香器等，有助於穩定血壓。

常見病例
芳香療法

陰道炎

臺灣氣候潮溼，衣物、食物、浴室的磚牆很容易發霉，女孩子的貼身衣褲如果曝曬得不夠乾燥，也容易引起黴菌性陰道炎（醫學上又稱為假絲酵母菌）。黴菌喜歡潮溼溫暖且偏酸的環境，一不小心就會在陰道內大量繁衍，造成黴菌性陰道炎。感染之後，陰道會搔癢灼痛、白帶濃稠，呈現乳塊狀或豆腐渣狀，非常惱人。

黴菌也會透過其他情況侵襲人體，例如抗生素使用不當或濫用，可能會造成更嚴重的後果；因為在消滅病菌的同時也消滅了很多有益菌群，當中一些抗藥性菌就會趁機大量繁殖，這當然也包括黴菌。

有些口服避孕藥，長期使用會擾亂腸胃道的菌叢，腸胃道一旦生態不平衡，很容易變成假絲酵母菌的大本營。當我們太累、睡眠不足、壓力過大，因而抵抗力變差時，也比較容易被感染；懷孕時被感染的機會也會增加。很多女性朋友都有被感染的經驗，甚至反覆復發，苦不堪言。我的建議是：

1. 貼身褲要單獨清洗，避免和襪子一起洗而增加感染的機會；且要曬乾燥。
2. 不要使用小護墊，尤其是大熱天加上穿著牛仔褲，這時就製造了黴菌最喜歡的環境，悶熱又潮溼。
3. 不要吃太多甜食或含糖的冰飲，否則會讓腸胃道更偏向酸性環境，讓黴菌趁機大量繁殖。

精油療癒 OPEN

陰道炎

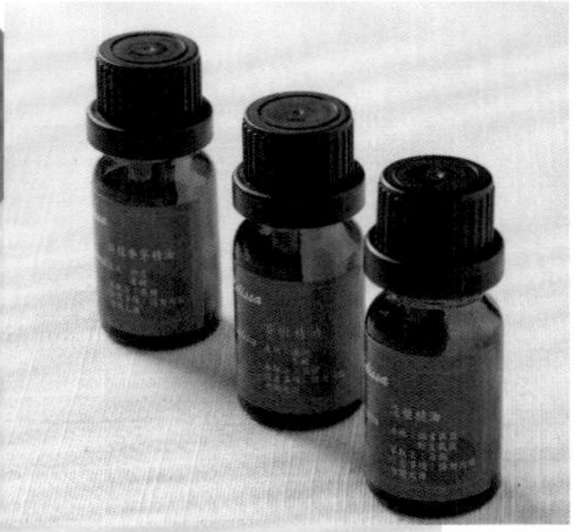

材料

1. 20滴檸檬香茅精油、20滴沒藥精油、20滴茶樹精油
2. 5滴薰衣草精油、5滴德國洋甘菊精油、5滴百里香精油、甜杏仁油20ml

作法

1. 取一個5ml的玻璃瓶子，將1三種純精油調配成複方純精油備用。
2. 取甜杏仁油，加入2 三種精油。

◎**沖洗陰道：**沐浴後將2至5cc.的無糖優酪乳裝入陰道沖洗器，滴入上述1複方純精油5滴，再注入溫冷水後灌沖陰道，早晚各一次。

◎**栓劑：**將少許無糖優酪乳放入小缽中，滴入1複方純精油5滴攪拌均勻，用衛生棉條快速沾滿當作陰道栓劑，使用三十分鐘後取出，早晚各一次。

◎**塗抹外陰部：**用上述2 配方塗抹外陰部，一天數次。

◎**坐浴：**將鹽放置浴盆中，在鹽上滴入1複方純精油10滴，再注入溫水，坐入十五至二十分鐘，起身擦乾，塗抹2 配方。

無糖優酪乳混合1精油配方，有殺黴菌和殺真菌的功效，治療陰道疼痛和搔癢非常有效。請記住，此一療程必須連續做十天，確保把真菌滅絕之後，再持續用剩餘的2 配方做日常保建預防，尤其是在沐浴後塗抹。

常見病例
芳香療法

經痛

經痛可分充血性的疼痛和痙攣性的疼痛，無論是那一類型的疼痛，對女性朋友來說都是一個月一次的夢魘。常會經痛的朋友，不要吃生冷的食物，或吃喝冰冷的冰品飲料，努力維持這個原則，經痛即可不再發生。

精油療癒 OPEN

經痛

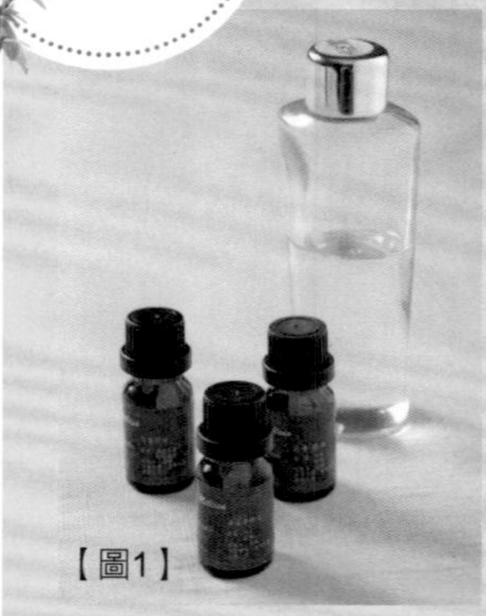
【圖1】

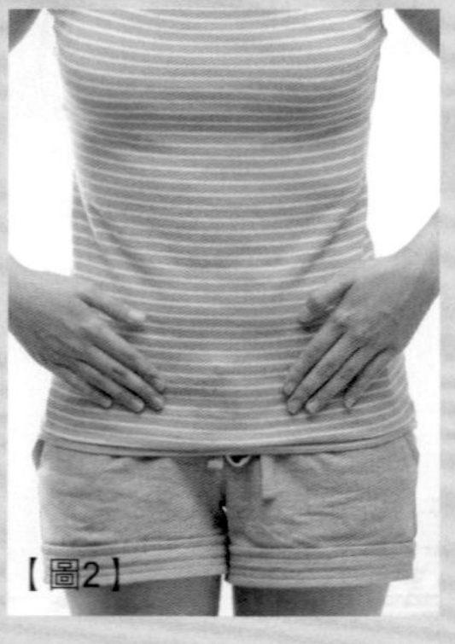
【圖2】

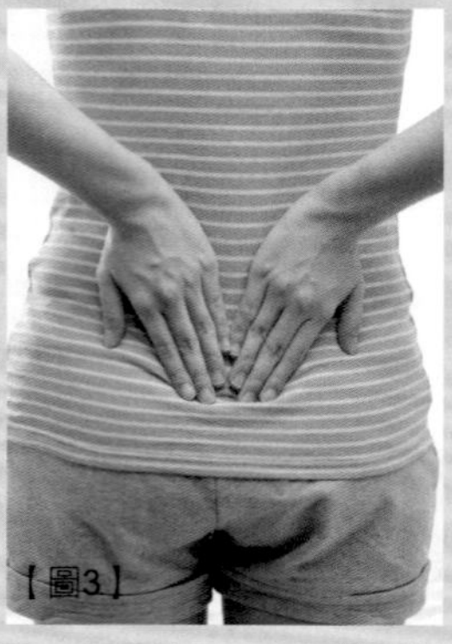
【圖3】

材料

10滴乳香精油、10滴沒藥精油、10滴廣藿香精油、50ml甜杏仁油

作法

將三種精油混合甜杏仁油【圖1】，在整個腹部輕柔地按摩，尤其加強下腹、下背、臀部等部位【圖2】【圖3】，除了塗抹精油，還要以手掌心搓熱尾椎骨。在疼痛的當下，要頻繁地塗抹按摩，平日則早晚各使用一次即可。如果情緒不穩可再加天竺葵精油，穩定情緒。

常見病例芳香療法

靜脈曲張

靜脈曲張是血液堆積在靜脈裡，無法順暢地回流到心臟。這時腿部會有沉重、緊緊的疲勞感，痠痛腫脹，甚至會有腿部抽筋的現象，嚴重時會造成靜脈破裂出血。

在此我們先要找出造成靜脈曲張的可能性：

*姿勢不正確，例如有翹腳、盤坐的習慣，或工作需要長時間的站立。

*肥胖、缺乏運動、懷孕等，導致血液循環功能較差。

*由於體內毒素累積太多，在新陳代謝過程中，產生對靜脈的壓力。

*靜脈本身的機能問題導致。

建議可以穿彈性襪來保護雙腿，睡覺時用個舒適的枕頭來將小腿墊高，以精油做足浴、冷敷、按摩。可選用絲柏、檸檬、天竺葵、杜松、迷迭香、茶樹、沒藥、葡萄柚、甜茴香、胡蘿蔔種子油等精油，輪流交替使用。

天竺葵精油可以利尿、刺激淋巴、減少充血、排積水；葡萄柚精油可以幫助淋巴液流

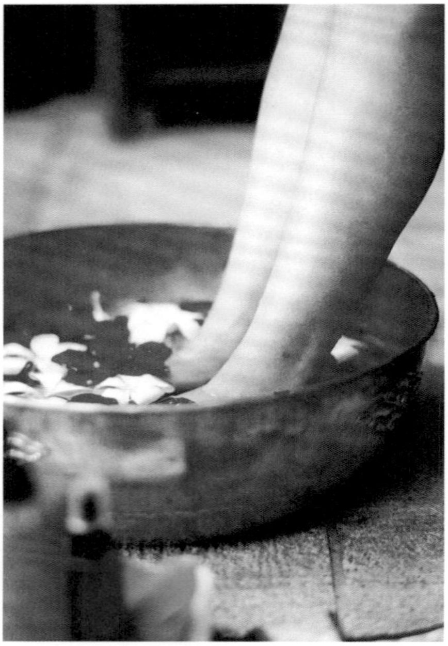

動、解毒、利尿、放鬆肌肉；胡蘿蔔種子油可以淨化血液、紓解壓力、減輕脹痛感，加入溫水足浴，可保護雙腳。

絲柏精油可以收斂、幫助血管收縮、治療靜脈血液滯留；迷迭香精油可以加強心臟功能、刺激血液循環；檸檬精油可以淨化血脂、消除腫脹、疼痛感。杜松精油可以淨化體液、排多餘的水分；檸檬精油可以止痛、淨化血液，加入明膠或蒸餾水中稀釋冷敷即可。

治療血管擴張或靜脈曲張，要有足夠的耐心，可能得花幾個月的時間，才能得到改善效果。對於這種需要時間理療的慢性症狀，上述精油的變換是很重要的。在按摩腿部時，要從腳部往心臟方向輕輕柔柔地推，不可施予太重的壓力。

此外，多攝取維生素C，幫助血液循環，減少血液黏稠阻塞的現象。多吃生薑、大蒜、辣椒、洋蔥，對心臟循環有幫助。找到自己適合、喜歡的如游泳、瑜伽、散步等溫和性的運動，過於激烈的運動反而沒有幫助。

精油療癒 OPEN 足浴

材料

3滴天竺葵精油、3滴葡萄柚精油、3滴胡蘿蔔種子油、20公克粗鹽（或礦物鹽）

作法

將鹽放入浴足盆內，加入溫水及所有精油，浸泡足部。

精油療癒 OPEN 冷敷

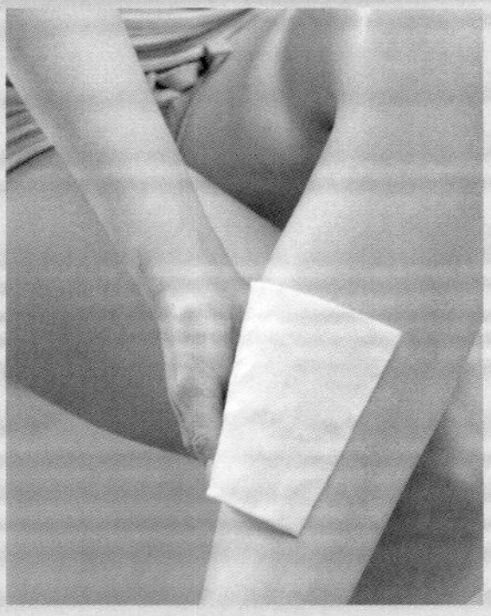

材料

10滴絲柏精油、10滴迷迭香精油、10滴檸檬精油、50ml明膠、50ml蒸餾水、5片不織布

作法

將明膠和蒸餾水調成黏稠狀，放入所有精油稀釋至1.5至2% 的濃度，將不織布或紗布浸泡其中，即可用來冷敷患部，夏天時也可放入冰箱備用。

精油療癒 OPEN 按摩

材料

10滴絲柏精油、10滴杜松精油、10滴檸檬精油、20ml金盞花浸泡油、30ml小麥胚芽油

作法

將所有精油與油類混合，按摩肌膚。金盞花浸泡油可以抗發炎和治療靜脈曲張；小麥胚芽油可以對皮膚細胞有修復作用，改善血液循環，其抗氧化性質可疏通血管壁的廢物與毒素。

常見病例
芳香療法

手掌・腳掌多汗症

手掌出汗容易造成諸多不便，腳掌出汗容易造成細菌滋生，產生腳臭的困擾；使用精油可改善這些狀況。

使用絲柏精油可以收斂身體各種過多的流體；岩蘭精油可以預防過度的敏感和緊張，補充能量；薄荷精油可以收斂、舒爽；薄荷精油亦可改成永久花精油，加入乳液中稀釋塗抹即可。

每天使用數次後，手掌、腳掌就不容易再出汗了，但是應該排出的汗量，會改往身體其他的部位排出。

精油療癒 OPEN

手掌・腳掌多汗症

材料

30滴絲柏精油、10滴岩蘭精油、20滴薄荷精油、100ml親水性乳液或透明凝膠

作法

將親水性乳液或透明凝膠，混合上述精油調配均勻使用，每天使用數次，抹於手掌、腳掌上。

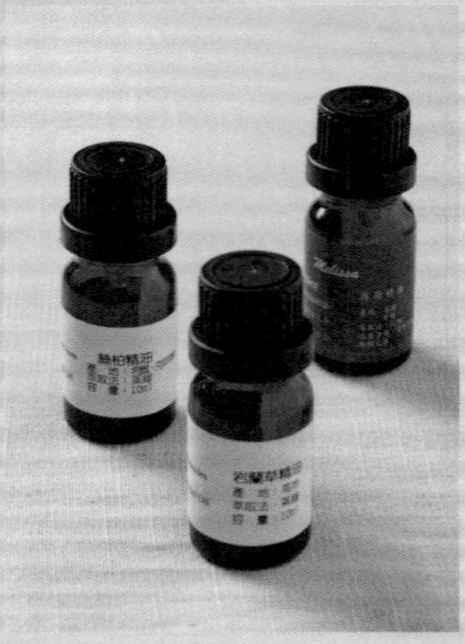

耳鳴暈眩

學院的鄭老師多年前曾帶一位朋友來看我，說這位朋友患有耳鳴、暈眩等症狀，尤其是耳朵聽到的聲音吱吱叫，非常刺耳難過，而暈眩更讓他連書都看不下去，經醫生診斷是中耳不平衡。我建議他將天竺葵、茶樹、岩蘭三種單方精油，滴入聞香瓶裡，掛在胸前經常吸嗅，當晚症狀就得到改善。近日我妹妹可能因為家事操勞過度，加上睡眠品質不良，有天忽然感覺天旋地轉又劇烈嘔吐、耳鳴，經醫生診斷，同樣患有中耳不平衡的症狀。我請她在胸前佩戴聞香瓶，滴入相同的配方，也得到很好的改善。天竺葵精油可以平衡神經系統，維持身體動態平衡，去水腫（積水），利尿；茶樹精油可以收斂、抗菌、刺激免疫系統反應；岩蘭精油可以鎮定神經，在身心俱疲時補充能量，三種精油放入聞香瓶中佩戴即有改善效果。

精油療癒 OPEN

耳鳴暈眩

材料

3滴天竺葵精油、3滴茶樹精油、3滴岩蘭精油

作法

三種精油放入聞香瓶中佩戴，有改善效果。

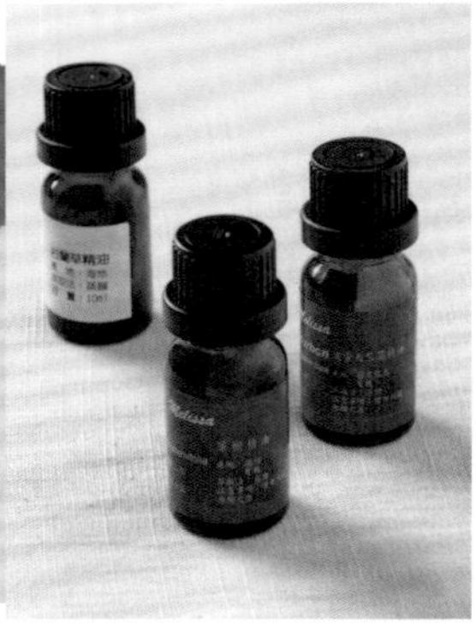

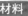

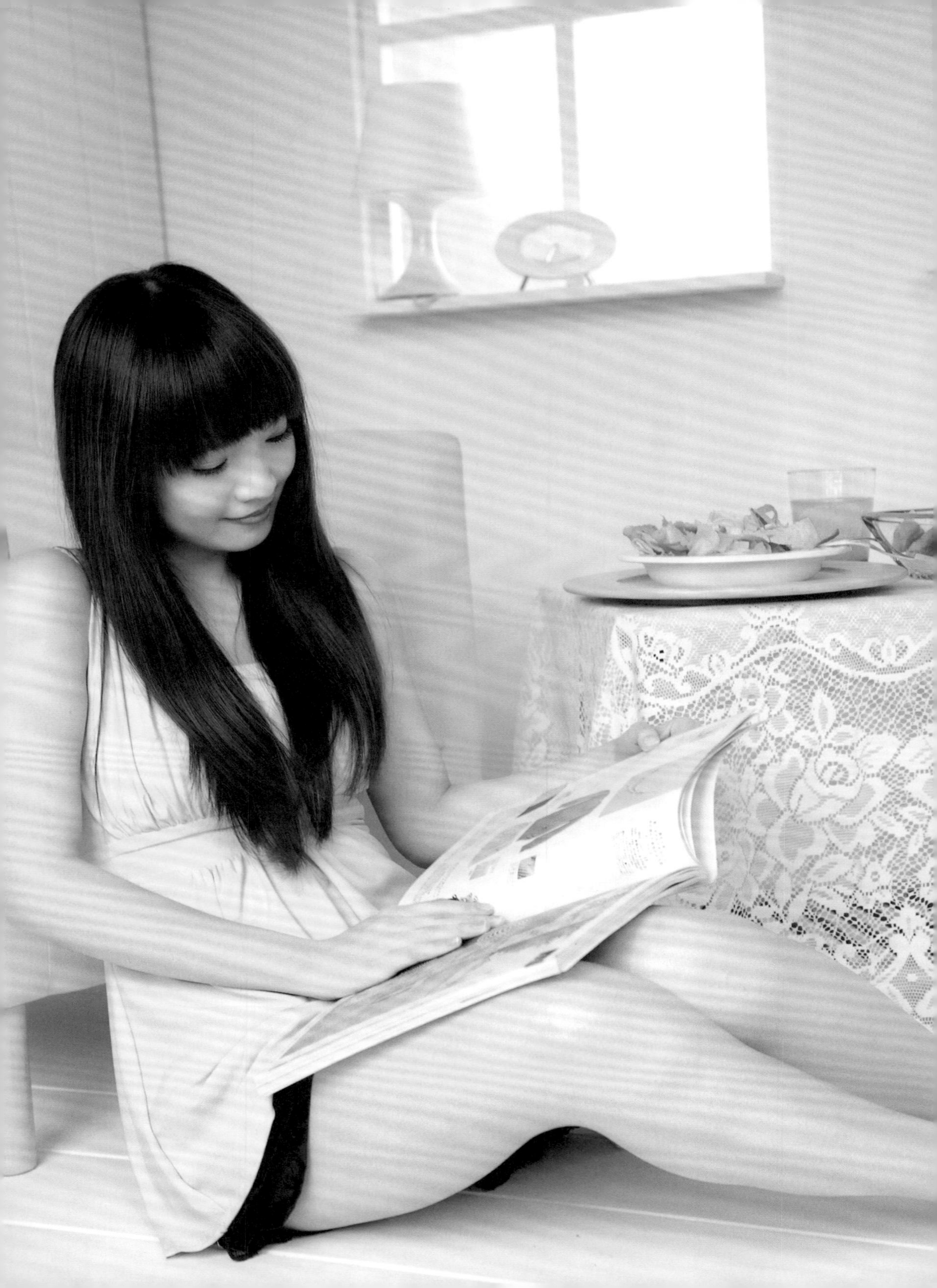

Part
4

Aromatherapy

居家常用保健手法

按摩可以疏通經絡，
以精油按摩可以保健身體，
透過芳香療法的保健，
為我們帶來有品質的生活。

居家常用保健手法

在居家生活中，我們時常會碰到一些小小的不適症狀。說去看醫生嘛，又不到那個時候，也可能目前沒有時間，或許在半夜很不方便；而且藥物吃多了，對身體也沒有好處。何不利用精油及一些保健的手法，為自己及家人、朋友排除惱人的困擾，如頭痛發燒、肩頸僵硬不適、便祕、五十肩、退化性膝蓋痠痛……這些都是居家生活中常遇到的狀況。

後面我們要介紹一些頭部舒壓、肩頸放鬆、肩膀保健、膝蓋保健、腹部保健、退燒解熱的保健手法，最好調配前文介紹的適用精油乳液或按摩油來保健，如果一時之間來不及準備，可以拿萬用精油來應急，也會有很好的效果。

我們也會針對各種身體保健介紹它的局部穴道按摩，在施行保健手法時，可以在該穴位加強按壓及塗抹精油，如此更能提升保健的效果。

居家常用保健手法

頭部舒壓

頭痛是日常生活中最常遇見的狀況，當你感冒、發燒、睡眠不良、事情繁忙、焦慮時，都會讓你頭痛，有的時候甚至有頭痛欲裂的痛苦，久而久之會成為習慣性的頭痛。

很多人頭痛的時候都是在太陽穴上不停揉壓，頭痛可能會稍微減緩，但是不久又恢復原狀，那是因為我們沒有解除產生頭痛的淤塞狀況。以下這套頭部舒壓的保健手法，無論是對頭痛、頭脹、頭暈等現象，都有顯著的效果。

而且這套手法不但可以自我舒壓，也可以為他人服務，是增進人際關係的利器。我時常在下課的時候看見同學們互相按摩舒壓，每個被服務的對象都是一臉很享受的表情。

1

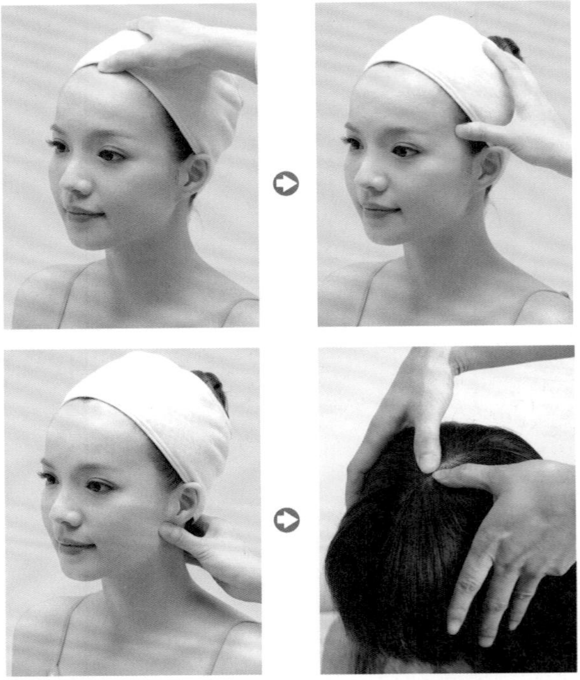

在髮際、太陽穴、耳前及百會穴，塗上精油乳液或按摩油。

2

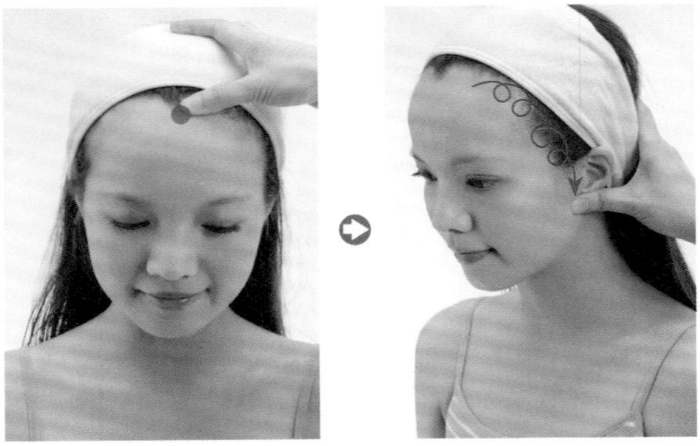

在髮際上用指腹以旋轉揉壓的方式，由上向左、右兩邊往下按摩，每一點的距離約一公分大小。在耳上用指腹旋轉揉壓。

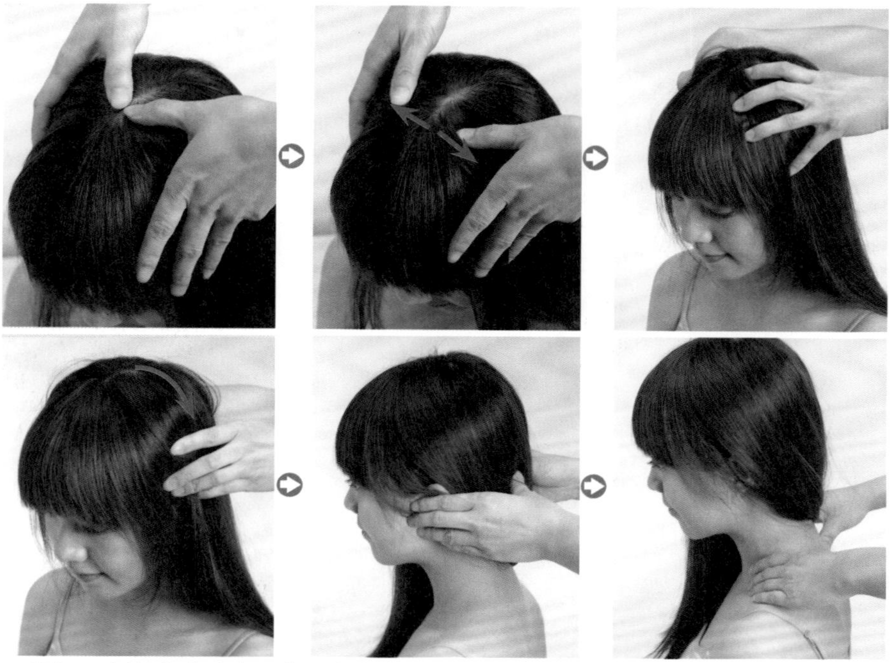

3 以拇指指尖由百會穴向外放射性按壓，兩手可交錯按壓。從頭頂中心，以指尖向下按壓，由左、右兩邊向下旋轉揉壓，由輕至重打開淤塞的三焦區，再往下耳前至淋巴至鎖骨。

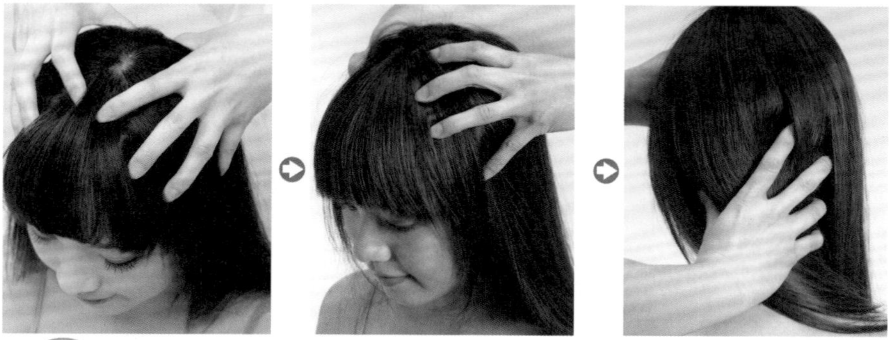

4 雙手按壓頭頂，再以左手扶住前額，以右手五指揉按右後腦勺，接著換左手揉按左後腦勺。

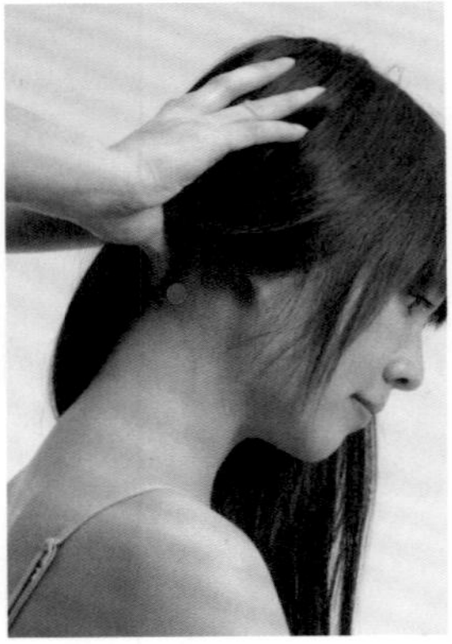

5

四指扶住頭頂，以大拇指指腹旋轉揉壓，沿枕骨向上線向上按壓，由中間往左右兩邊按壓，經耳後至下巴。後頸處有三個凹洞，左右兩個是風池穴，中間的是風府穴，按壓至此宜向上頂壓，而耳後及下巴處因為有淋巴結，因此要輕揉漸進。

6

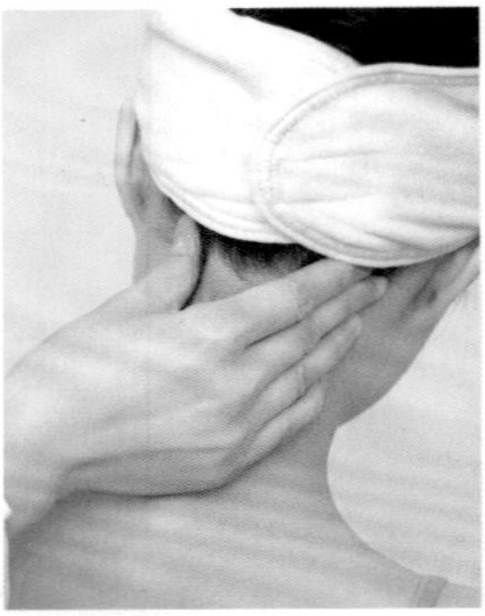

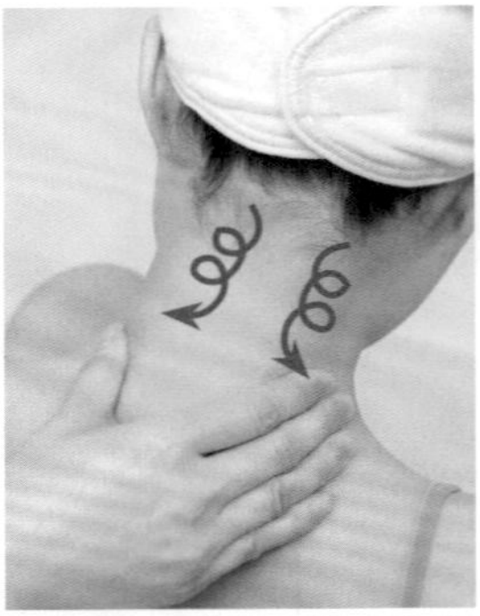

將後頸以頸骨為界，分為左右三條經絡，第一、第二條由枕骨向下，旋轉揉壓到大椎為止。

7

按摩第三條經絡時動作要輕，先以左手由頸前扣揉右頸第三條經絡，由上至下，再交換為右手扣揉左頸，最後以手掌由上至下輕撥至鎖骨。

8

每一個動作要做二至三次，可視情況加強。

按壓點

頭痛 頭暈

頭痛：百會穴、風池穴、太陽穴、合谷穴、列缺穴、太沖穴、內庭穴

頭暈：風池穴、印堂穴、百會穴

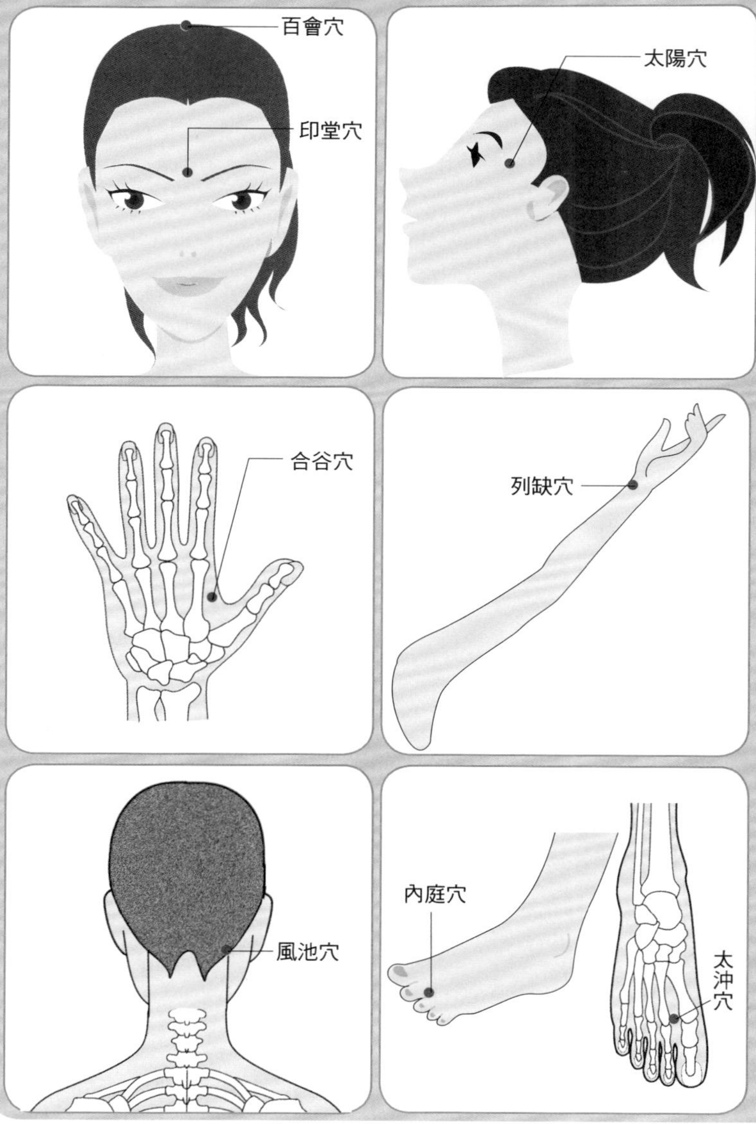

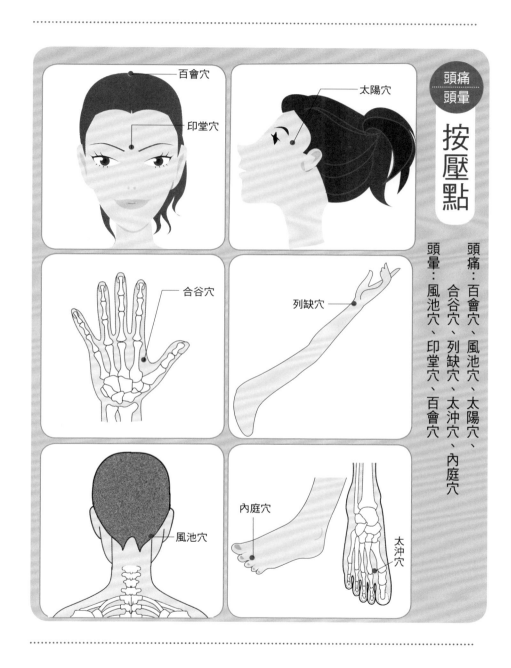

居家常用保健手法

肩頸舒壓

每天辛勤地工作，下班後總是希望可以好好休息一下，放鬆身心消除疲勞。而工作時一些惱人的問題，會讓你的精神消耗殆盡，應該要想些方法提振自己的精神。早上起床時，可能因為睡眠品質不好、睡姿不良、前日過度操勞等，也會讓你的肩頸僵硬，失去活力。這時就要用精油按摩油，以肩頸舒壓保健的手法來保健自己，絕對能讓你消除疲勞、提振精神，每日精神抖擻。

我和我的學生都會要求家中的老人家，每日起床就先以精油保健肩頸，沒了疼痛，老人家們每天都是快快樂樂的。他們覺得身體好了，生活品質自然也提升了。

1

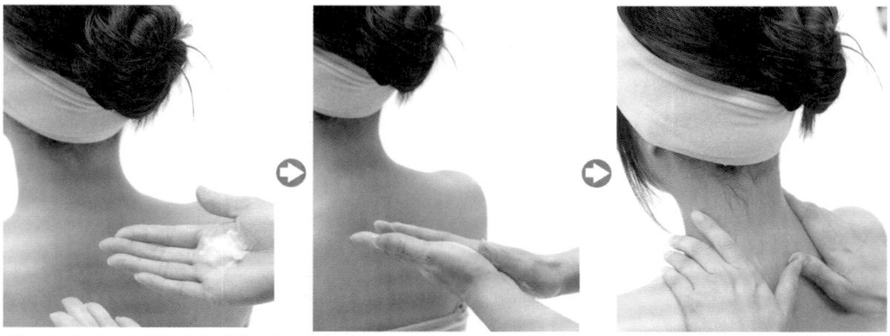

將精油乳液塗抹於雙手及頸項。

2

四指扶住頭頂，以大拇指指腹旋轉揉壓，沿枕骨向上線向上按壓，由中間往左右兩邊按壓，經耳後至下巴。後頸處有三個凹洞，左右兩個是風池穴，中間的是風府穴，按壓至此宜向上頂壓；而耳後及下巴處因為有淋巴結，因此要輕揉漸進。

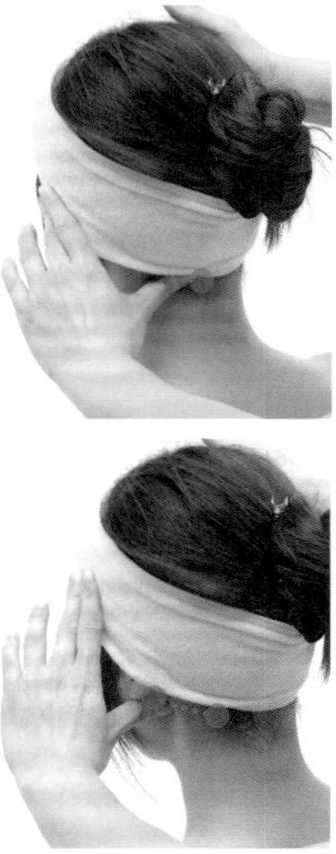

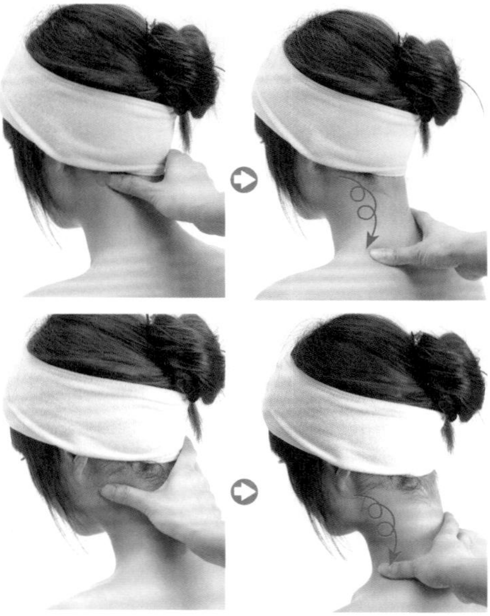

3

將後頸以頸骨為界，分為左右各三條經絡，第一、第二條由枕骨向下，旋轉揉壓到大椎穴為止。

4

按摩第三條經絡動作要輕，先以左手由頸前扣揉右頸第三條，由上至下，再交換為右手扣壓左頸，最後以手掌由上至下輕撥至鎖骨。

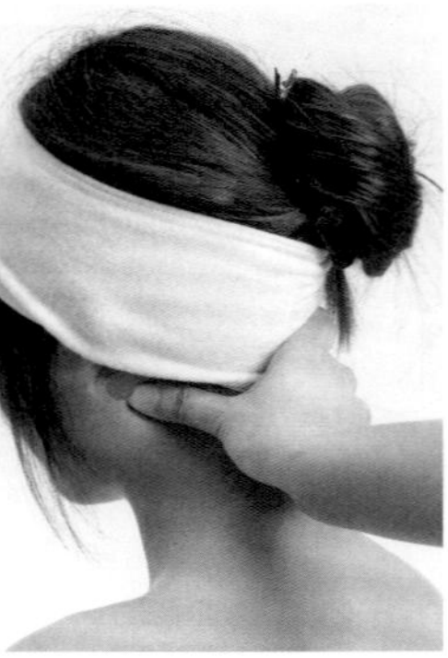

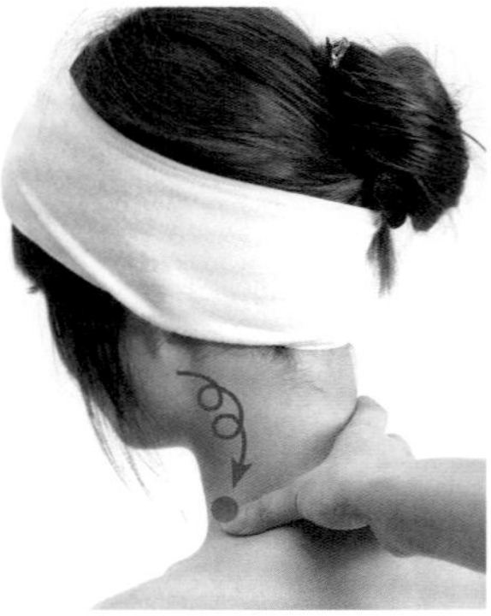

5

以乳液清潔大椎穴，沿大椎穴邊緣以放射線向外推壓。（有很多代謝物會累積在大椎穴，因此要仔細地清除。）

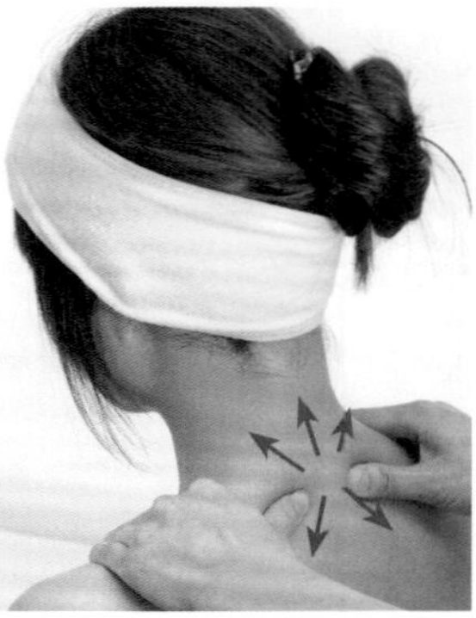

6

以指腹或手指關節，由肩井穴往大椎穴來回疏通。（可用精油按摩油先輕輕按摩，待軟化後再疏通。）

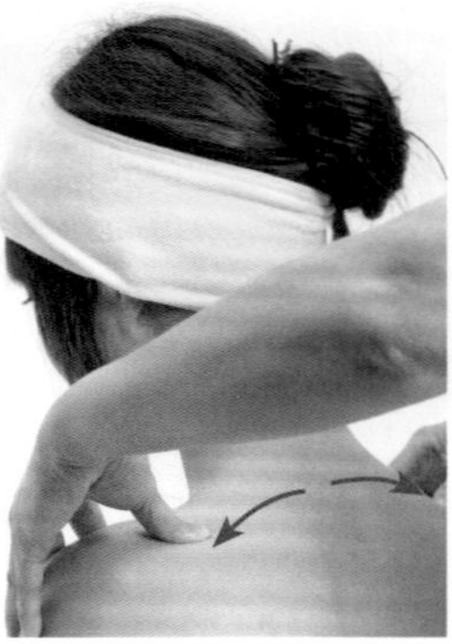

7

前、後、左、右，旋轉輕擺你的頭部，可以活絡柔軟頸部。重複上述每一個動作二至三次，並可視情況加強。

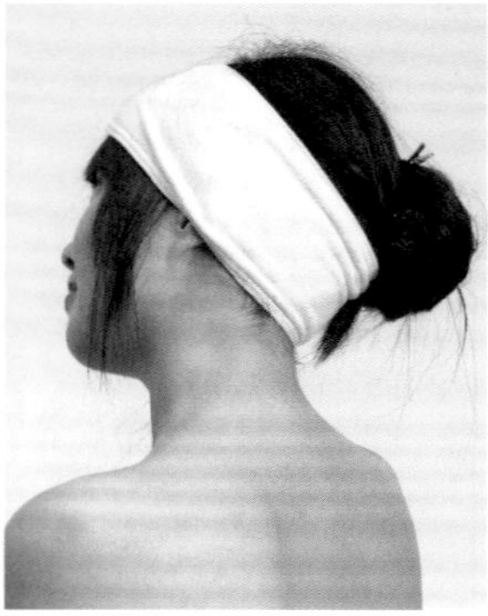

肩頸痛 按壓點

列缺穴、陽陵泉穴、合谷穴、風池穴、天柱穴

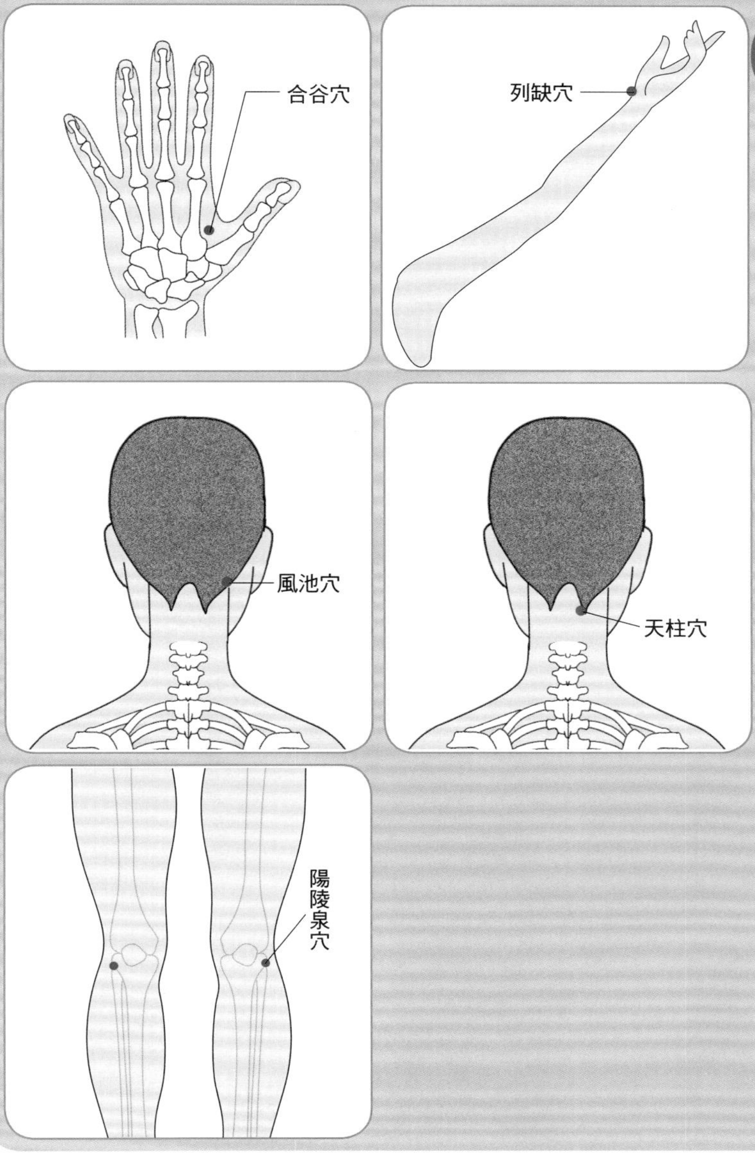

居家常用保健手法

膝蓋按摩

無論是曾經受過傷或有病痛的膝蓋，或是健康的膝蓋，因為我們每天都在使用它，隨著年紀增長，漸漸會造成膝蓋磨損或韌帶失去彈性，因此平日的保養是非常重要的。

膝蓋的保健方法很方便，不會占用太多時間，你可以在看電視或是休息的時候，順便保健你的膝蓋。每日最少一次，一定可以讓你的膝蓋消腫排水，遠離痠痛。但必須穿著褲管寬鬆的褲子，才不會影響腳部的循環。

①

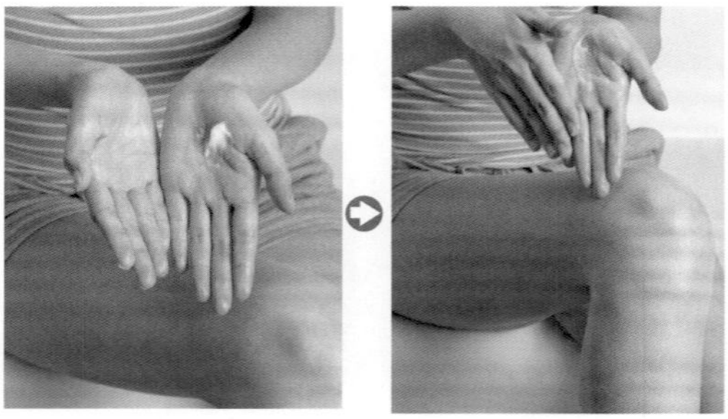

利用手掌的溫度，把按摩精油輕柔地塗抹在膝蓋上下前後左右的關節範圍。

②

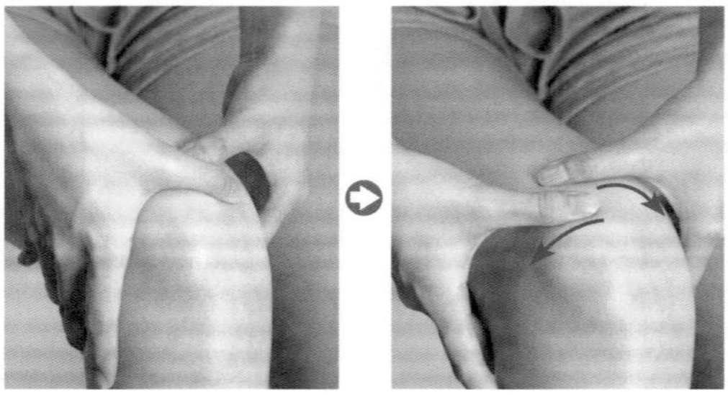

以輕柔的手法，以兩手的拇指腹，沿著膝蓋骨的邊緣由上往下輕推按摩。

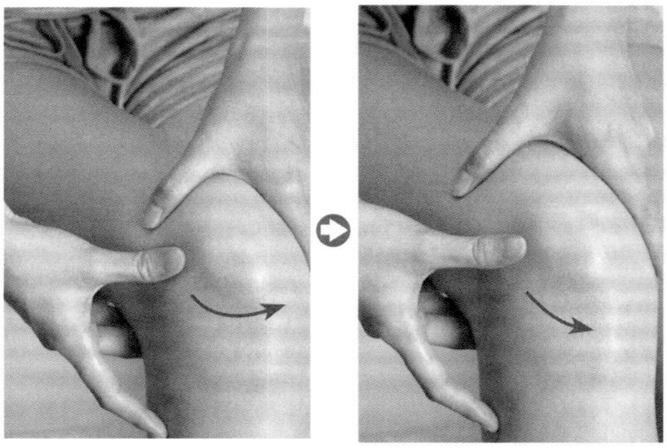

3

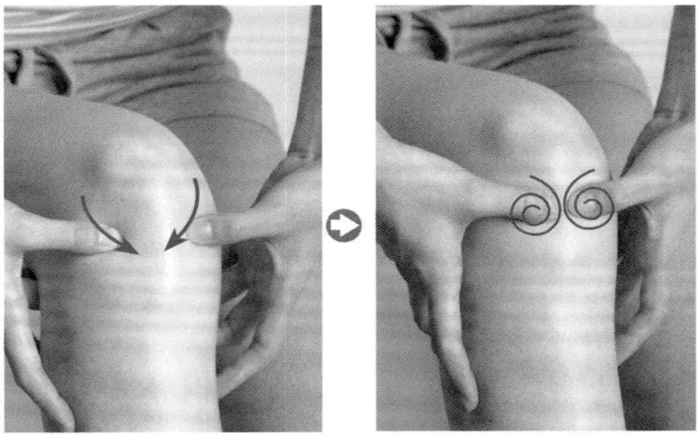

由膝蓋骨上方約半個手掌的距離處，以兩手的拇指腹，由上往下輕推到膝蓋骨的邊緣，膝蓋骨的上方及腿部正面範圍都要做到。兩手的拇指腹再往膝蓋骨下方的邊緣，上下來回輕推按摩，並在兩個膝眼處輕柔打轉按摩。

4

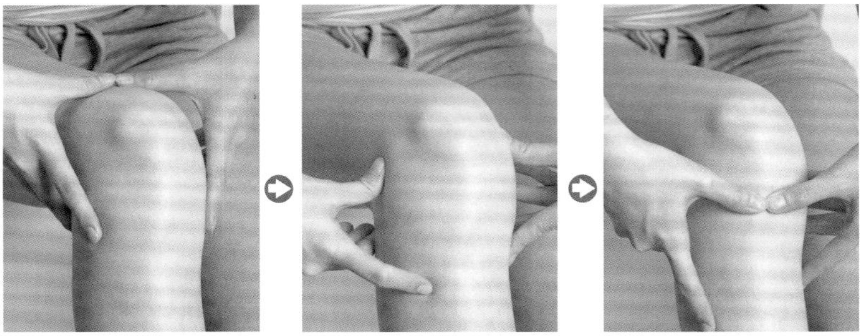

以兩手的拇指腹，在膝蓋骨上方的邊緣，以左右橫向來回輕推按摩。兩手的拇指腹，直接分開在膝蓋骨左右的邊緣，上下來回輕推按摩。

5

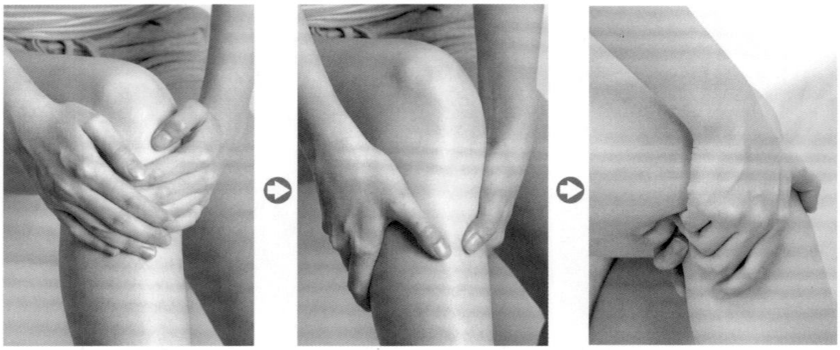

以兩手掌服貼膝蓋，左手服貼膝蓋往左邊撥向膝蓋後方，右手服貼膝蓋往右邊撥向膝蓋後方，服貼的手掌也順勢由下往上方向提拉。

6

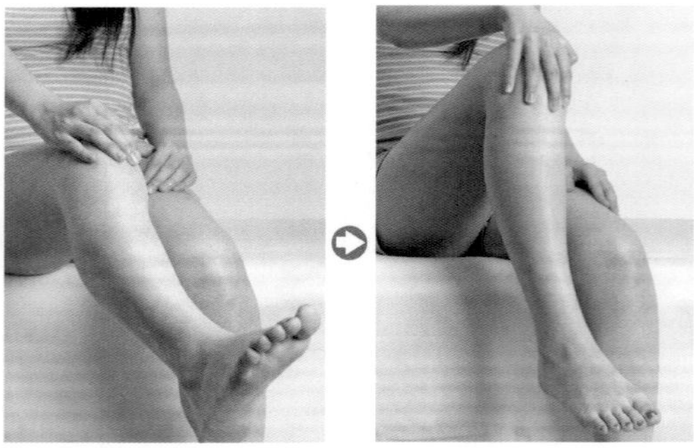

每個步驟操作二至三回後，以一手掌握在膝蓋骨上，另一手掌扶在膝蓋後面，然後屈膝、伸展、動一動，感覺膝蓋的柔軟度。

7

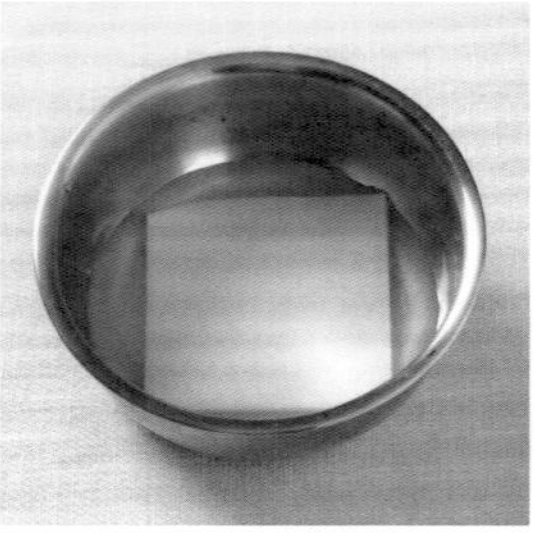

當膝蓋正在腫脹、疼痛時，要先用冷熱交替溼敷的方式減緩不適。

膝關節痛

按壓點

陽陵泉、陰陵泉、膝眼

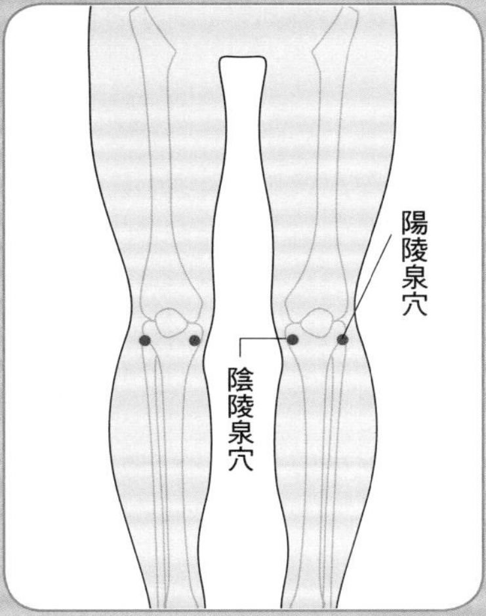

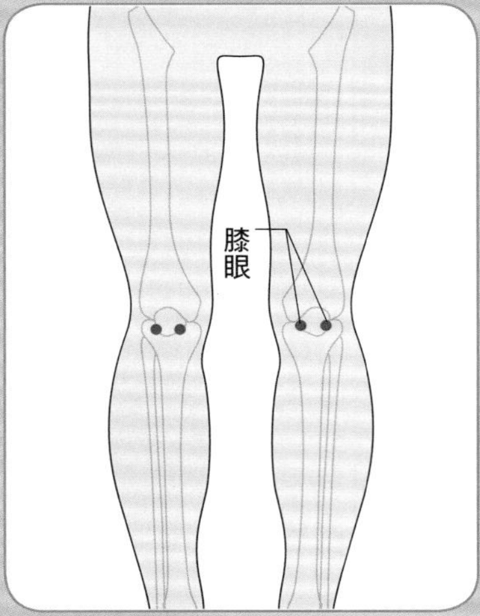

居家常用
保健手法

肩膀痠痛

肩膀是身體活動量最多的關節之一，無論是運動過量或是工作疲勞，都會讓肩膀產生痠痛。而年紀到了一定階段時，很多人有五十肩的困擾，因此平日多保養肩膀，做做爬牆動作或毛巾操，可保肩膀靈活，遠離痠痛。

1

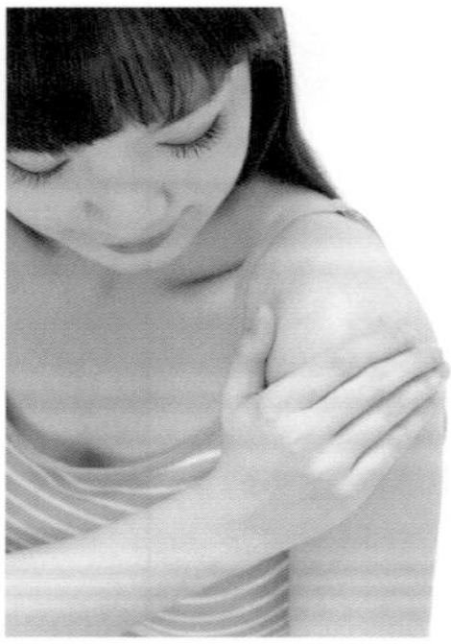

將精油按摩油輕柔平均地擦在肩膀。

2

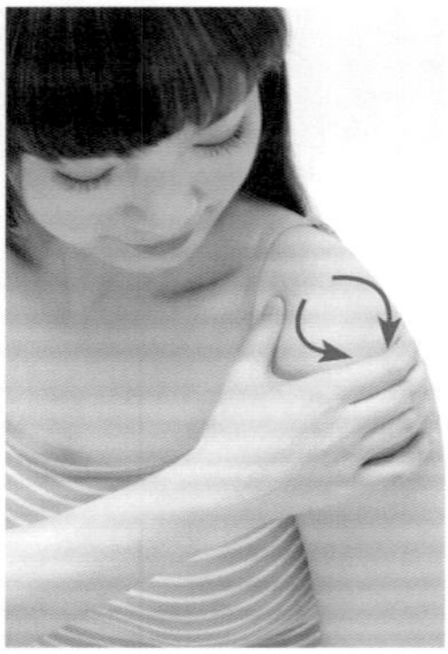

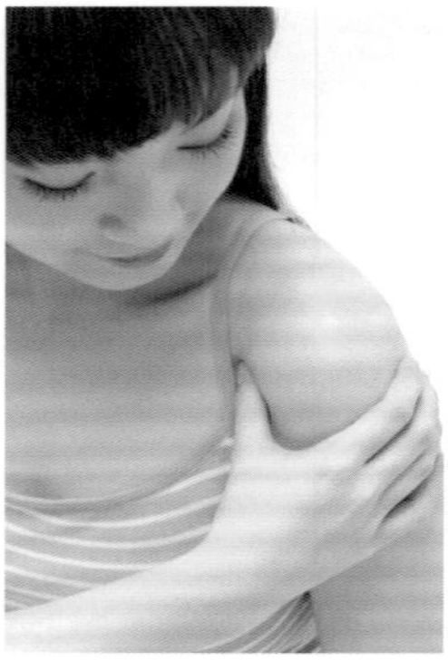

以手指輕輕揉壓肩膀關節四周，仔細地將每一個關節縫隙都清理乾淨。

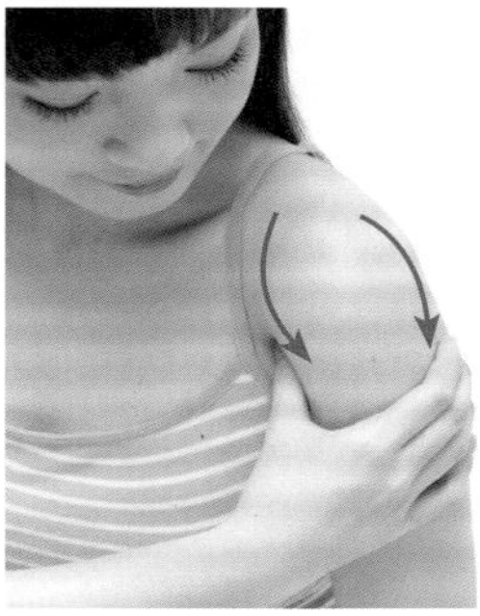

3 將手背到身後，往上抬起，這時肩窩上方的關節會明顯突出，以手指仔細地揉壓關節四周。

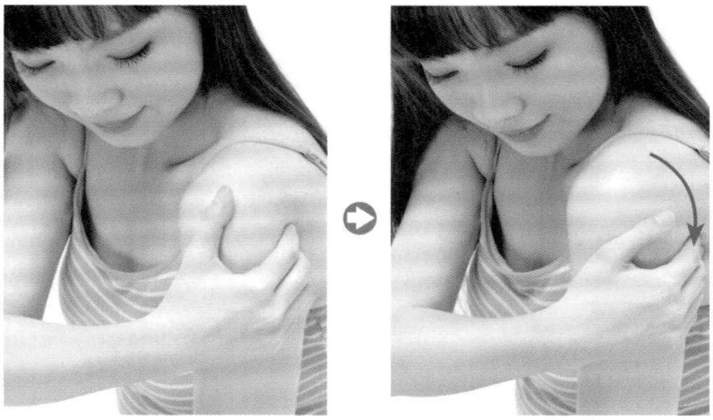

4 從肩膀順著手臂外側往下揉壓到手肘，如果姿勢不方便，則可使用指關節由肩膀按壓下推，再輕輕旋轉活動手臂，並往後伸展手臂。

改善五十肩運動 正面爬牆動作

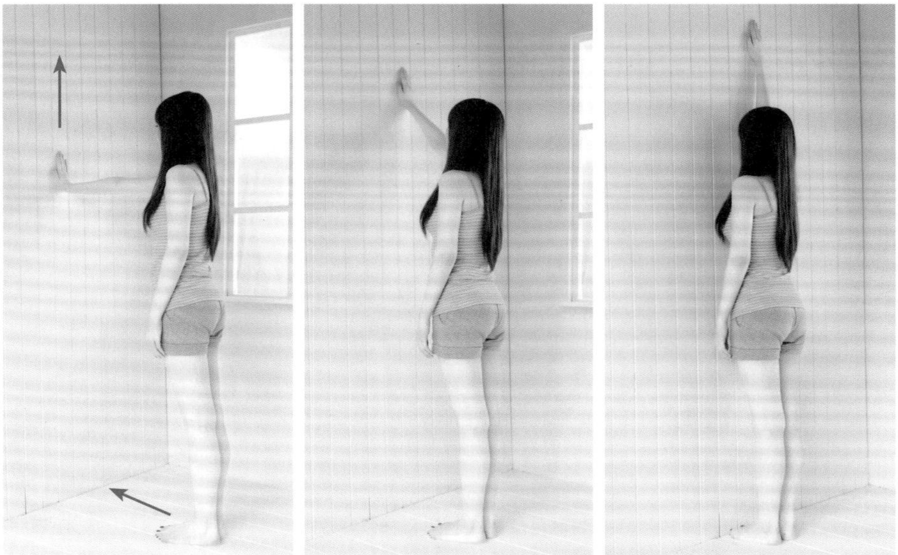

1 側對牆壁，平伸手臂，手指碰觸到牆，以食指及中指往上爬行，手臂慢慢往上舉，腳步慢慢往牆靠近，盡量要求手臂舉高到極限。再將中指及食指慢慢往下爬行，直到手臂伸直，再往上爬行，重覆上下動作五至十次。

側面爬牆動作　如果你有五十肩，手臂舉高有困難，則可加強以下動作。

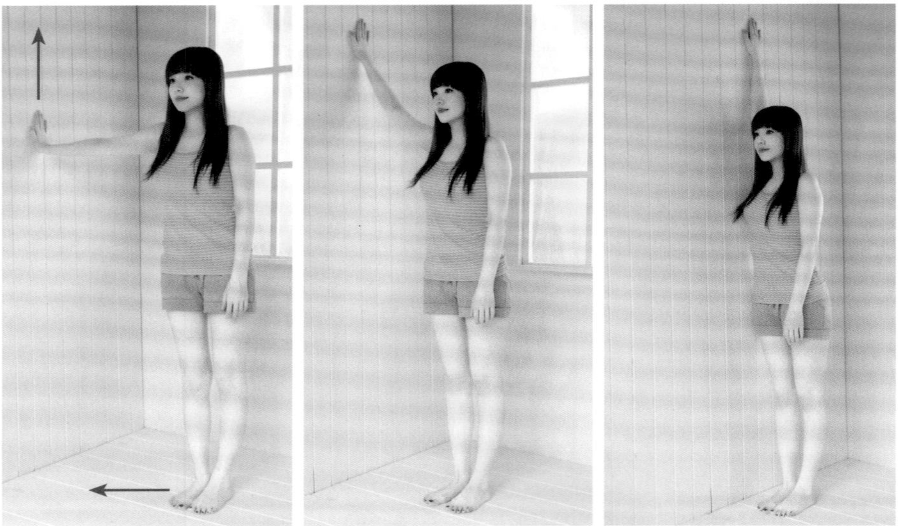

2 面對牆壁，平伸手臂，手指碰觸到牆，以食指及中指往上爬行，手臂慢慢往上舉，腳步靠近牆壁，慢慢前移，盡量要求手臂舉高到極限。再將中指及食指慢慢往下爬行，直到手臂伸直，再往上爬行，重覆上下動作五至十次。

毛巾操

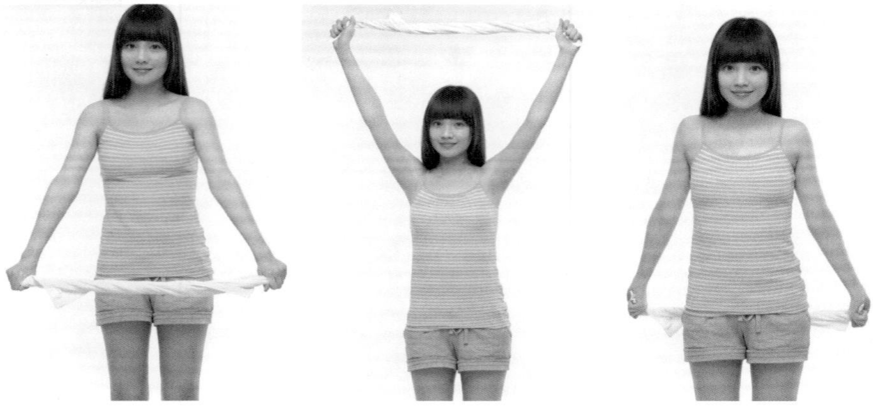

1
1. 取一條毛巾，長短調整到適合自己的長度，雙手握住毛巾兩端，手心向下。
2. 慢慢吸氣，慢慢將手高舉至頭頂，手肘不可彎曲。
3. 慢慢吐氣，雙手旋到背後。再「吸氣」，雙手伸直高舉至頭部，「吐氣」回到前面來。上下來回五至十次，初學者可用較長的毛巾，再慢慢縮短。

五十肩

按壓點

肩髃穴、肩井穴、中渚穴、陽陵泉穴

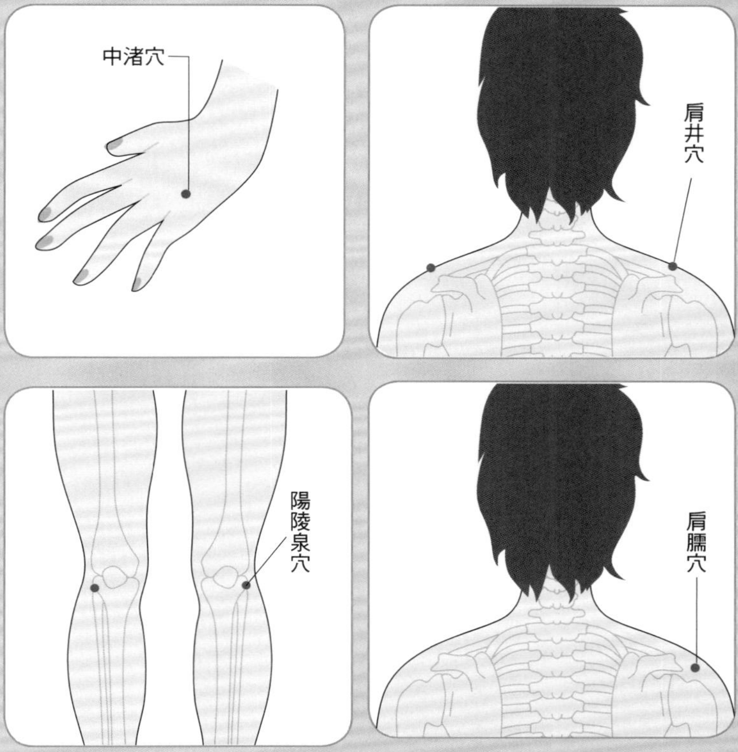

居家常用保健手法

腹部按摩

造成便祕的原因，可能是飲食缺乏膳食纖維，每日喝的水分不夠，或活動量不夠，以及因為各種原因造成的壓力，或是腸子本身的機能較弱。因為不同的原因而引起，也必須針對原因來加以改善。所以我們每日必須攝取足夠的膳食纖維，水分也要足夠，還必須有足夠的活動量，並自我調適以適應各種壓力。如果這些都可以做到，再加上腹部的保健，就可以有效改善便祕。胃痛、胃酸、腹脹，使用精油按摩腹部，也是非常有效。

①

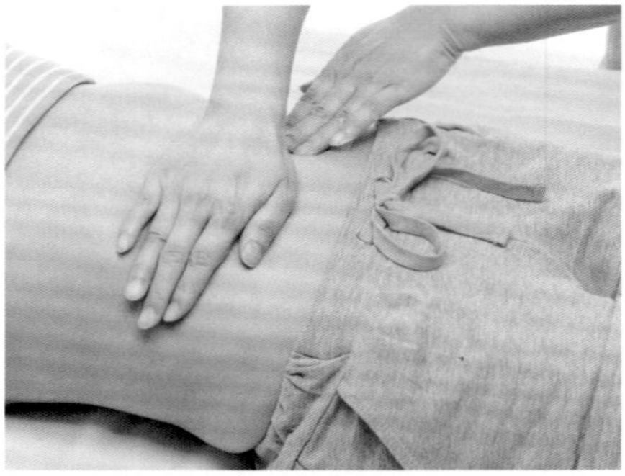

把按摩精油塗抹在整個腹部，天冷也可以隔著衣服按摩。

2

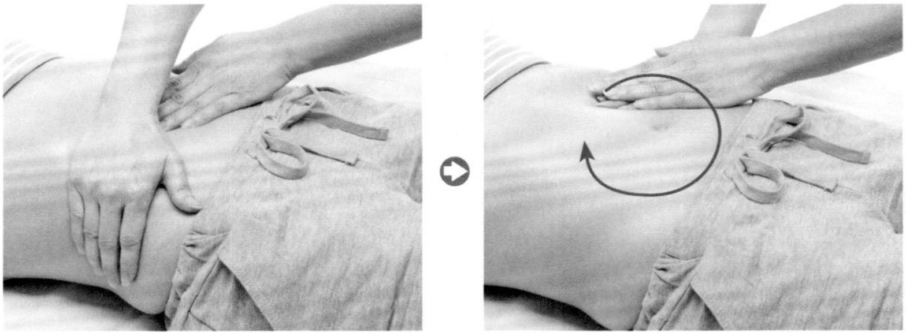

以手掌由順時鐘方向，輕柔地旋轉按壓腹部，按壓約五圈。

3

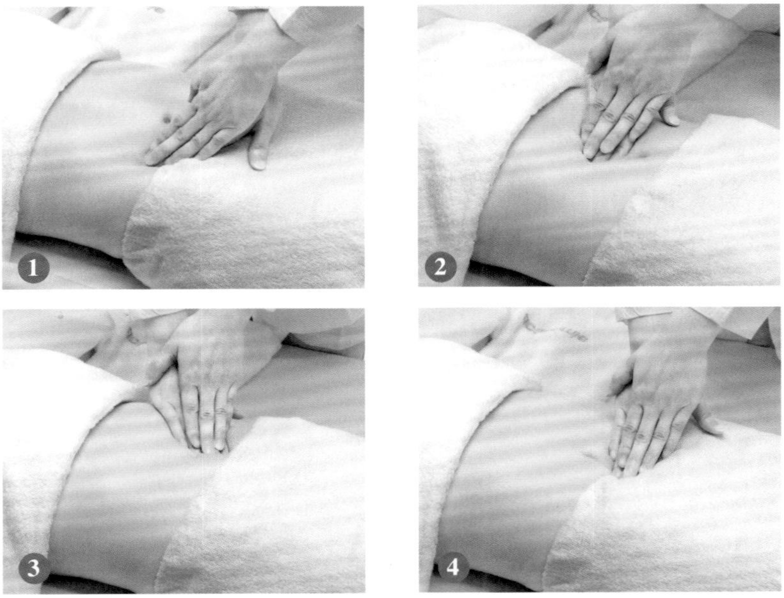

以肚臍為中心，以右邊、上方、左邊、下方四個點，並且配合呼吸，由右邊起向外開三指幅寬處，慢慢吐氣並用指腹按壓到底，吸氣時指腹放鬆。一個點做三、四次，再換上方點、左邊點、下方點做一圈，做第二圈時可以增加為八個點，在上次四個點連線中各加一點按壓。

4

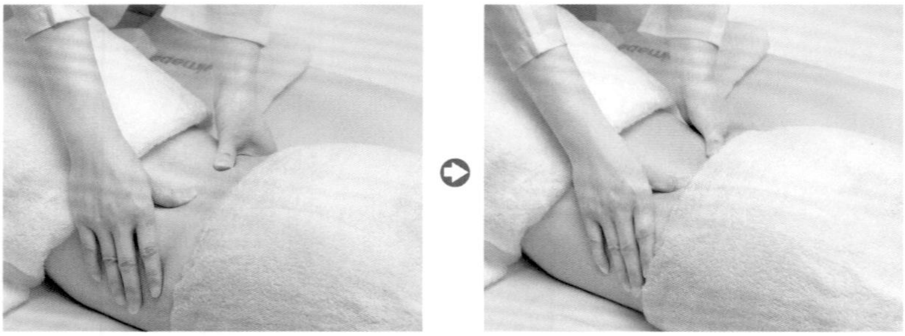

按壓結束後，以兩拇指在下背部搓熱大腸反射區（在背部尾椎處）。搓熱反射區會促進大腸蠕動，進而改善便祕。

胃痛 腹痛 按壓點

內關穴、足三里穴、公孫穴、中腕穴、五柱穴

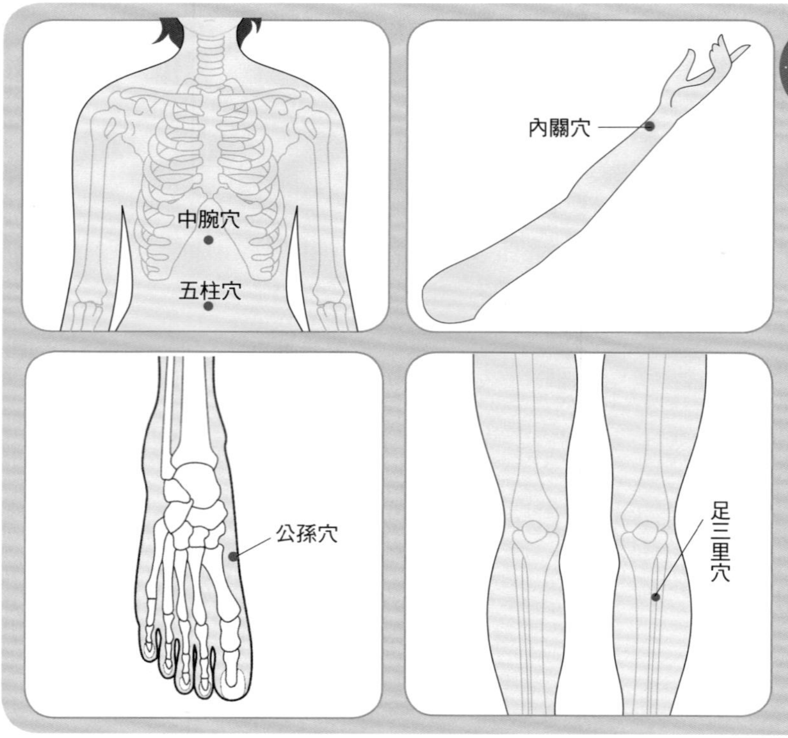

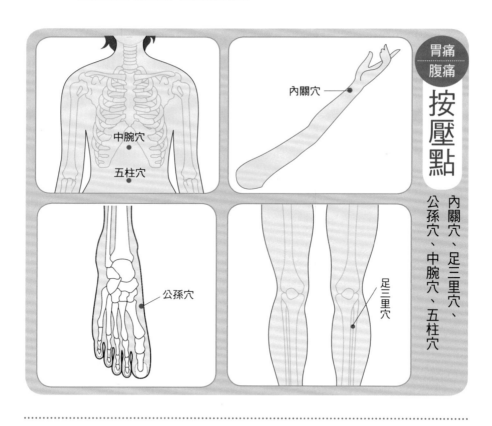

腹脹
便祕

按壓點

氣海穴、內關穴、足三里穴
大橫脾穴、支溝穴、陽陵泉穴

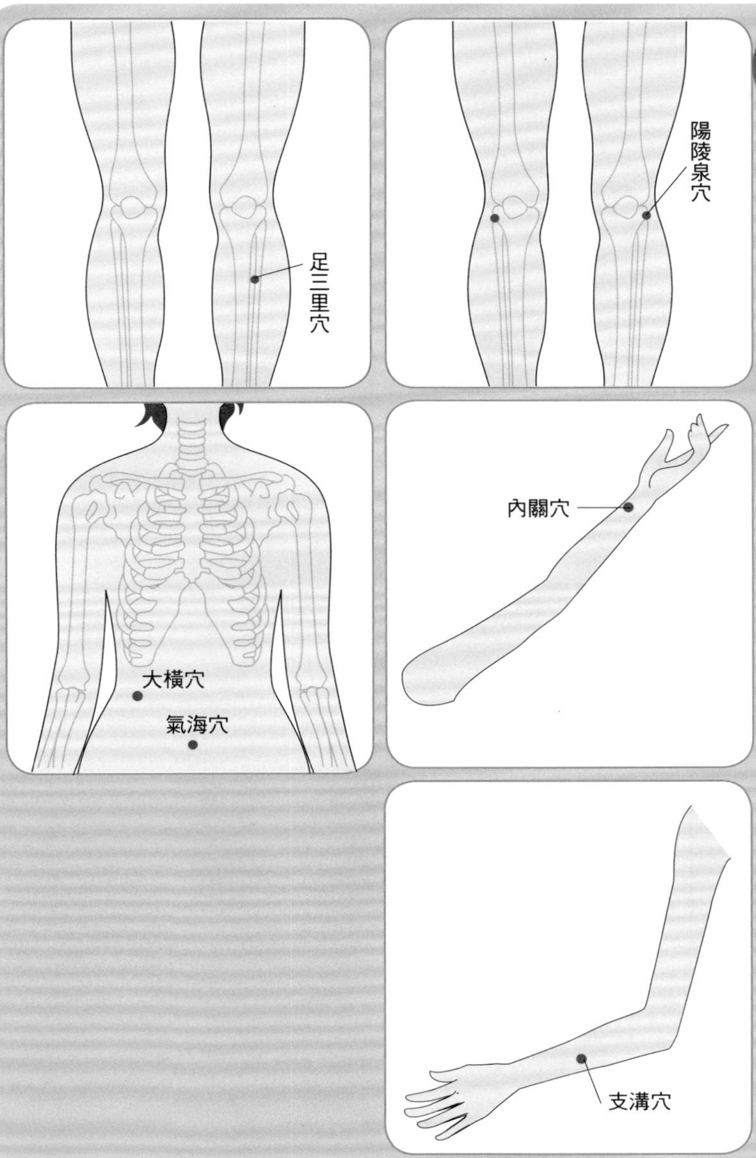

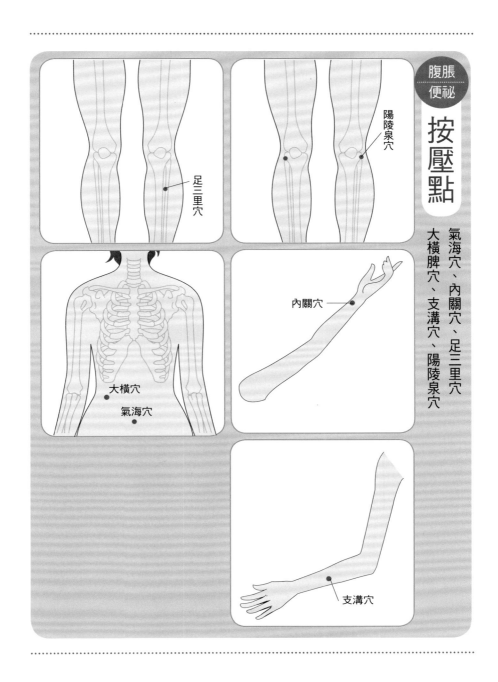

居家常用保健手法

退燒．解熱

引起發燒的原因有很多，如細菌、病毒感染、各類型的感冒，或是身體內其他地方的發炎等。當發燒時，有的人可能會怕冷、畏寒、發抖，有的人可能眼睛、舌頭、嘴唇、全身發紅發熱，有的人則是全身肌肉痠痛，甚至於摸到皮膚都會疼痛等。一般常見的，因扁桃腺發炎或腸胃型感冒引起的發燒，可以調配散熱退燒的複方精油先幫助退燒，舒緩不適。

基本精油配方一：薰衣草精油、德國洋甘菊精油、黑胡椒薄荷精油

基本精油配方二：天竺葵精油、德國洋甘菊精油、黑胡椒薄荷精油

如果有喉嚨痛、扁桃腺發炎，可在基本配方中再加入松針精油、檸檬精油或百里香精油。或是選擇加入其他殺菌力強的精油，如肉桂葉精油、白千層精油、茶樹精油、大西洋雪松精油等。如果是屬於腸胃型感冒的話，可以在基本配方中再加入甜茴香或羅勒（尤適腹瀉嚴重時）、肉桂葉、澳洲尤加利。

當分辨不出發燒的原因時，建議在配方中加入最小量的黑胡椒精油。如果是年紀較小的

孩童發燒，就把澳洲尤加利精油改為使用檸檬尤加利，黑胡椒薄荷精油改為使用綠薄荷精油。

1. 穿棉質吸汗的衣服，當衣服濕了就要趕快換乾的衣服。
2. 每間隔十五至二十分鐘，塗抹一次上述配方精油乳液；一小時內要操作三至四回，讓發燒退去。
3. 將退燒的配方精油乳液，塗抹於正面的頸部、胸部至腋下、腹部、四肢，背面的枕骨向上線、後頸、肩背、大椎、整個背部、臀部、四肢。

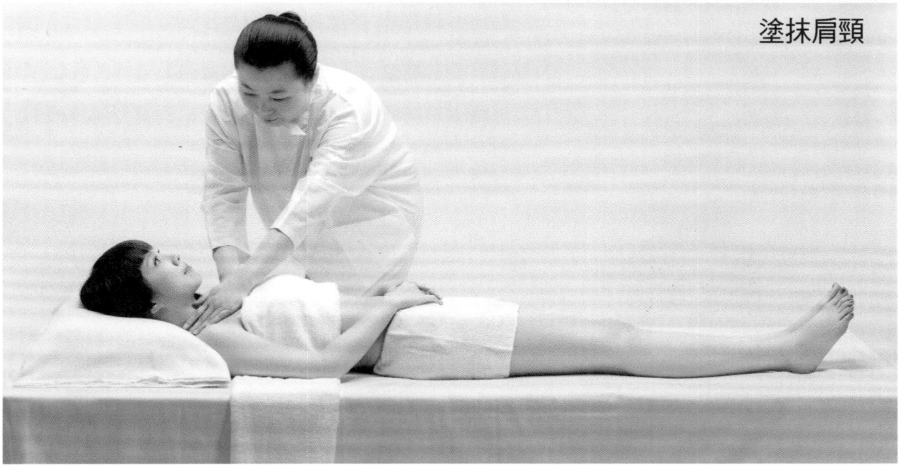
塗抹肩頸

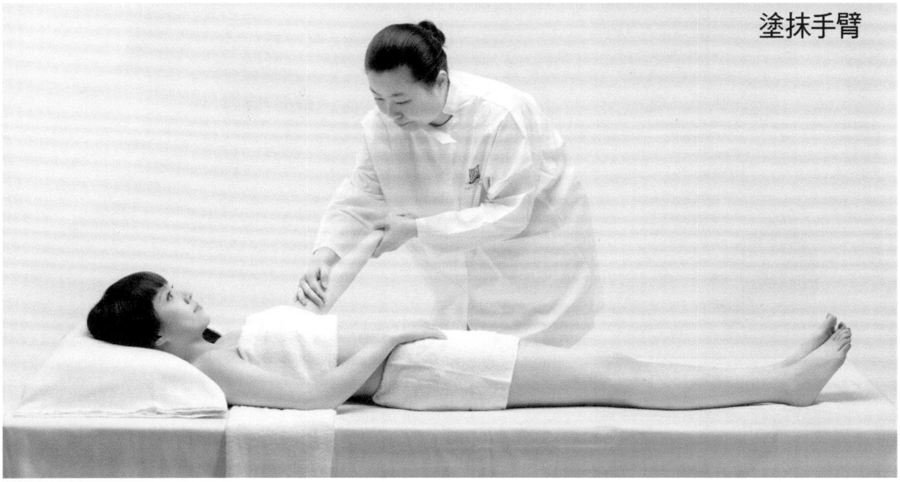
塗抹手臂

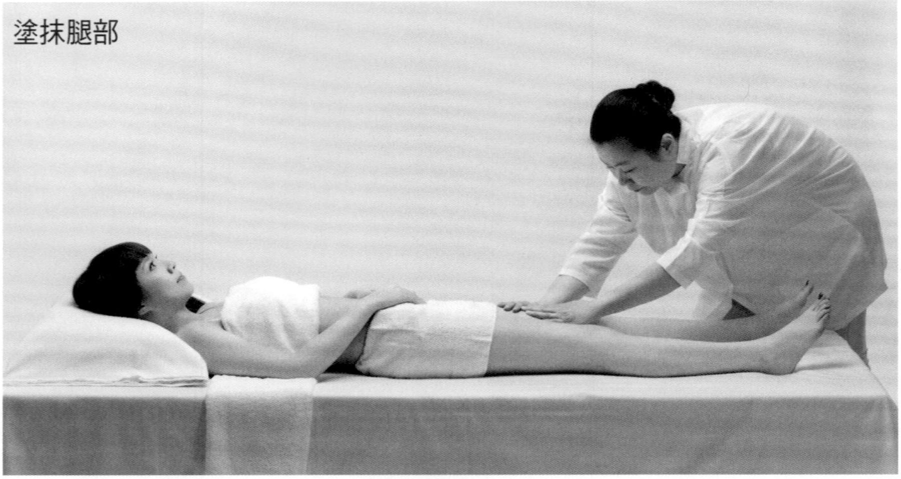
塗抹腿部

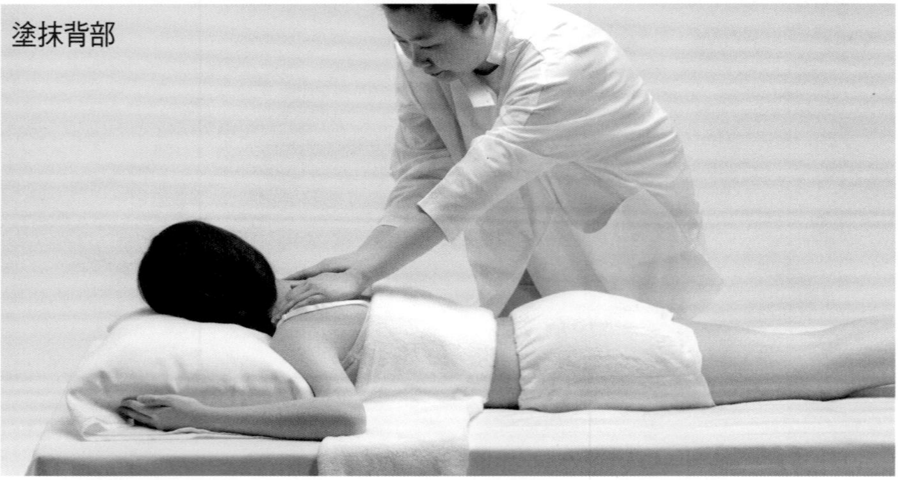
塗抹背部

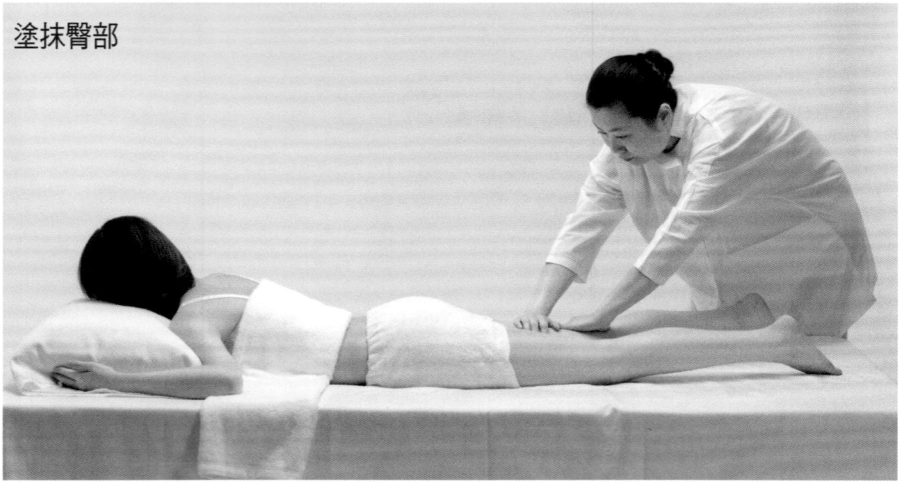
塗抹臀部

發燒 咳嗽 按壓點

發燒：大椎穴、曲池穴、合谷穴

咳嗽：天突穴、膻中穴、肺俞穴、身柱穴

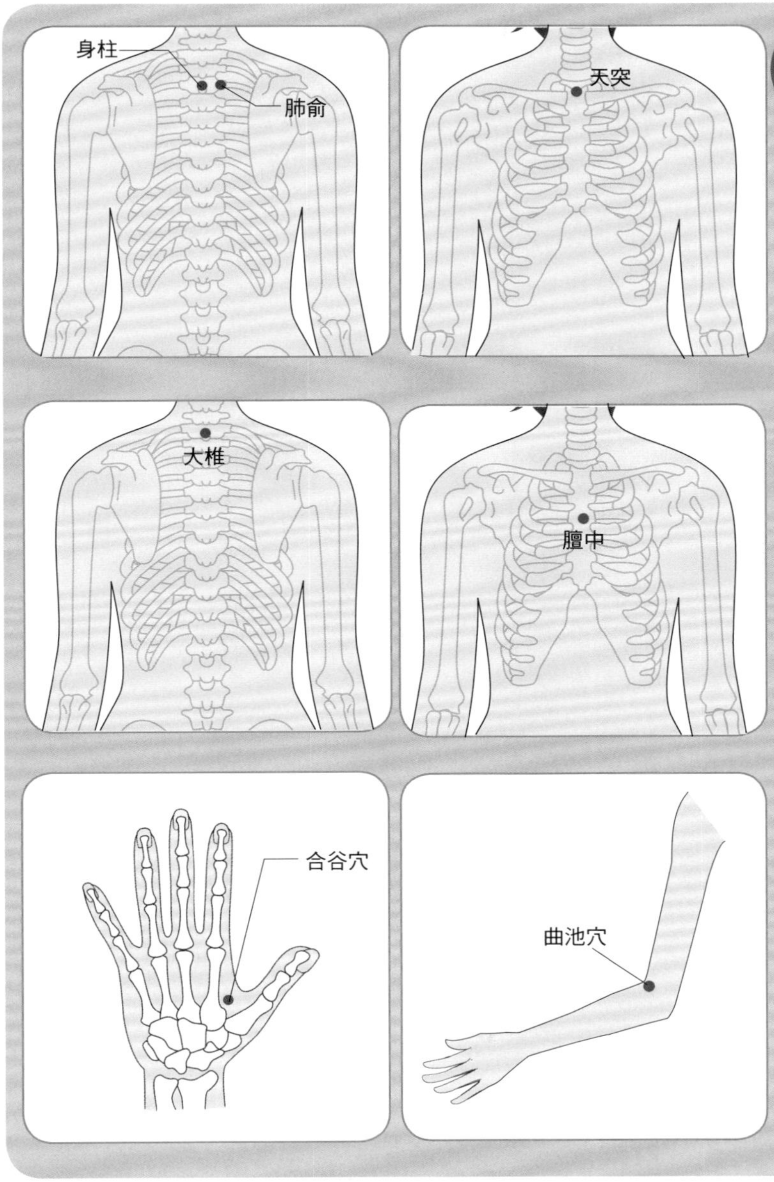

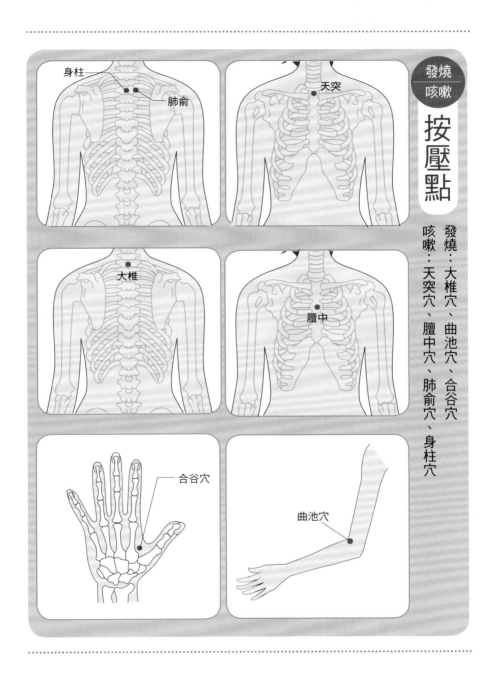

國家圖書館出版品預行編目資料

給大忙人的芳香療法 / 朱俐陵、王人仁 作.
-- 初版.-- 新北市：養沛文化館,
2011.07
面； 公分. -- (SMART LIVING養身健康觀；33)
ISBN 978-986-6247-26-2(平裝)
1.芳香療法 2.香精油

418.995 100010833

【SMART LIVING 養身健康觀】33

給大忙人的芳香療法

作　　者／朱俐陵、王人仁
發 行 人／詹慶和
總 編 輯／蔡麗玲
執行編輯／林昱彤
編　　輯／蔡竺玲・黃薇之
封面・內頁設計／陳麗娜
示 範 者／林欣亞・黃秀琴
攝　　影／賴光煜・王人仁・王辰光
美術編輯／王婷婷
出版者／養沛文化館
發行者／雅書堂文化事業有限公司
郵政劃撥帳號／18225950
戶名／雅書堂文化事業有限公司
地址／新北市板橋區板新路206號3樓
電子信箱／elegant.books@msa.hinet.net
電話／(02)8952-4078
傳真／(02)8952-4084

2011年07月初版一刷　定價350元

總經銷／朝日文化事業有限公司
進退貨地址／新北市中和區橋安街15巷號7樓
電話／（02）2249-7714　傳真／（02）2249-8715
星馬地區總代理：諾文文化事業私人有限公司
新加坡／Novum Organum Publishing House (Pte) Ltd.
20 Old Toh Tuck Road, Singapore 597655.
TEL：65-6462-6141　FAX：65-6469-4043
馬來西亞／Novum Organum Publishing House (M) Sdn. Bhd.
No. 8, Jalan 7/118B, Desa Tun Razak, 56000 Kuala Lumpur, Malaysia
TEL：603-9179-6333　FAX：603-9179-6060

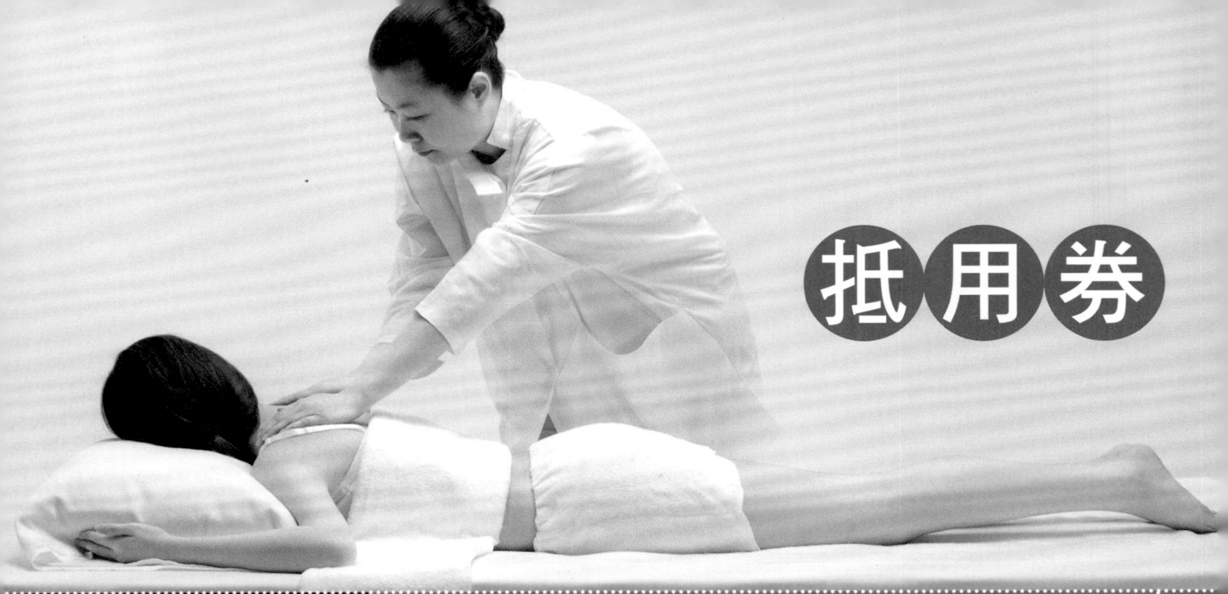

抵用券

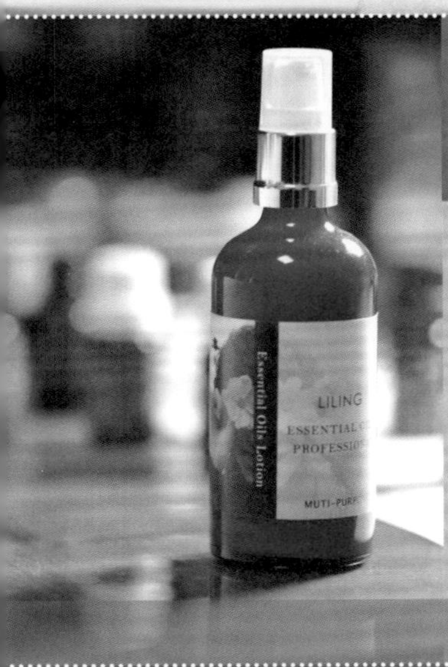

俐伶國際芳療學院

萬用精油 8折抵用券

市價**1200**元→**優惠價960**元

精油純度3%，總重量100ml

俐伶國際芳療學院

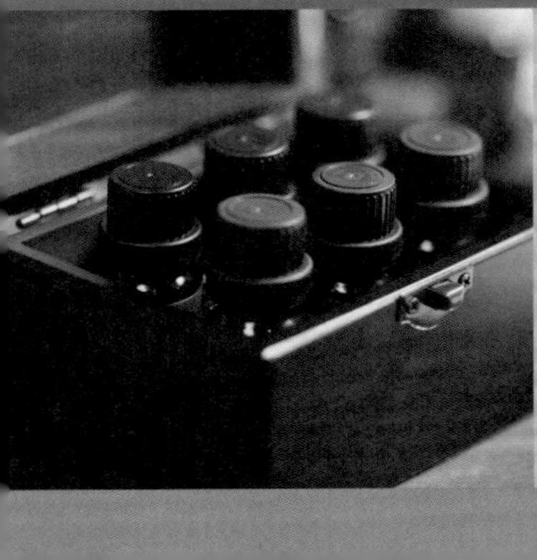

常用精油六罐組 8折抵用券

市價**6000**元→**優惠價4800**元

薰衣草、迷迭香、天竺葵、薄荷、紅桔、甜橙六種精油
精油純度100%，總重量各10ml

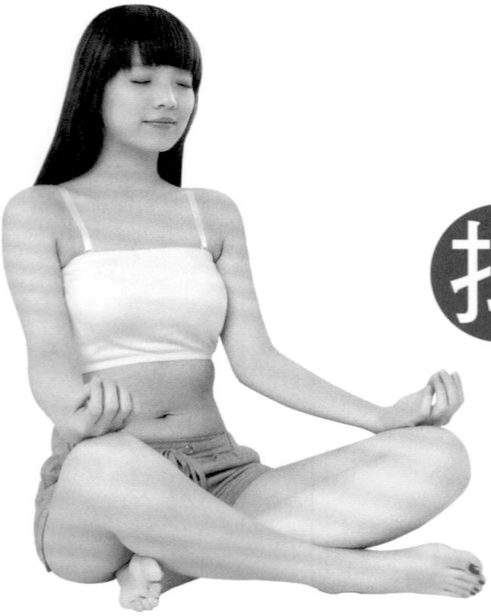

抵用券

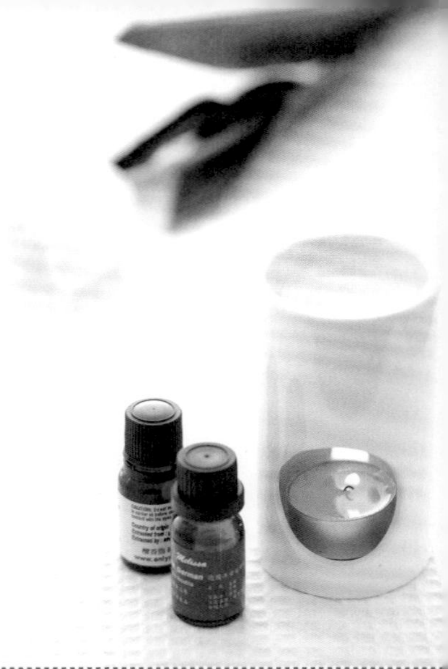

俐伶國際芳療學院

票券使用說明

A 本券塗改無效，偽造本券依法究責。

B 購買商品時須出示本券，並繳回抵用，不得兌換現金。

C 若有遺失、被竊或毀損，恕不掛失及補發。

D 本券使用日期至**100年12月31日**，請於期限內使用。

E 本券使用方式：電話、E-MAIL訂購。

俐伶國際芳療學院
電話：0932125156
E-MAIL：wang@liling.com.tw

俐伶國際芳療學院

票券使用說明

A 本券塗改無效，偽造本券依法究責。

B 購買商品時須出示本券，並繳回抵用，不得兌換現金。

C 若有遺失、被竊或毀損，恕不掛失及補發。

D 本券使用日期至**100年12月31日**，請於期限內使用。

E 本券使用方式：電話、E-MAIL訂購。

俐伶國際芳療學院
電話：0932125156
E-MAIL：wang@liling.com.tw

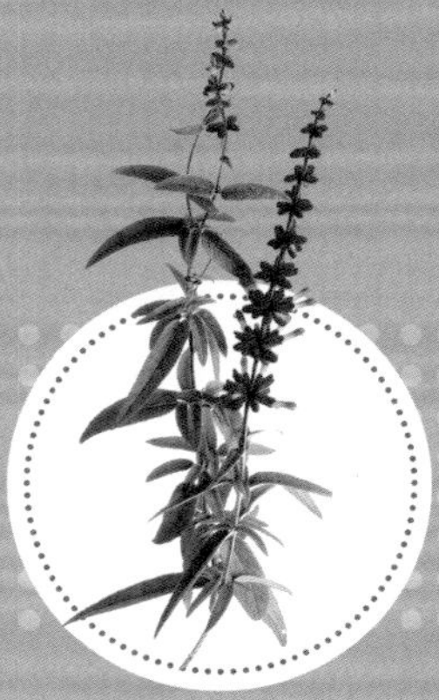

Aromatherapy

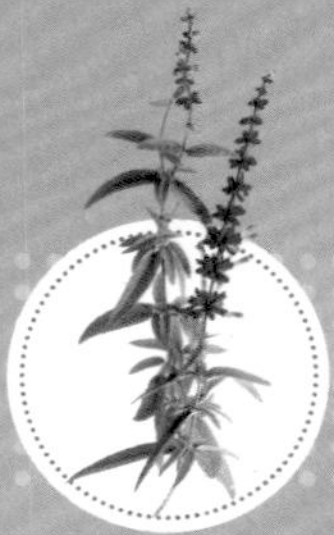

Aromatherapy

給大忙人的

以味道療癒身心，
平日保健，生病時也可以舒服過！

芳香療法

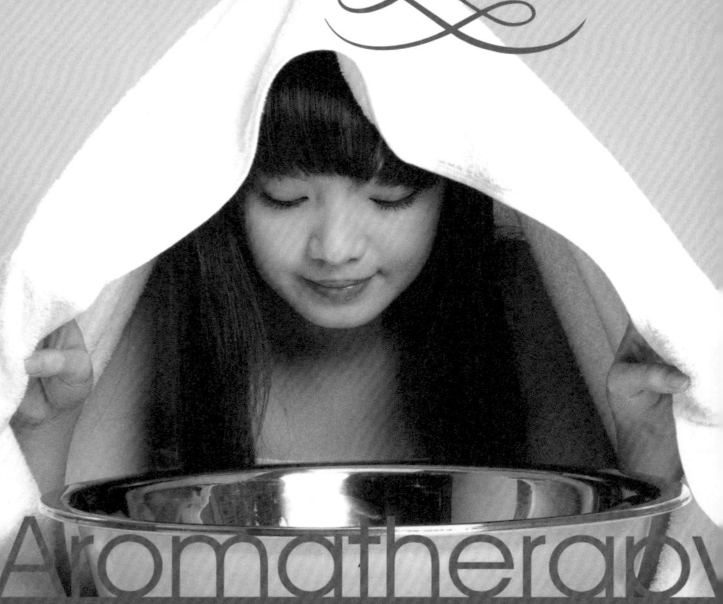

Aromatherapy

隨身書

生活、環境、工作造成的心理壓力，
讓你煩悶、焦慮、身體不適……
精油芳香療法，是大忙人最簡易的放鬆法。

朱俐陵・王人仁◆著

CONTENTS

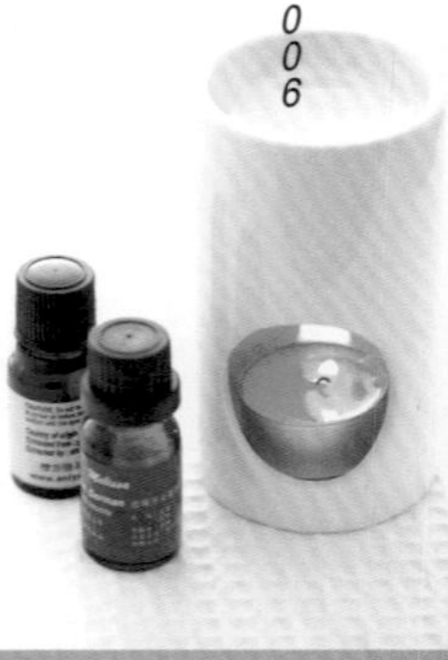

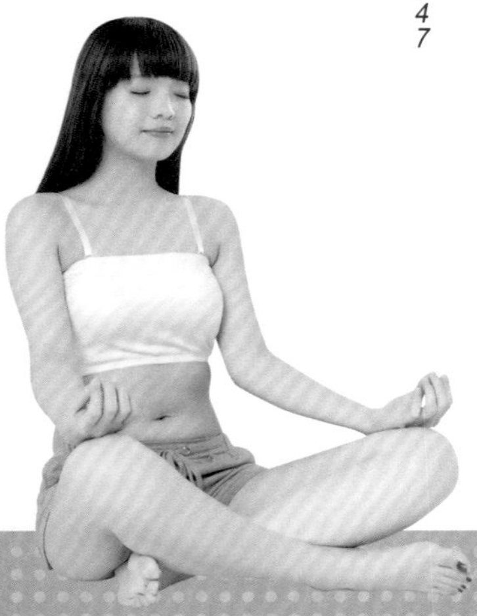

什麼是芳香療法？

大自然最珍貴的禮物

芳香療法就是將芳香植物的根、莖、枝、葉、花、果、樹脂、種子……等，透過各種不同的方式萃取出精油，再以各種不同的方式施用在人體上，提升免疫能力、促進新陳代謝，進而改善身、心、靈的不適。

地球上的植物和陽光進行光合作用，釋放出人類所需要的氧氣，同時也製造出芳香的有機分子。植物的香味來自揮發性或高或低的芳香分子，這些芳香分子主要聚集在植物的孢子囊、分泌管或分泌腺裡。芳香分子對人體的影響，從生理、心理到心靈層面，三者是密不可分的，我個人深深覺得，芳香植物是上天賜給人類最珍貴的禮物。

人類的嗅覺會受到芳香分子的吸引，而每個人都有自己鍾愛的味道。早期人類就懂得把芳香植物應用在各種不同領域中，例如烹調食物時運用薑、黑胡椒、甜茴香籽、芫荽、肉桂等，不但能改變食物的屬性，同時增加食物多采的風味；宗教心靈洗滌會使用檀香、安息香、乳香、沒藥等；在健康、環境、淨心、沐浴方面，則常見燃燒香茅、杜松、薰衣草、迷迭香等。

滲透身心靈的療癒力

芳香療法的先驅蓋特佛塞說：「雖然芳香精油是施用在身體的表皮上，但精油具有超強的滲透力，可以直接滲透相關的區域，而直接對周遭的器官產生作用。」

歐美的科學家指出：「連結關節的神經也會影響附著在關節處的肌肉，以及覆蓋於外的皮膚。」我們的腦部也就是神經系統，是由人體胚胎的外胚層所發展出來的，皮膚也是從這裡發展出來的。因此將精油（稀釋調配後）塗抹在皮膚上，精油就可以作用於皮膚所包覆的神經、肌肉及器官上。

在歐美，已知有愈來愈多內科醫生以芳香療法來治療慢性疾病，進而更深入到身、心、靈的整體療癒。精油有令人愉悅的香味，這種香味主要有心理療效，以精油薰香、蒸汽浴或泡澡，會讓人產生舒適浪漫的感覺，並達到放鬆的效果。精油又有提升免疫力、促進新陳代謝及消炎殺菌的功效，因此可透過芳香療法改善身體的不適。

常用的方式

芳香療法常用的兩個方式為：一、將精油施用在人體上，做淋巴引流或按摩；二、透過聞香吸嗅來改善身體的不適。

按摩對生理的好處很多，可以刺激血液和淋巴循環、穩定降低血壓、刺激免疫系統、舒緩肌肉的緊張僵硬和關節的疼痛，對心理、情緒也有相當的影響。我們可以利用精油按摩來紓解壓力、提高睡眠品質、減輕疼痛，對身體、心理的撫慰是很有幫助的。

聞香吸嗅對健康最有幫助，藉此動作可讓精油的芳香氣味作用於大腦，對中樞神經及呼吸系統有很大的效果。香味確實能夠影響一個人的心情、感覺，並且可以舒緩壓力。

芳香療法的定位

芳香療法的存在，並不是為了反對或取代化學藥品，相反的，化學藥品的立即療效是不容質疑的。但也就是因為化學藥品有立即改善症狀的能力，因此人們忘卻了自然療法也有它重要的輔助地位。

芳香療法絕非主張以自然對抗化學，而是以自然輔助化學。因為化學藥品效用過度強烈，有時會導致副作用，因此當人們意識到這一點，很多人開始不太喜歡化學藥品採用的對抗療法。加上現在環保意識抬頭，人們的想法又開始傾向回歸自然、順應自然，因此也開始傾心於自然療法。正確地使用精油，常有令人意外的驚喜。經過氣相層析質譜儀所確定品質優良的精油，在法國醫界已證實具有相當顯著的功效，可以改善各種症狀。

精油在現代人生活保健上是不可或缺的。在此必須鄭重呼籲，只有純淨、天然、高品質的精油才是有效的，市面上充斥著許多不良的精油，必須小心謹慎地選擇；而且純精油的作用十分強烈，過量使用反而可能得到反效果，所以確實遵照建議劑量是很重要的，這也是療效的關鍵。

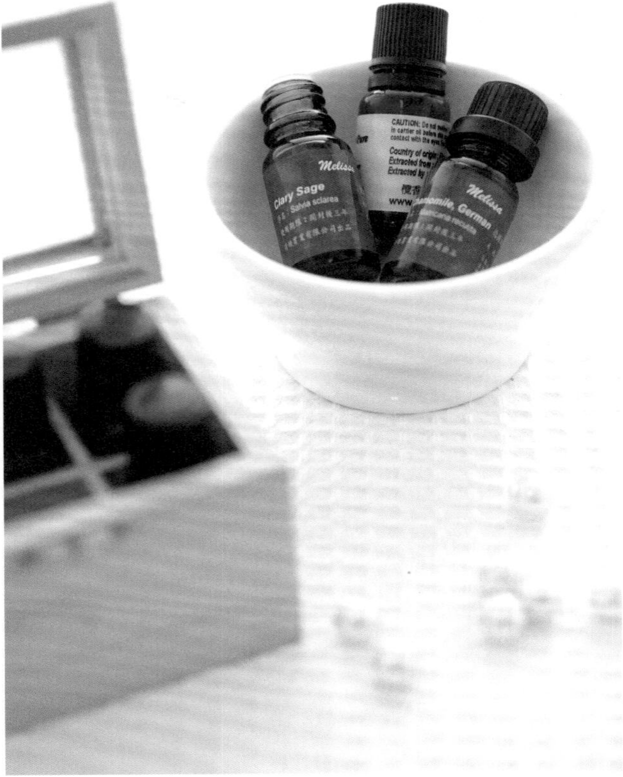
Melissa
Clary Sage
Salvia sclarea
Melissa

精油稀釋的方法

精油因為濃度太高，因此不可直接使用在皮膚上，除了滴在薰香燈、擴香儀或聞香瓶中直接吸嗅聞香外，必須利用其他介質稀釋過後才可使用在人體上。而因應不同的需要，精油則有不同的稀釋及使用方式，要慎選稀釋的方法，才有最佳的效果。

基礎乳液

利用基礎乳液來稀釋精油，是在芳香療法中適用性最廣、使用範圍最大的稀釋法。它可以用於身體按摩、臉部保養以及皮膚塗抹，乳液的延展性強而且吸收很快，擦在皮膚上的感覺很清爽、不會感到油膩。

基礎乳液依其濃度可分為乳液及乳霜兩種。乳液的含水量較高，可調配臉部保養品，用於臉部美白、去除粉刺、暗瘡痘疤，效果很好；也可調來緩解肩頸痠痛、肌肉關節疼痛，濕疹、牛皮癬等症狀。乳霜的含水量較少、較濃稠，所以停留在皮膚上的時間較長，持續力較好，適用於表皮缺水或皮脂膜修復。

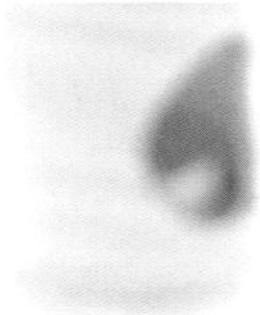

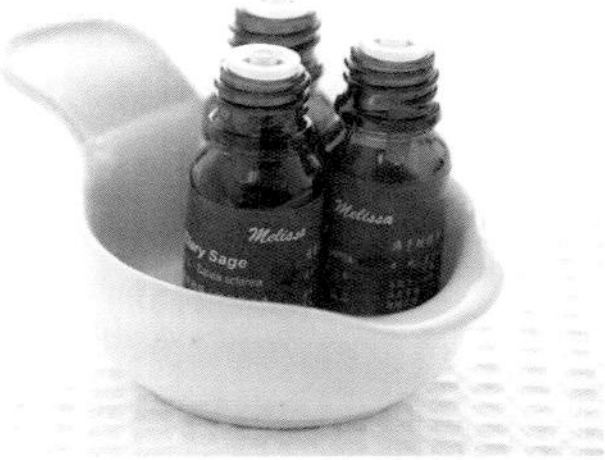

1. 放入欲調製基礎乳液量的10%冷壓植物油（10ml）在燒杯中。【圖1】
2. 將1%精油乳化劑放入冷壓植物油中。【圖2】
3. 將冷壓植物油與精油乳化劑完全攪拌均勻【圖3】，再加入5滴沒藥精油（可防止乳液發黴）。【圖4】
4. 慢慢加入90ml蒸餾水，並且不停攪拌，直到適當的濃稠度。【圖5】

※檢查基礎乳液的滋潤度，如果須要加強滋潤度，則要分批慢慢加入冷壓植物油，一邊攪拌至均勻為止。切記不可一次加入太多的植物油，否則可能會因為太多油而無法攪拌均勻。

※如果你調製的基礎乳液，擦在皮膚上，乾了以後會有一些雜質，搓揉後有一些屑屑，千萬不要認為那是角質層，只要再加些水，乳化完全後就不會有這種現象了。

TIPS

調製精油乳液

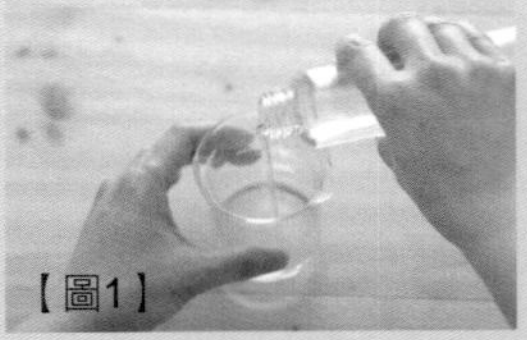

【圖1】

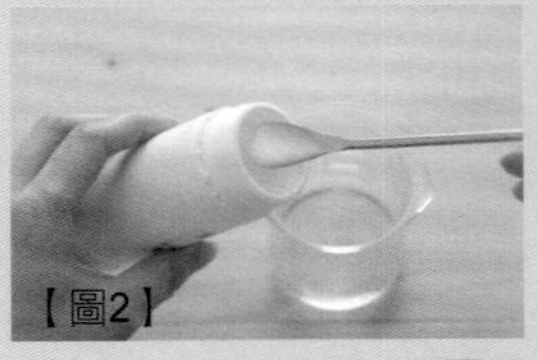

【圖2】

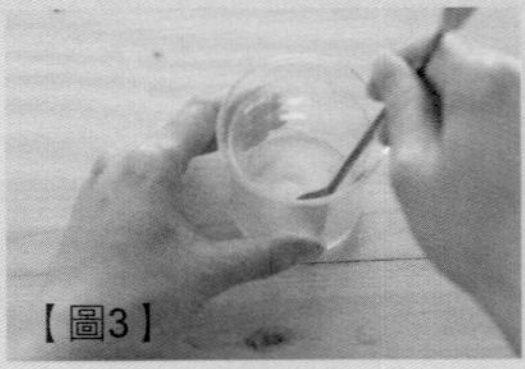

【圖3】

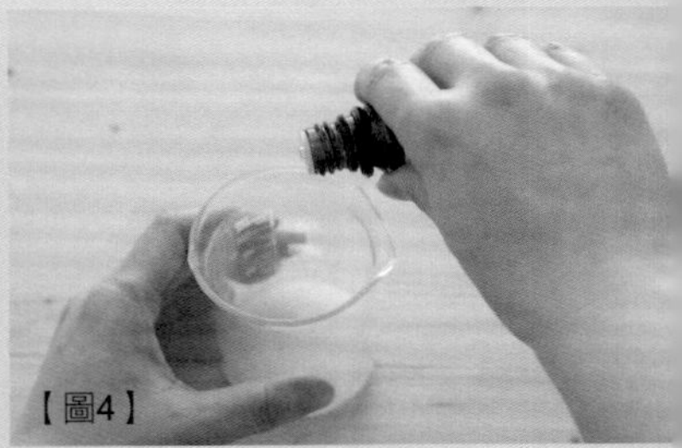

【圖4】

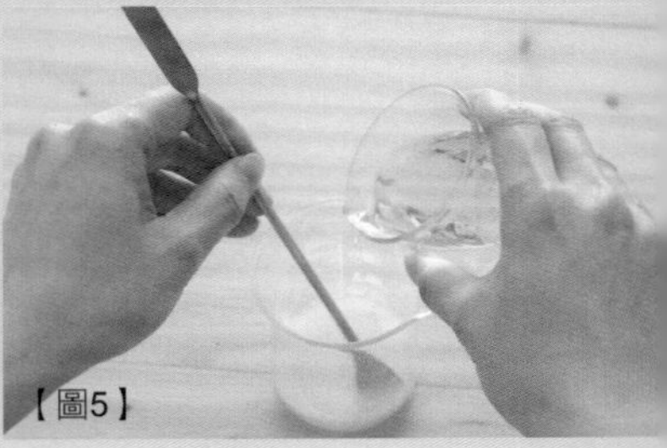

【圖5】

TIPS

以乳液稀釋精油

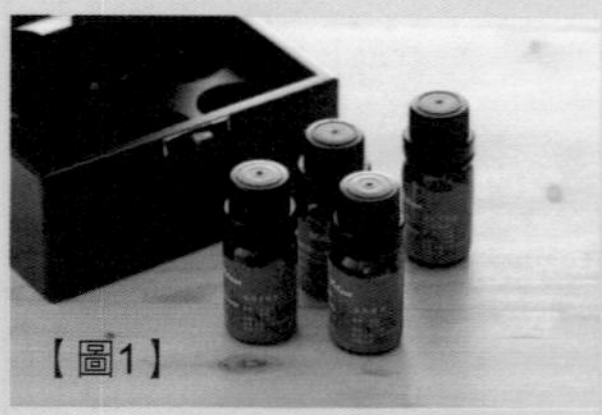
【圖1】

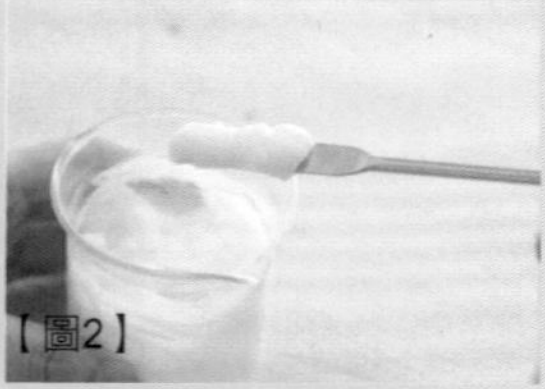
【圖2】

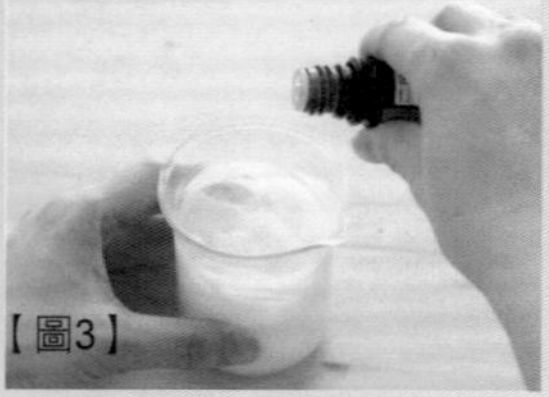
【圖3】

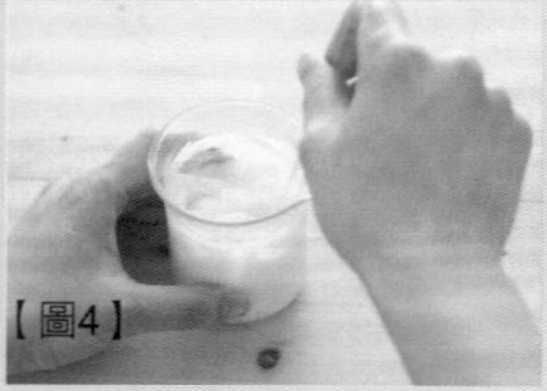
【圖4】

1. 選定所要使用的精油，並計算出各精油的滴數，精油總量以不超過乳液3%為原則。【圖1】
2. 將乳液放入燒杯中。【圖2】
3. 將精油滴入乳液中。【圖3】
4. 將精油及乳液攪拌均勻，以十字攪拌為宜，因為快速旋轉攪拌容易讓精油浮在上面，較難攪拌均勻。【圖4】

冷壓植物油

冷壓植物油富含脂肪酸和其他營養素，而且它們擁有療效，可提升皮膚對精油的吸收，其適用範圍及症狀和乳液相類似。

有人覺得植物油較黏膩，有人覺得乳液較濕冷，這是每個人的使用習慣問題。我的建議是在冬天，如果你怕乳液太濕冷，那就用植物油；在夏天時，如果你覺得植物油太黏膩，那就用乳液；如果你的皮膚太乾燥，需要滋潤，那就用植物油。

沐浴乳、洗髮精

洗澡、沐浴是每天必做的事，我們可以用精油來保健頭髮、身體、放鬆自己，讓沐浴成為一天最快樂的事情。

TIPS

以植物油稀釋精油

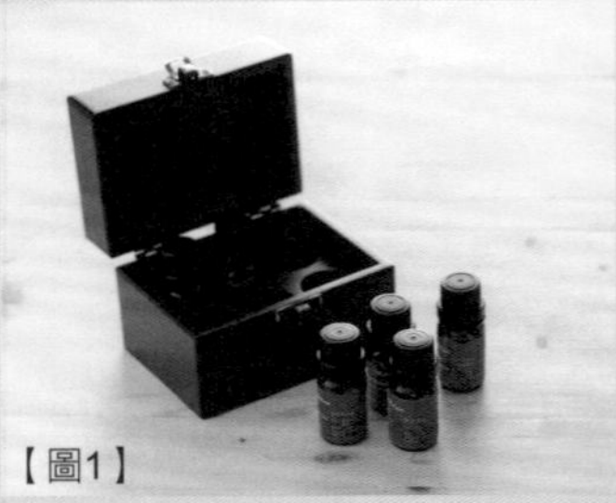
【圖1】

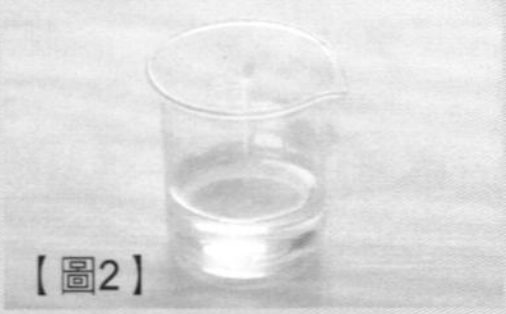
【圖2】

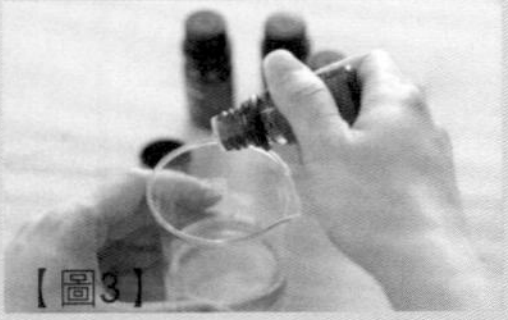
【圖3】

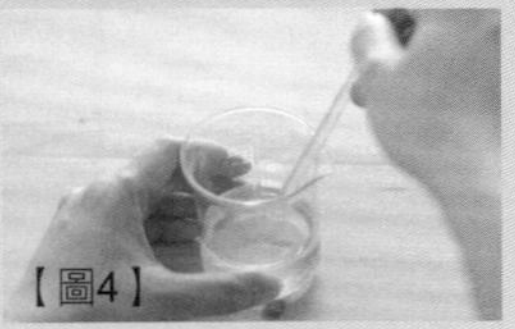
【圖4】

1. 選定所要使用的精油，並計算出各精油的滴數，精油總量以不超過植物油3%為原則。【圖1】
2. 將植物油放入燒杯中。【圖2】
3. 將精油滴入植物油中。【圖3】
4. 將精油及植物油以十字攪拌均勻。【圖4】

手作洗髮乳

以不含香精的基礎洗髮乳作基底，視需求來調配精油處方，例如預防掉髮：取二百毫升基礎洗髮乳，加入迷迭香精油四滴、百里香精油四滴、苦橙葉精油四滴、雪松精油四滴、薄荷精油四滴，洗一段時間後，你可能會發現長出小細毛了。

如果你的髮質稍硬，可以用薰衣草作為主要成分，再搭配佛手柑和一些自己喜歡的精油；如果你的頭髮太細，則可以使用迷迭香精油、絲柏精油為主成分，再搭配自己所喜愛的精油。

手作沐浴乳

至於沐浴乳，則可取二百毫升不含香精的基礎沐浴乳，加入胡蘿蔔種子油五滴、杜松精油五滴、紅桔精油五滴、薰衣草精油五滴，可

TIPS

在沐浴乳或洗髮精中添加精油

1. 選定所要加入的精油，並計算出各精油的滴數，精油總量以不超過沐浴乳或洗髮精0.5%為原則。
2. 將沐浴乳或洗髮精放入燒杯中。【圖1】
3. 將精油滴入沐浴乳或洗髮精中。【圖2】
4. 攪拌使之均勻，以十字攪拌為宜，快速旋轉攪拌容易讓精油浮在上方，較難攪拌均勻。【圖3】

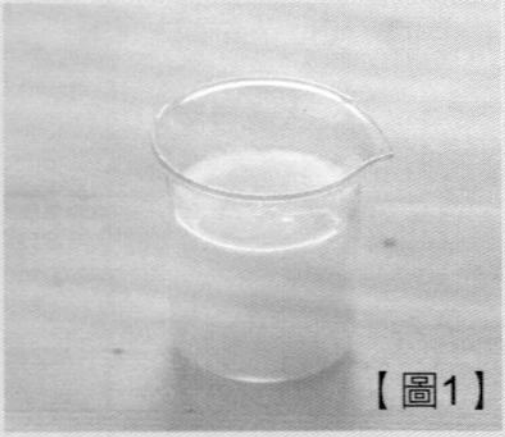
【圖1】

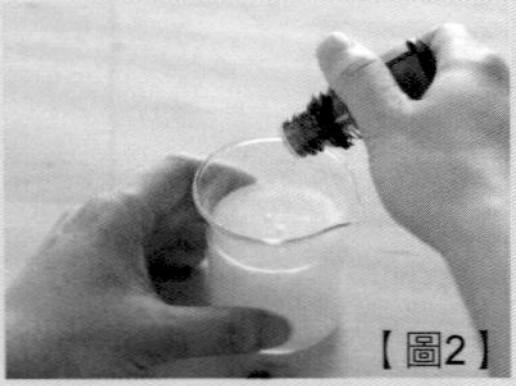
【圖2】

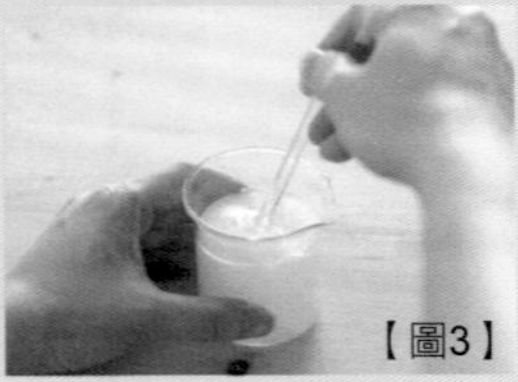
【圖3】

淨化體質、加強淋巴液流動、利尿排水消腫、鎮定放鬆，讓你一夜好眠。

乳油木果脂和蜂膠

乳油木果脂約在攝氏六十五度就會開始融化，加入少量蜂蠟及精油可製成護手霜，如果有手腳龜裂、富貴手等，只要時常擦抹，均有令人滿意的效果。乳油木果脂調和多量蜂蠟（這樣較有硬度）及精油則可製成護唇膏，有防止嘴唇脫皮、滋潤保濕的效果。

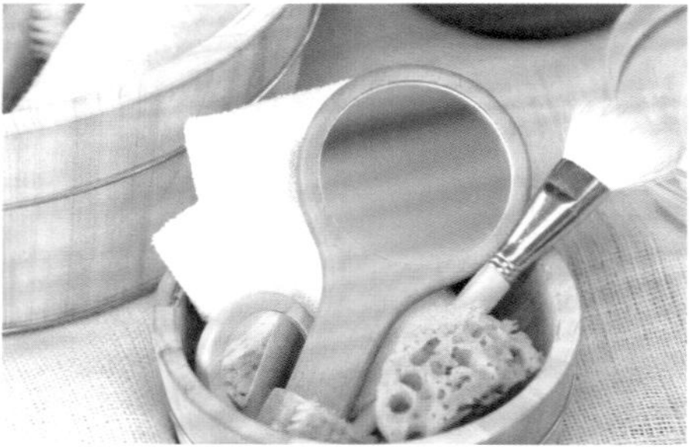

護手霜

基礎油	
月見草油	250ml
酪梨油	250ml
荷荷芭油	250ml
甜杏仁油	250ml
脂 類	
乳油木果脂	800ml
蜜蠟	200ml
精油	
薰衣草	100滴
沒藥	40滴
檀香	40滴
玫瑰	30滴
永久花	30滴
份數：20c.c.護手霜100份	

護唇膏

基礎油	
荷荷芭油	100ml
酪梨油	100ml
甜杏仁油	200ml
脂類	
乳油木果脂	400ml
蜜蠟	200ml
精油	
薰衣草	30滴
玫瑰	15滴
永久花	15滴
份數：10c.c.護唇膏100支	

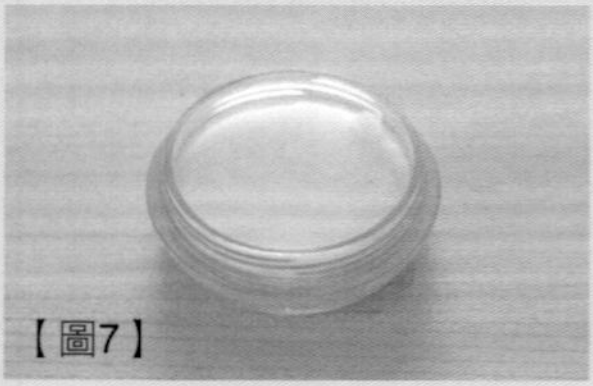
【圖7】

1 將上述之基礎油及脂類分別量出，放入燒杯內。【圖1】【圖2】（數量參考P.22、P.23）
2 將燒杯置於爐上隔水加熱。【圖3】
3 以攪拌棒將乳油木果脂及蜂蠟攪拌至完全融化。【圖4】
4 取出燒杯降溫（溫度太高會破壞精油成分）。【圖5】
5 降溫至約40℃時加入精油，攪拌均勻。【圖5】
6 注入容器中等凝結後再封蓋。【圖6】【圖7】

TIPS

製作護手霜及護唇膏

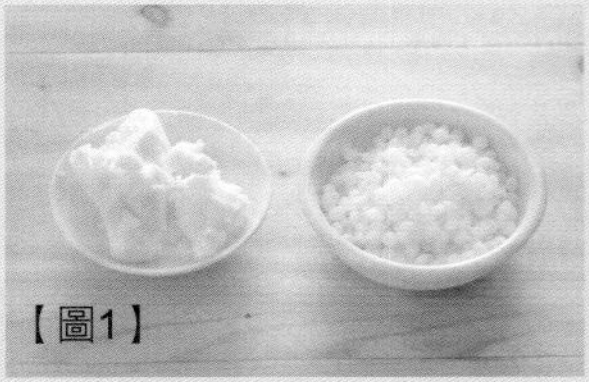
【圖1】

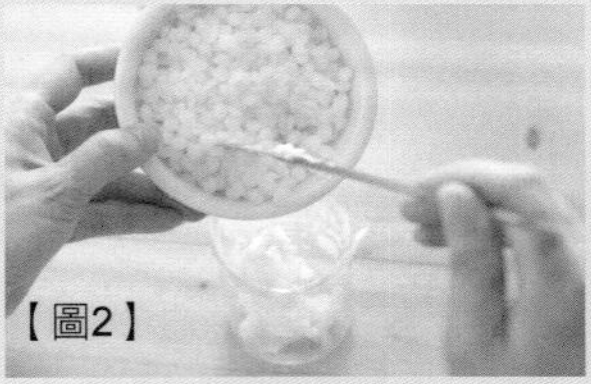
【圖2】

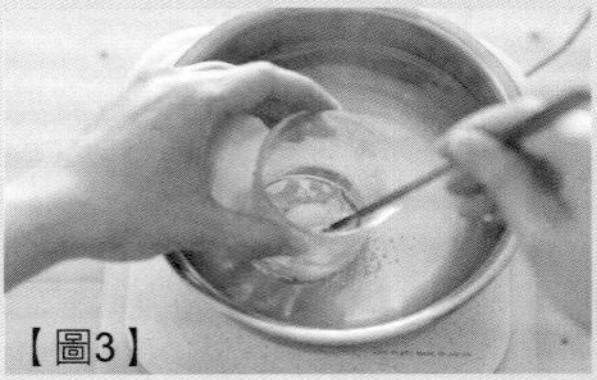
【圖3】

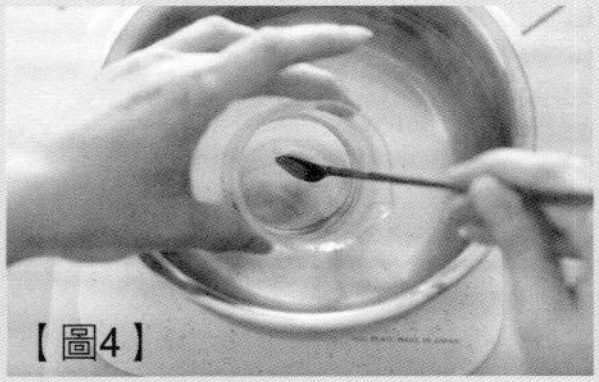
【圖4】

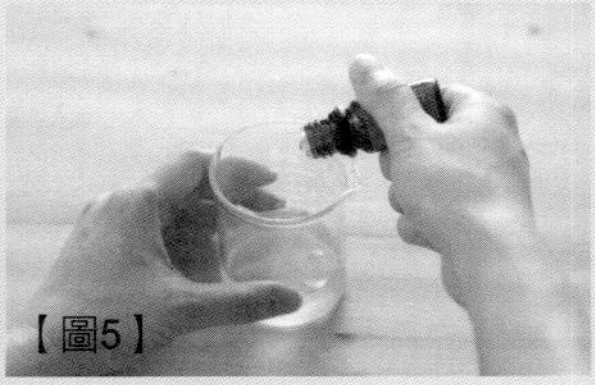
【圖5】

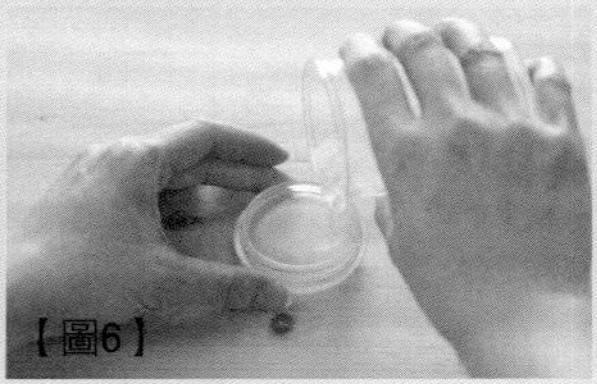
【圖6】

TIPS

以明膠稀釋精油

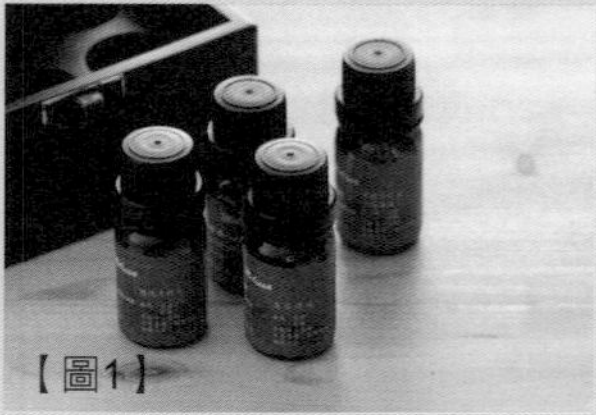

【圖1】

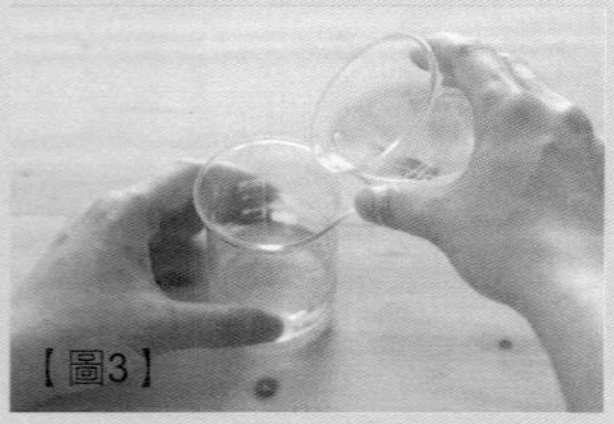

【圖3】

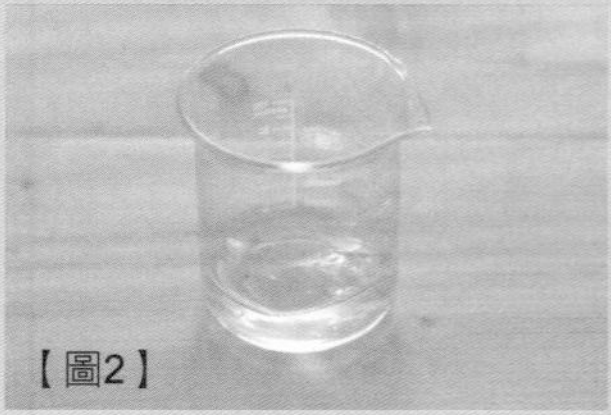

【圖2】

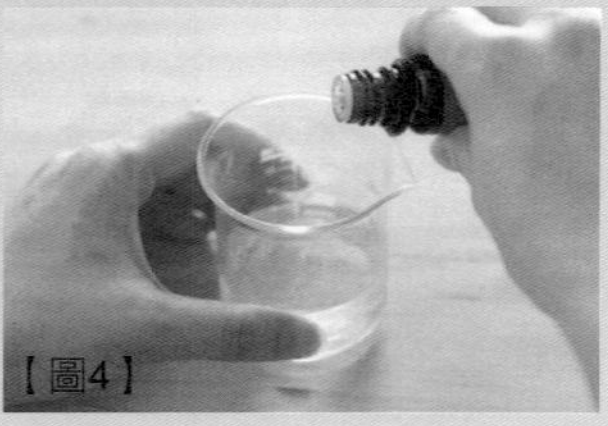

【圖4】

1. 選定所要使用的精油，並計算出各精油的滴數，精油總量以不超過沐浴乳或洗髮精3%為原則。【圖1】
2. 將稀釋後的明膠放入燒杯中。【圖2】
3. 依所需之濃度加入10倍的蒸餾水（明膠濃度還是很濃，只是它很容易被稀釋了）。【圖3】
4. 將精油滴入明膠中。【圖4】
5. 將精油及明膠攪拌均勻，以十字攪拌為宜，快速旋轉攪拌容易讓精油浮在上方，較難攪拌均勻。【圖5】

明膠

將明膠放入約十倍的蒸餾水中，靜置一天後稀釋成透明水膠狀，再加入處方精油，可作臉部精華液，保濕、美白、補水的效果很好，也可應用在太陽曬傷的濕敷上，或手腳扭傷的冷敷，既經濟又實惠。

蒸餾水

利用蒸餾水可製成香水和空氣淨化劑。因油水不相溶，可放入少許的界面活性劑，再加入自己喜愛的精油，這樣就會有一瓶很棒的香水了。製作空氣淨化噴霧劑也很簡單。選用一些具有消毒殺菌作用的精油，如茶樹精油、香茅精油、白千層精油等，和蒸餾水一起放入噴霧器，就可以用來淨化環境、預防蚊蟲叮咬。

TIPS

製作香水和空氣淨化劑

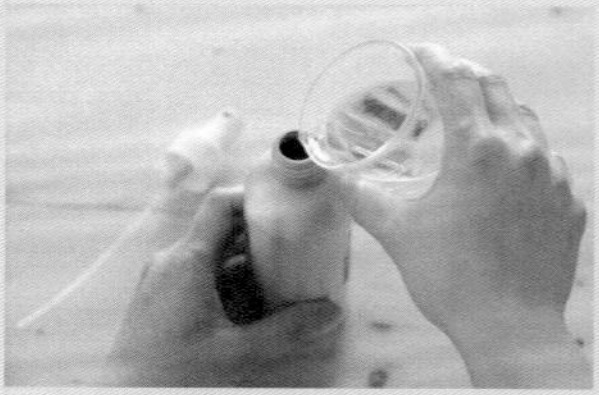

1 將蒸餾水放入噴霧器或香水瓶中。

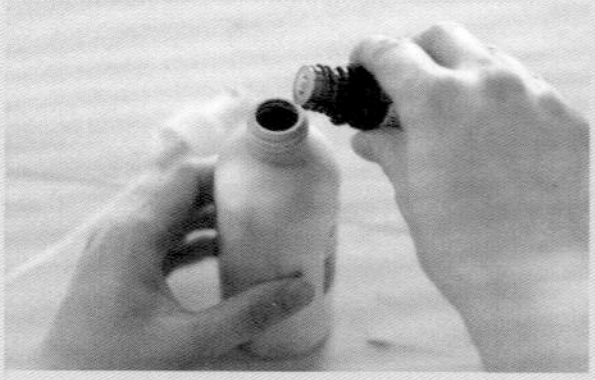

2 滴入適當的精油（香水約0.3～0.5%，空氣淨化劑約1～1.5%）。

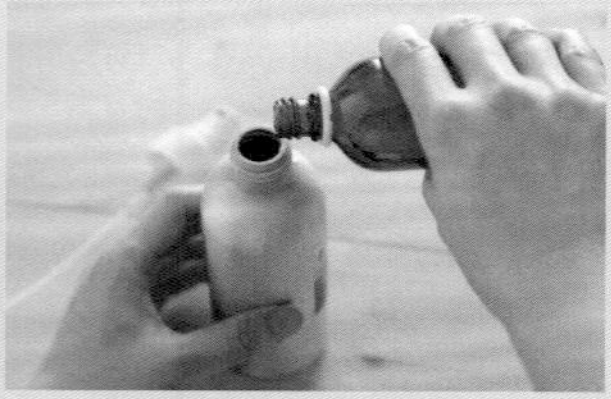

3 滴入數滴界面活性劑。

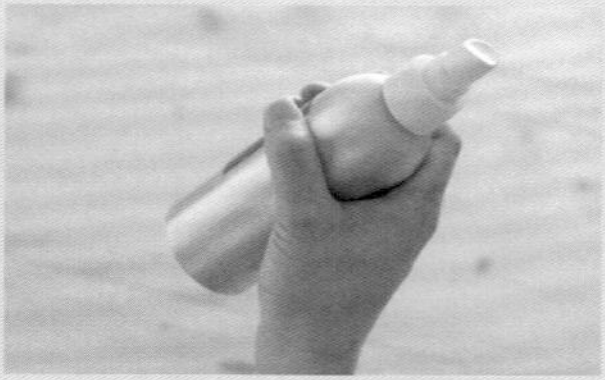

4 搖晃均勻即可。（每次使用前最好搖一搖）

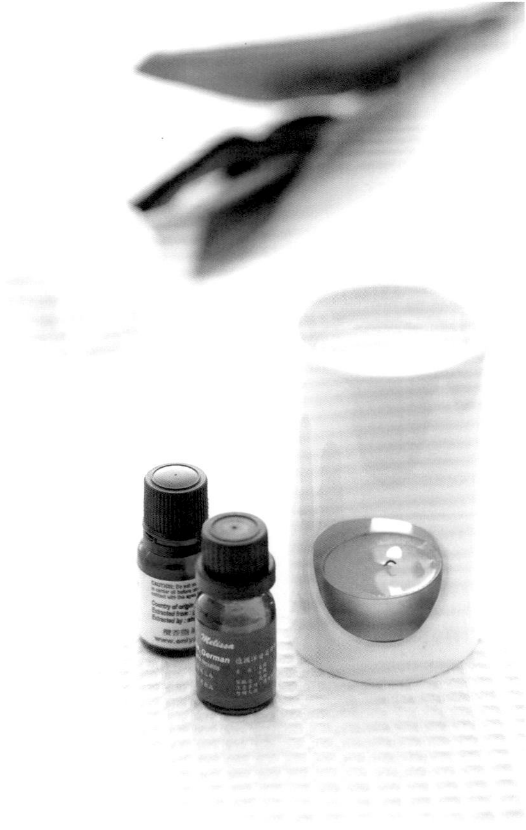
Melissa

Plus 無私的分享

萬用精油

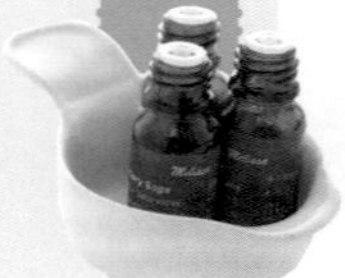

在我的學生及親友當中，一直分享著一個精油配方，那就是萬用精油。這是居家保健中不可或缺的聖品，我們都不藏私地分享親朋好友。因此，在我們的聚會或上課中要分享精油使用心得時，只要一提到萬用精油，那話匣子打開就停不住了。萬用精油是以保健為主的通用型精油，它的性質類似於白花油、萬金油，但效果絕對超過你的想像，也就是因為任何的身體狀況，它都可以有效幫你解決困擾，所以我們將它命名為「萬用精油」。

●配製方法

萬用精油的配方中包含了薰衣草精油、天竺葵精油、迷迭香精油、薄荷精油等四種，因為它是通用型的保健精油，所以我們將這四種精油平均使用。以百分之三的濃度比例調配較適合，也就是在一百毫升的基礎乳液或基礎油中，滴入六十滴的精油；所以這四種精油每樣滴入十五滴即可。對於筋骨痠痛、肩頸僵硬、膝蓋退化、胃酸脹氣、提神醒腦、蚊蟲咬傷、燒燙傷、曬傷、暈車暈船、擦傷、撞傷、瘀血……都有非常顯著的效果。萬用精油這個配方使用至今，已近十五年，使用過的人數超過千人，不同的案例也超過百種，都有很好的效果。

緩解痠痛

淑貞是我的學生，她在運動健康俱樂部教導有氧運動及皮拉提斯等。每次她上完課，學生都會告訴她這兒痠、那兒痛，淑貞都會拿出她的萬用精油和同學們分享，用來消除他們運動後肌肉及筋骨的痠痛，最後每次上課時都是人手一瓶萬用精油。

對治僵硬與退化

肩頸僵硬、膝蓋退化是老年人的惡夢，建議使用萬用精油，每天早上一起床就在肩頸上輕柔地按摩，洗完澡及看電視的時候，就在膝蓋上慢慢按摩、平放雙腳上下活動膝蓋，清除囤積的廢物，經過一段時日，每天早上起床就會覺得人生是如此美好，肩頸鬆軟，全身舒暢，走起路來也腳步輕盈。

平撫腸胃

我自己的腸胃並不是很好，只要吃錯食物就會有嚴重的胃酸及脹氣，一整天都不舒服，甚至影響到第二天的作息。後來我在胃酸脹氣時，以萬用精油在腹部及胃部輕柔地按摩，如此持續四、五次（在半小時內）就完全改善了。有的時候，嘴饞想吃一些危險物品，我也會先擦一些萬用精油，吃完後再擦一次，大都可以遠離胃酸脹氣。

對付蚊蟲咬傷

我的學生都很喜歡在假日時外出遊玩，欣賞別人的建築及香草植物，享受戶外的寧靜，總是會被可惡的小黑蚊打擾（黑金剛）。被黑金剛咬到的人真是苦不堪言，癢得不得了還不能抓，忍不住，愈抓愈癢還會破皮。有時一癢好幾天，有的被咬得太多了還因此而過敏進醫院打針。只要使用萬用精油，塗抹幾次後，約過半小時後就感覺不到癢了，有些人就算還會癢，也是在可以忍受的範圍。

建議各位馬上動手為自己調配一瓶萬用精油，但是提醒各位，一定要用純淨的精油才有效。所以大家要慎選精油，我保證萬用精油可以讓你的生活過得更有品質。

精油療癒 呼吸

鼻塞

鼻塞時常要靠嘴巴呼吸，如果未能順利疏通鼻塞，容易造成頭痛、呼吸困難、耳痛、面部腫脹、嗅不到氣味等，可取松針精油抗菌、除痰；薄荷精油刺激通暢，含微量薄荷醇，對黏膜刺激性較小；尤加利精油可以

TIPS

鼻塞

材料

2滴松針（松樹）精油、3滴綠薄荷精油、2滴尤加利精油、10ml甜杏仁油

作法

取10ml的鋼珠瓶，倒入甜杏仁油及以上三種精油，均勻混合在一起，將配方精油擦在鼻腔內，一天數次。

注意事項

使用前須將雙手洗淨擦乾。使用不同的小指頭避免造成污染。

去痰、減輕黏膜發炎腫大，使呼吸通暢，與杏仁油混和擦在鼻腔，具有通鼻效果。此外，可再調配一瓶調整肺部和上呼吸道的按摩油或乳液，取可殺菌、治療風寒、流感、喉嚨痛、扁桃腺炎的百里香精油；及安撫平滑肌痙攣、乾咳、百日咳的檀香精油；去痰的乳香精油，與乳液混和塗抹，皆對鼻塞及呼吸道有療癒作用。

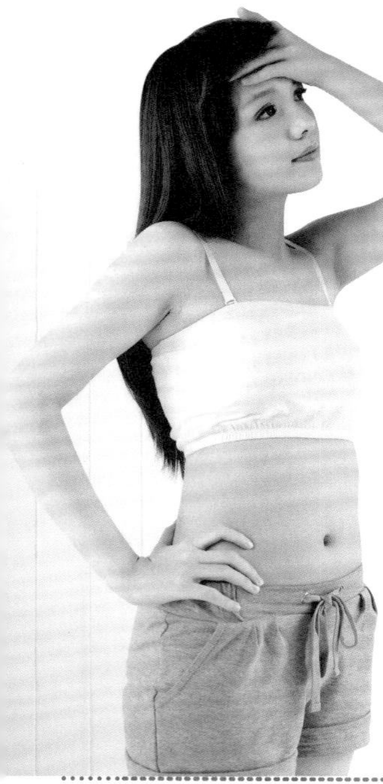

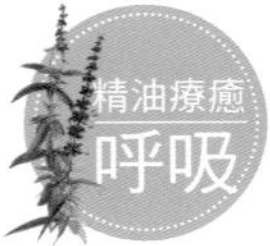

鼻子過敏

很多人都有早晨起床不斷流鼻水、打噴嚏、鼻子奇癢無比的困擾。建議可取薑、絲柏、甜茴香三種精油加以調配使用。薑精油可以刺激循環、暖身；絲柏可以收斂身體各種體液的流動；甜茴香精油可以利尿、排毒、去痰、止痙攣、身體虛寒，將三者精油混合，加上甜杏仁油，作為按摩之用。

此外，建議不要吃冰品，除木瓜之外，各種瓜類應盡量避免，減少油炸類和刺激性飲食如糖、茶、咖啡、酒等，不要有抽菸的習慣。

鼻子過敏

材料

10滴薑精油、10滴絲柏精油、10滴甜茴香精油、50ml甜杏仁油（或基礎乳液）

作法

取50ml甜杏仁油（或基礎乳液），加入以上三種精油攪拌均勻【圖1】，裝入不透光的100ml玻璃瓶中，即可使用。

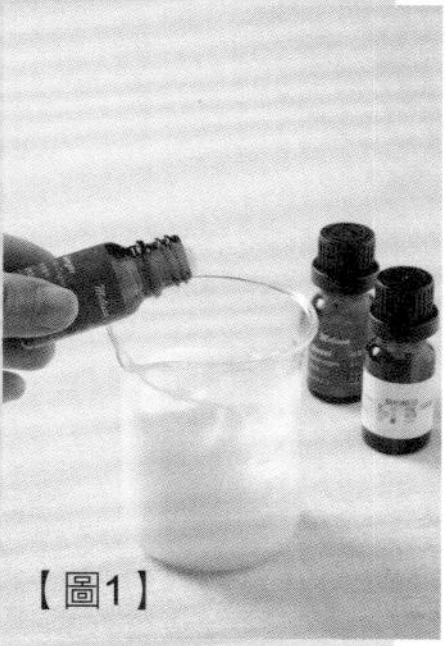
【圖1】

注意事項

每天早晚各一次，取適量塗抹在鼻子兩側並按摩，尤其在鼻翼兩側的迎香穴【圖2】，要多加強按壓，直到精油吸收即可。也可利用薰香燈吸嗅聞香。準備一座薰香燈，放上鹽並滴入上述複方純精油5至8滴，再加入熱水，把薰香燈功率開到最大，門窗關好，十分鐘後把開關微調到最小，稍微開一點窗戶，此時就可以開始聞香吸嗅了。平時只要在室內都可以做這個療程，但在晚上睡覺休息時使用效果最好。

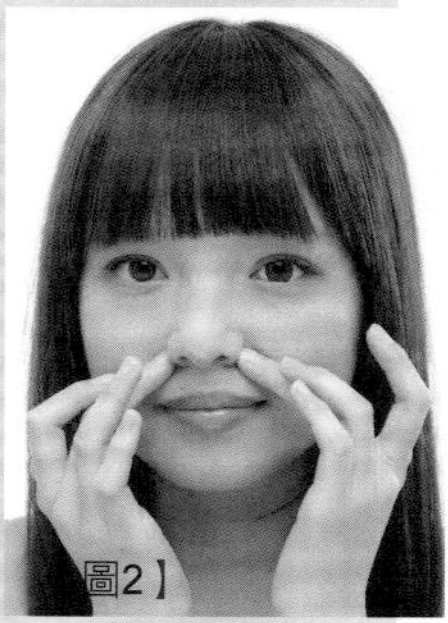
【圖2】

喉嚨痛

造成喉嚨痛有諸多原因，像講話的時間過長、必須說很多話、過度大聲說話、吃太刺激或太燥熱的食物、慢性激烈的咳嗽、普通感冒、流行性感冒、扁桃腺炎、鼻竇炎、細菌或病毒的感染……都是造成喉嚨痛的原因。

可以在睡覺時點上薰燈，使用五滴薰衣草精油、三滴茶樹精油、三滴松樹精油混合作為薰香之用。

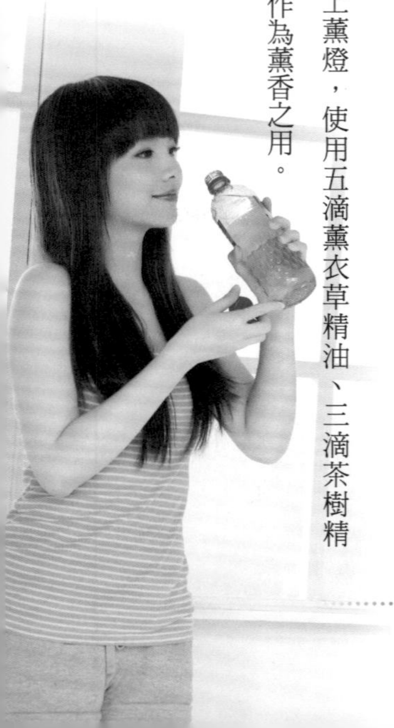

TIPS 喉嚨痛

材料

5滴茶樹精油、3滴沒藥精油、少許海鹽

作法

取海鹽放入杯中，加入茶樹精油、沒藥精油後，注入1杯溫開水混合均勻，每天漱口二到三次，持續到病症消除。

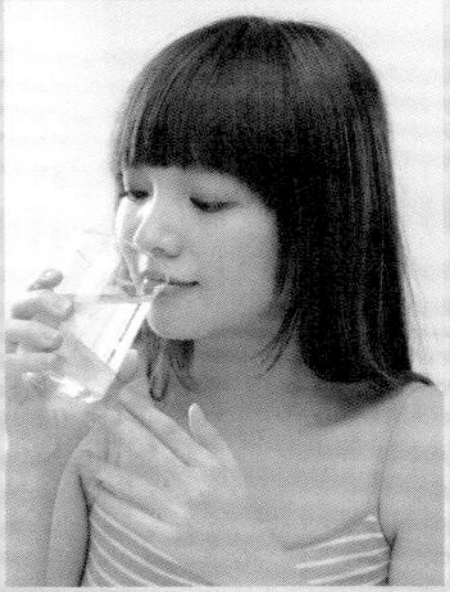

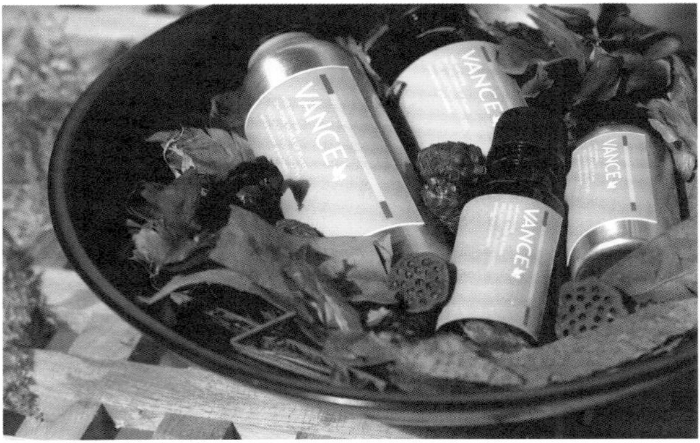

咳嗽

咳嗽是一種清除機制，利用胸腔運動來清除異物的一種自然反應。當黏液不足或黏液太稠不能順暢流動時，喉嚨乾燥將造成激烈的咳嗽。如果疾病的時間拖長，容易造成慢性支氣管炎。而當太多黏液時，造成鼻黏膜發炎，過量的黏液導致阻塞，感染的機會增加，就容易導致支氣管炎或肺炎。精油對呼吸系統的治療效果很好又明顯。應用精油最好的方法是吸入，例如擴香、點精油燈、佩戴聞香瓶、沐浴蒸汽。（氣喘患者建議不要使用蒸汽吸入，因為蒸汽的熱度會讓黏膜發炎，容易導致阻塞更嚴重，改用冷噴的擴香器比較有幫助。）

確定自己是乾咳時，可以利用一些有止痙攣、放鬆效果的精油，來治療諸如氣喘、乾咳、百日咳這些症狀。咳嗽帶有黏痰呈現綠黃的濃痰，發燒、頭痛、喉嚨痛、扁桃腺發炎、鼻塞、流鼻水、打噴嚏、腰痠背痛，甚至全身肌肉痠痛，這是典型的急性支氣管炎和上呼吸道感染，屬於病毒流感。可取精油乳液不斷擦抹，這個過程會不斷地排尿和排汗，要更換乾爽的棉質內衣，直到退燒，之後還要繼續擦精油乳液，一天數次，直到病好。

TIPS

濃痰

材料

15滴薰衣草精油、10滴松樹精油、10滴茶樹精油、15滴薄荷精油、10滴黑胡椒精油、100ml基礎乳液

作法

取基礎乳液加上五種精油攪拌均勻，擦在額頭、前頸部、胸部、腹部、後頸、背部、四肢，全身塗抹，每隔半小時左右抹一遍，並充分飲用稀釋過的運動飲料，以補充電解質和水分。

咳嗽

材料

20滴快樂鼠尾草精油、20滴檀香精油、20滴百里香精油、100ml的基礎乳液（或基礎植物油）

作法

1. 可取三種精油混合，做吸入使用【圖1】，來舒緩咳嗽的症狀。
2. 取基礎乳液（或基礎植物油）加入三種精油混合均勻，擦在前頸喉部、前胸、後背並輕微按摩【圖2】，一天數次即可緩解。

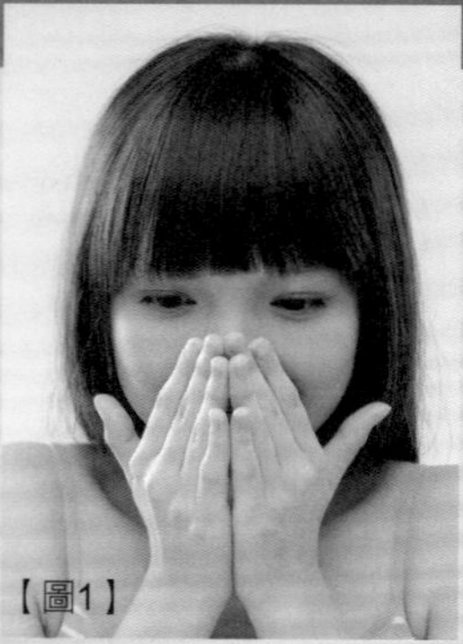
【圖1】

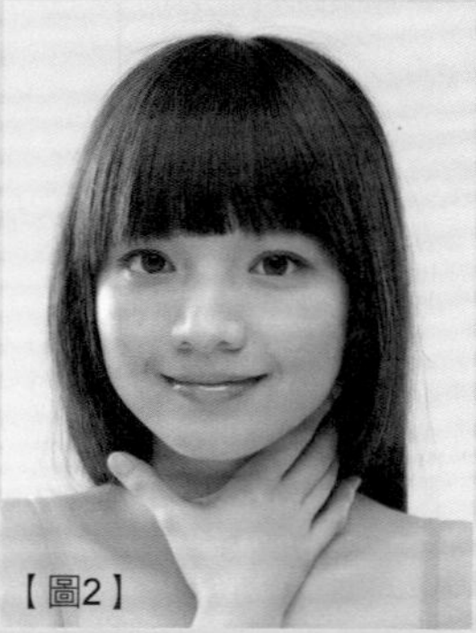
【圖2】

精油療癒
腸胃

腹部絞痛

發燒・嘔吐・腹瀉

天竺葵精油修可復腸胃黏膜、抗菌；薄荷精油可解熱、發汗、消脹氣、止痛、收斂；尤加利精油消炎、流感、止痛、抗菌、抗病毒、除痰、解熱；絲柏精油可止瀉、止痙攣；甜茴香精油能助消化、減緩嘔吐、除痰、益脾、健胃、舒緩腹瀉和疼痛；黑胡椒精油可殺菌、解熱、強化免疫系統功能，將以上精油混合乳液作為塗抹之用，即可緩解不適。

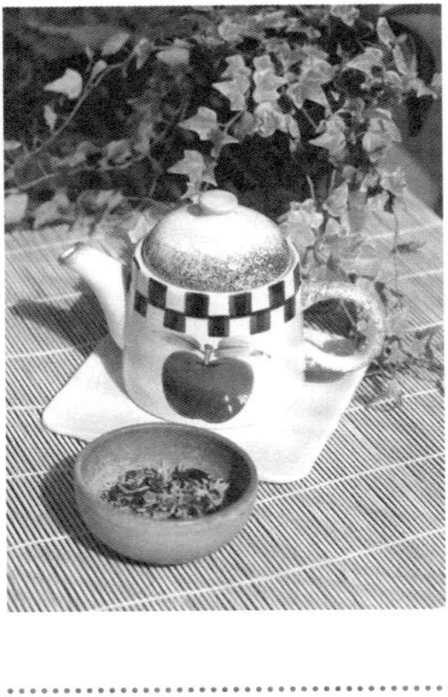

腹部絞痛(發燒・嘔吐・腹瀉)

材料

10滴天竺葵精油、10滴薄荷精油、10滴尤加利精油、10滴絲柏精油、10滴甜茴香精油、10滴黑胡椒精油、100ml基礎油或基礎乳液

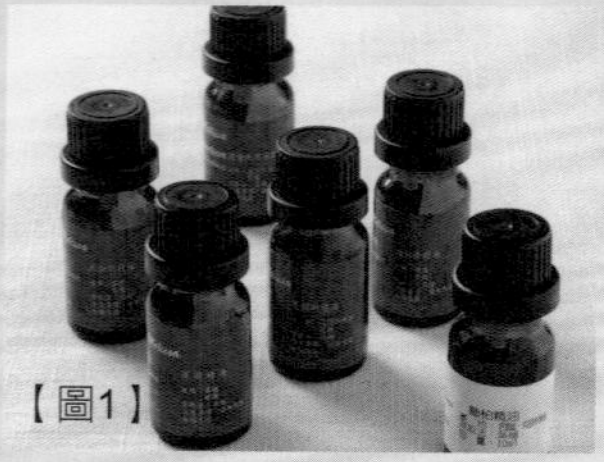

【圖1】

作法

取基礎油(或基礎乳液),加入以上六種精油攪拌均勻【圖1】,裝入不透光的100ml玻璃瓶中,即可使用。

使用方法

取適量塗抹在頸部、前胸、腹部、後背,當症狀明顯時要增加塗抹的次數,暫時不可進食,但要補充液體電解質且多休息。【圖2】

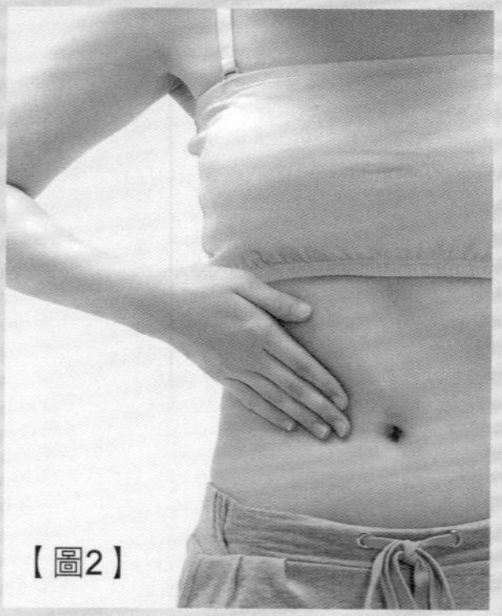

【圖2】

便祕

便祕的原因可能是壓力、膳食纖維攝食不足、水喝得不夠、缺乏運動、吃太多的蛋白質和過多精緻食物。

使用檸檬香茅可以清除腸道；檀香精油可以軟便；永久花精油可以促膽汁流動。此外，便祕建議按壓點：關元、尺澤、足三里，平時在這些穴道多給予刺激按摩，可幫助便便順利排出。

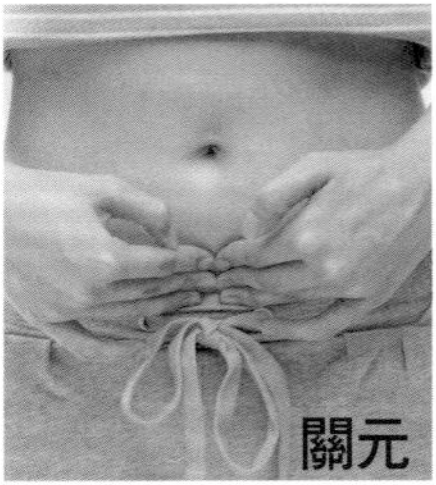

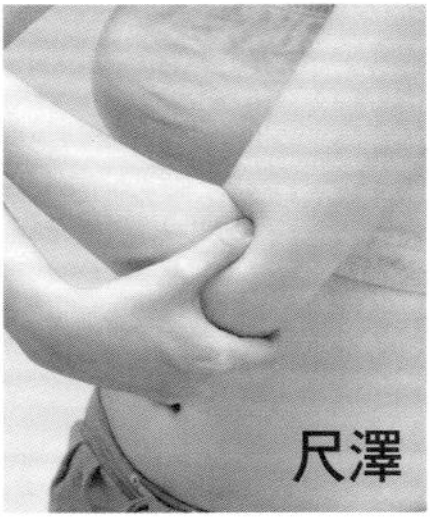

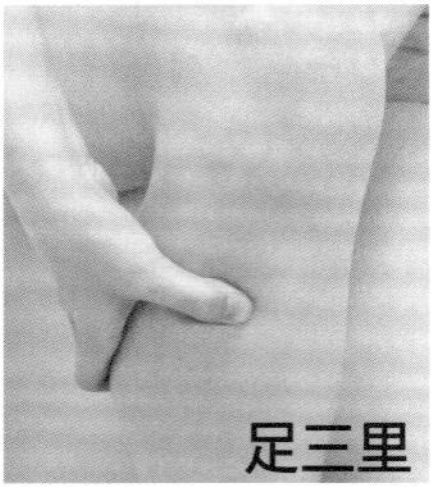

便祕

材料

15滴迷迭香精油、15滴甜馬鬱蘭精油、15滴甜茴香精油、15滴黑胡椒精油、乳液100ml（或冷壓植物油100ml）

作法

取基礎乳液（或冷壓植物油）和上述的複方純精油調配在一起，按摩腹部。

便祕伴有腹部疼痛

材料

15滴黑胡椒精油、15滴檸檬香茅精油、15滴檀香精油、15滴永久花精油、乳液100ml（或同量冷壓植物油）

作法

取基礎乳液（或冷壓植物油）和上述的複方純精油調配在一起。

使用作法

最有效的方法是腹部按摩，以順時鐘的方向，時深時淺地控制力道，平均在上腹和下腹按摩，可請別人幫忙按摩，自己隨時自行按摩。

精油療癒腸胃

緊張型腸胃炎

我在學院有一個學生很優秀，尤其是在「聞香」方面很敏銳，除了能識別每一種精油的味道，對於葉子、木質、花、果、枝、脂、種子，都能聞出端倪，化學合成的香精更騙不了她。因為如此，我請她在身邊協助我輔導學生「以嗅覺認識精油」，學生的反應都相當好。

可是每當要上課的日子，這小助教就開始胃痛，而且一次比一次難過，又吐又拉肚子，我趕緊調了舒緩腸胃的配方給她。經過一、兩次的反覆情況，我察覺因為是心理的情緒壓力，反射到生理而產生不適，於是修改了配方，在神經系統上加強給予鎮定、舒壓的精油，再給予適度的開導，情況就改善了很多。由此可知，生理會影響心理，同樣心理因素也會影響生理狀況。如果把壓力的來源去除掉，可能是一帖最好的良方。

學院的鄭老師和我分享她的經驗。她的一位朋友每遇到大考就拉肚子，屢試不爽，考試是他壓力的因素，這個因素無法去除。所以她以精油配方透過聞香薰香的方式幫助他，一邊整頓他的腹部不適，同時也加強情緒的穩定。

精油中的天竺葵精油可以穩定情緒；迷迭香精油可以影響中樞神經；佛手柑精油可以讓肌肉放鬆、心情放鬆，三者混合使用，可有效穩定情緒。

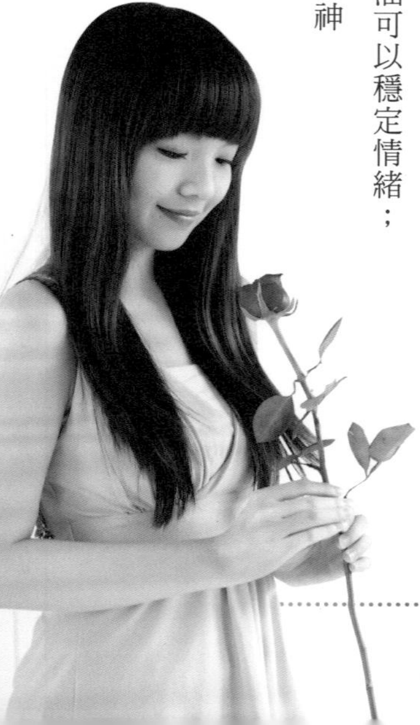

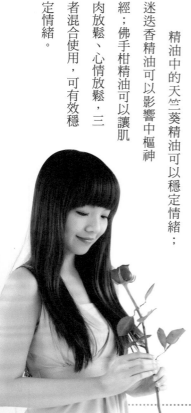

TIPS

緊張型腸胃炎

材料

5滴天竺葵精油、5滴迷迭香精油、5滴佛手柑精油

作法

將三種精油放入聞香瓶中混合，以聞香方式舒緩不適。

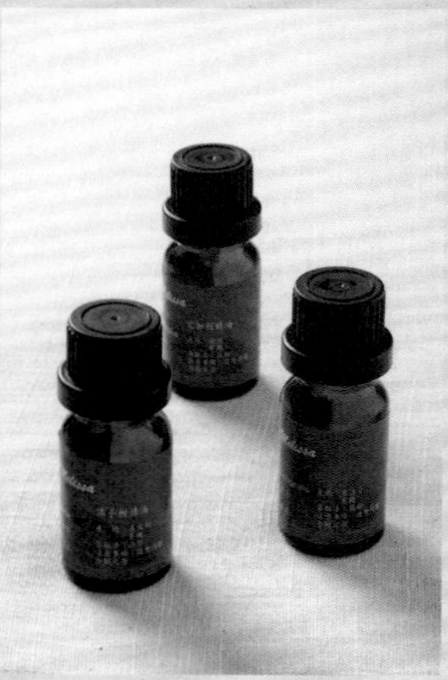

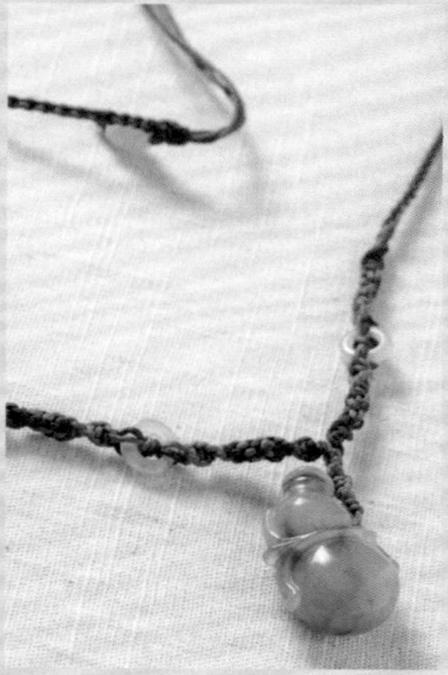

敏感皮膚

可選用有抗發炎性質，但不會刺激皮膚的精油，例如：薰衣草精油適合正常和敏感型肌膚；永久花精油適合敏感、發炎、癢的皮膚；德國洋甘菊精油適合乾燥、敏感發炎的皮膚；橙花精油適合混合敏感型皮膚。若是過敏性肌膚，給予的精油愈簡單愈好，以避免增加負擔。可以月見草油，混合上述精油一至二種，濃度要在百分之一以下，作為塗抹之用。

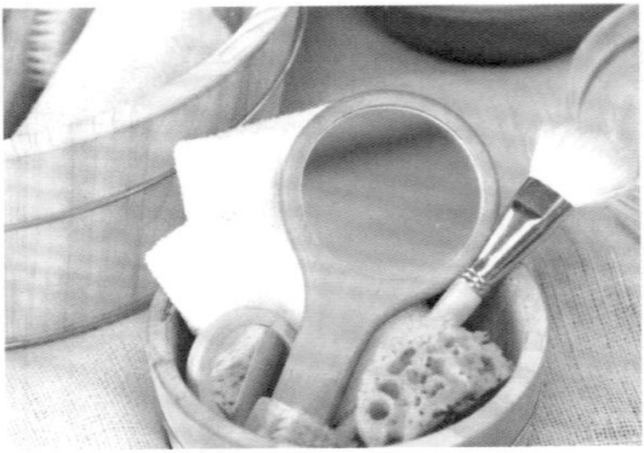

TIPS

敏感皮膚

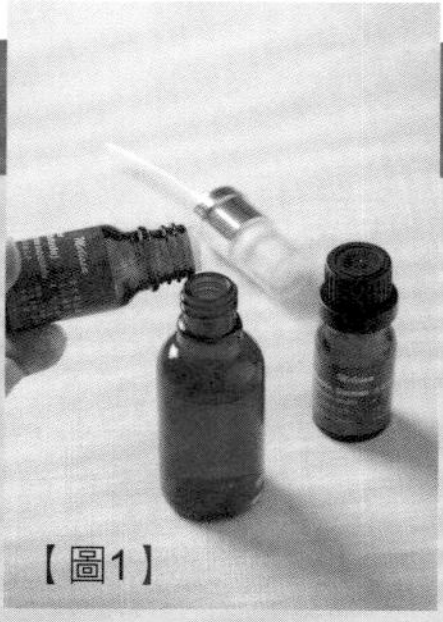

【圖1】

材料

5滴薰衣草精油、5滴德國洋甘菊精油、50ml月見草油

作法

三種精油稀釋在月見草油中，濃度要在1%以下【圖1】，調勻後塗抹於皮膚。【圖2】

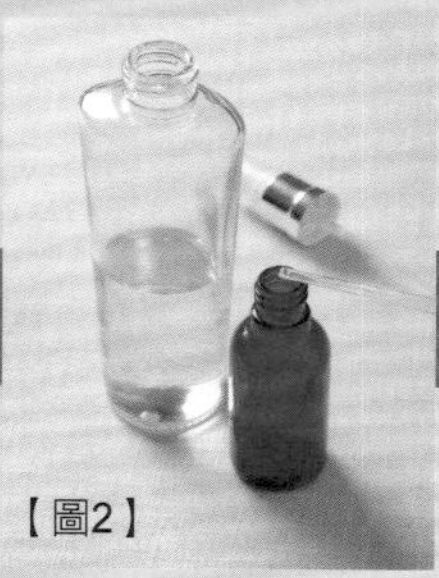

【圖2】

TIPS

紅絲症

材料

6滴玫瑰精油、6滴德國洋甘菊精油、50ml金盞花浸泡油

作法

紅絲症是微細血管擴張的現象，以玫瑰精油加德國洋甘菊精油，混合金盞花浸泡油，塗抹患部，使用數個月之後就會有明顯的改善。

居家常用保健

肩頸舒壓

每天辛勤地工作，下班後總是希望可以好好休息一下，放鬆身心消除疲勞。而工作時一些惱人的問題，會讓你的精神消耗殆盡，應該要想些方法提振自己的精神。早上起床時，可能因為睡眠品質不好、睡姿不良、前日過度操勞等，也會讓你的肩頸僵硬，失去活力。這時就要用精油按摩油，以肩頸舒壓保健的手法來保健自己，絕對能讓你消除疲勞、提振精神，每日精神抖擻。

我和我的學生都會要求家中的老人家，每日起床就先以精油保健肩頸，沒了疼痛，老人家們每天都是快快樂樂的。他們覺得身體好了，生活品質自然也提升了。

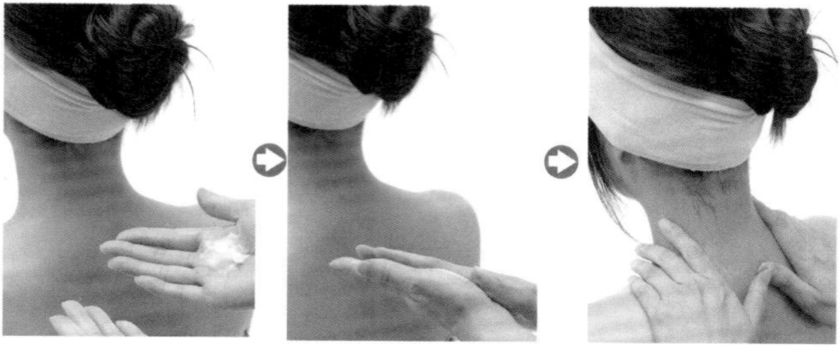

1 將精油乳液塗於抹雙手及頸項。

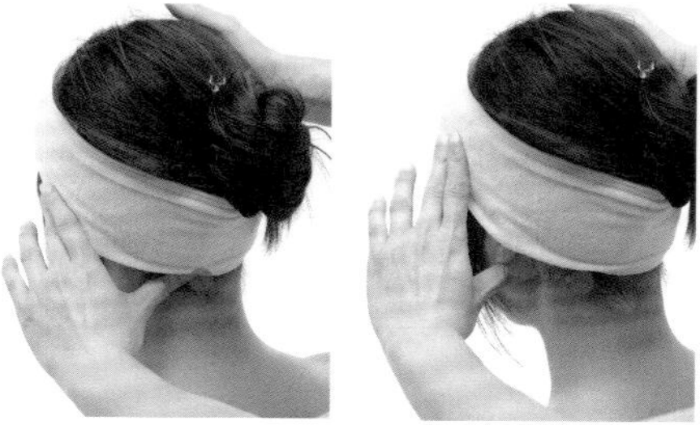

2

四指扶住頭頂，以大拇指指腹旋轉揉壓，沿枕骨向上線向上按壓，由中間往左右兩邊按壓，經耳後至下巴。後頸處有三個凹洞，左右兩個是風池穴，中間的是風府穴，按壓至此宜向上頂壓；而耳後及下巴處因為有淋巴結，因此要輕揉漸進。

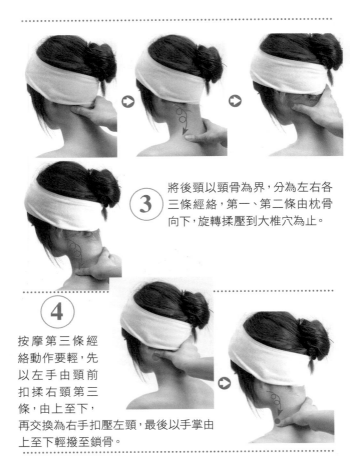

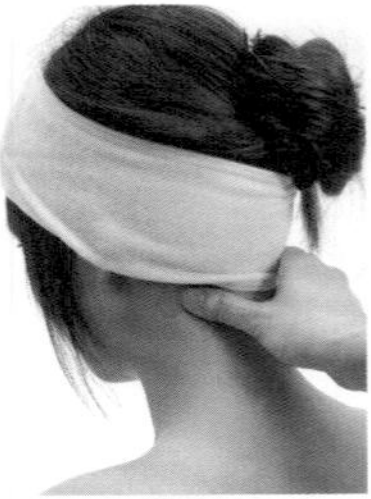

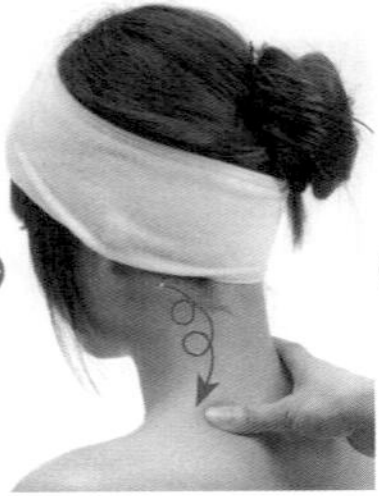

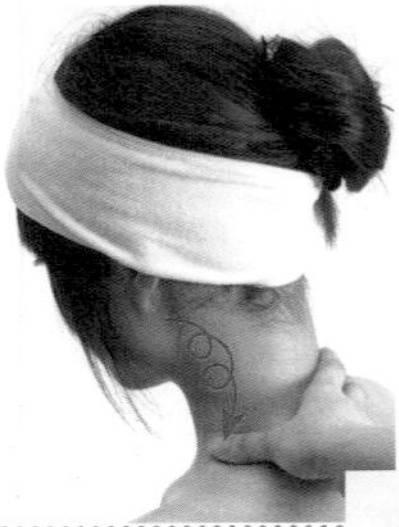

③ 將後頸以頸骨為界，分為左右各三條經絡，第一、第二條由枕骨向下，旋轉揉壓到大椎穴為止。

④ 按摩第三條經絡動作要輕，先以左手由頸前扣揉右頸第三條，由上至下，再交換為右手扣壓左頸，最後以手掌由上至下輕撥至鎖骨。

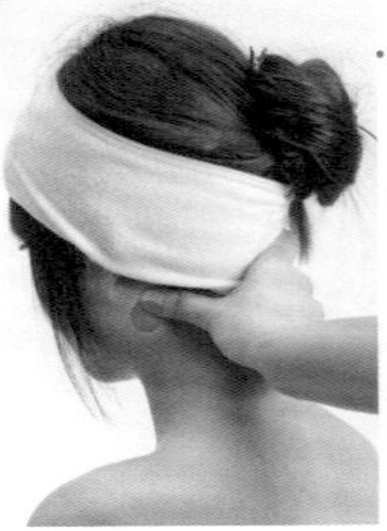

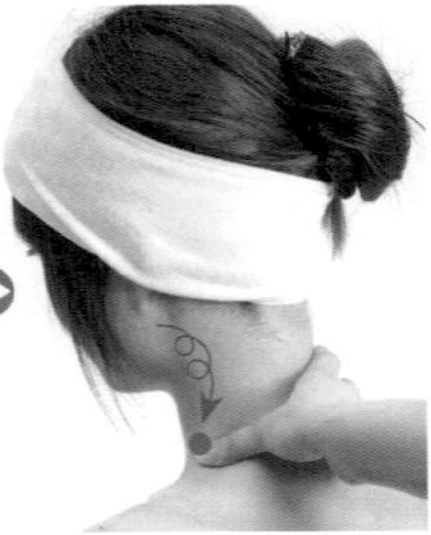

5

清潔大椎穴，沿大椎穴邊緣以放射線向外推壓。（有很多代謝物會累積在大椎穴，因此我們看到肩頸僵硬的人，他的大椎穴都有堆積廢物，要仔細地清除。當然，一次是無法清除乾淨的，要有耐性。）

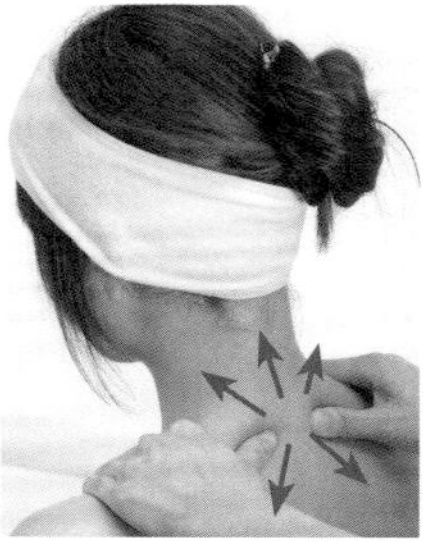

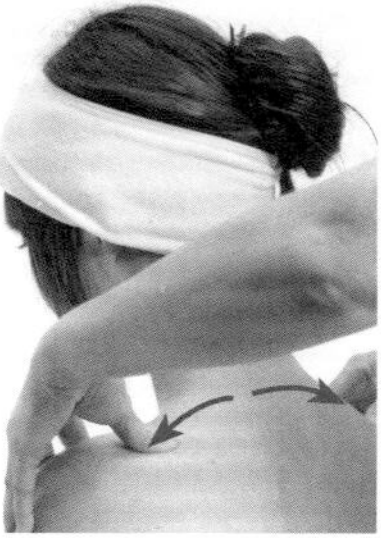

6

用指腹或手指關節，由肩井穴往大椎穴來回疏通。（可用精油按摩油先輕輕按摩，待軟化後再疏通。）

7

前、後、左、右，旋轉輕擺你的頭部，可以活絡柔軟頸部。重複上述每一個動作二至三次，並可視情況加強。

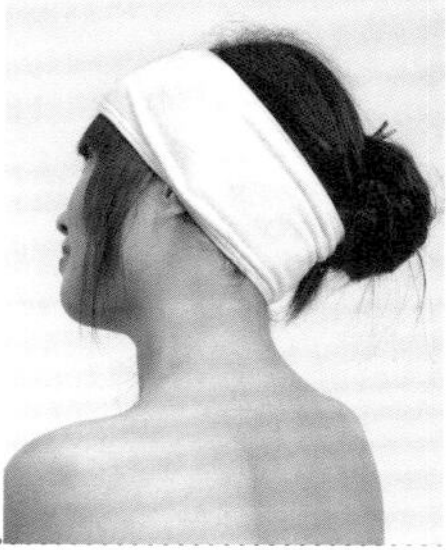

肩頸痛

按壓點

列缺穴、陽陵泉穴、合谷穴、風池穴、天柱穴

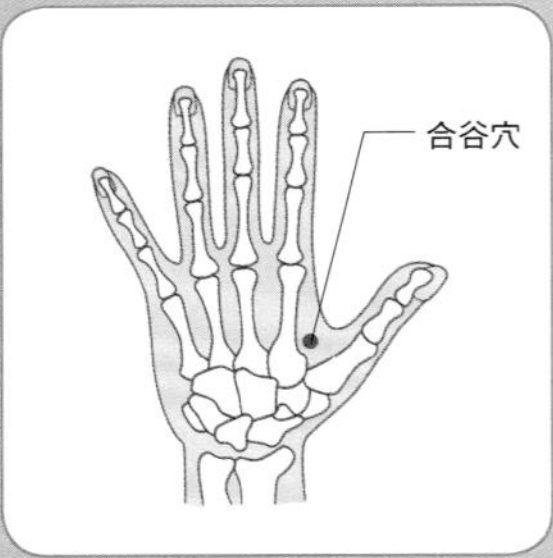

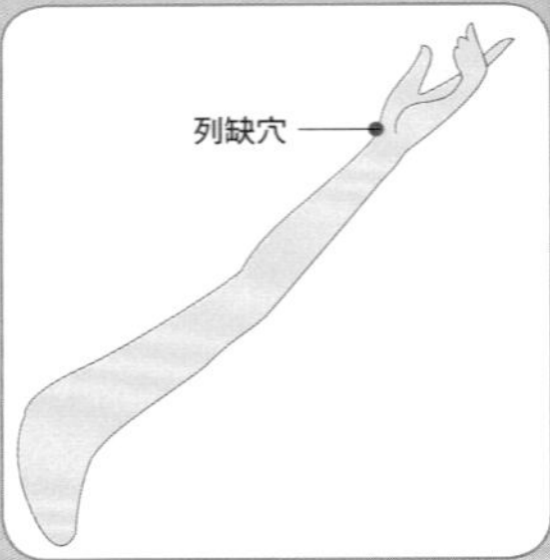

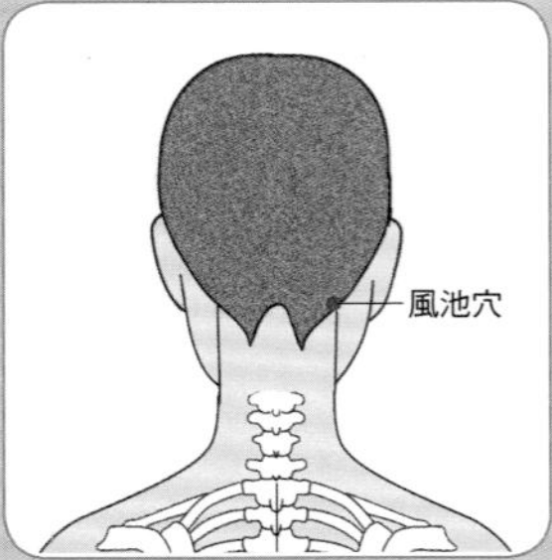

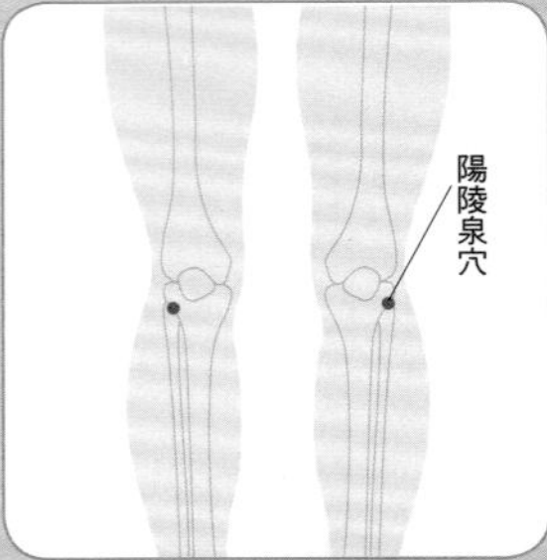

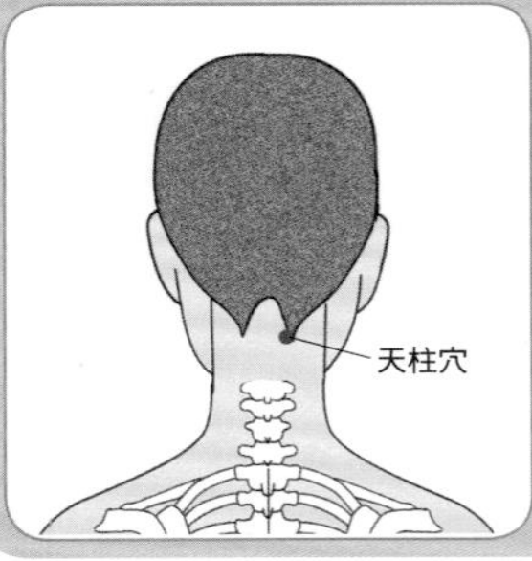

退燒．解熱

引起發燒的原因有很多，如細菌、病毒感染、各類型的感冒，或是身體內其他地方的發炎等。當發燒時，有的人可能會怕冷、畏寒、發抖，有的人可能眼睛、舌頭、嘴唇、全身發紅發熱，有的人則是全身肌肉痠痛，甚至於摸到皮膚都會疼痛等。一般常見的，因扁桃腺發炎或腸胃型感冒引起的發燒，可以調配散熱退燒的複方精油先幫助退燒，舒緩不適。

基本精油配方一：薰衣草精油、德國洋甘菊精油、黑胡椒薄荷精油

基本精油配方二：天竺葵精油、德國洋甘菊精油、黑胡椒薄荷精油

如果有喉嚨痛、扁桃腺發炎，可在基本配方中再加入松針精

油、檸檬精油或百里香精油。或是選擇加入其他殺菌力強的精油，如肉桂葉精油、白千層精油、茶樹精油、大西洋雪松精油等。如果是屬於腸胃型感冒的話，可以在基本配方中再加入甜茴香或羅勒（尤適腹瀉嚴重時）、肉桂葉、澳洲尤加利等精油。

當分辨不出發燒的原因時，建議在配方中加入最小量的黑胡椒精油。如果是年紀較小的孩童發燒，就把澳洲尤加利精油改為檸檬尤加利精油，黑胡椒薄荷精油改為使用綠薄荷精油。

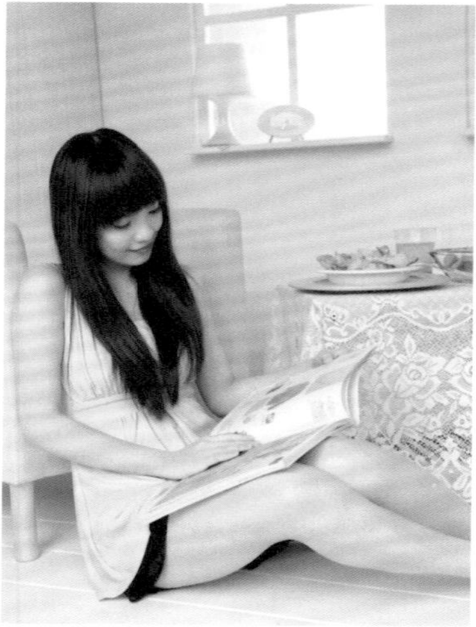

1. 穿棉質吸汗的衣服，當衣服溼了就要趕快換乾的衣服。
2. 每間隔十五至二十分鐘，塗抹一次上述配方精油乳液；一小時內要操作三至四回，讓發燒退去。
3. 將退燒的配方精油乳液，塗抹於正面的頸部、胸部至腋下、腹部、四肢，背面的枕骨向上線、後頸、肩背、大椎、整個背部、臀部、四肢。

塗抹肩頸

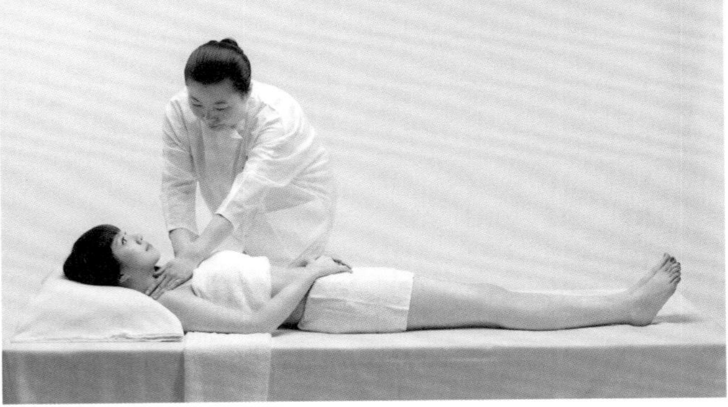

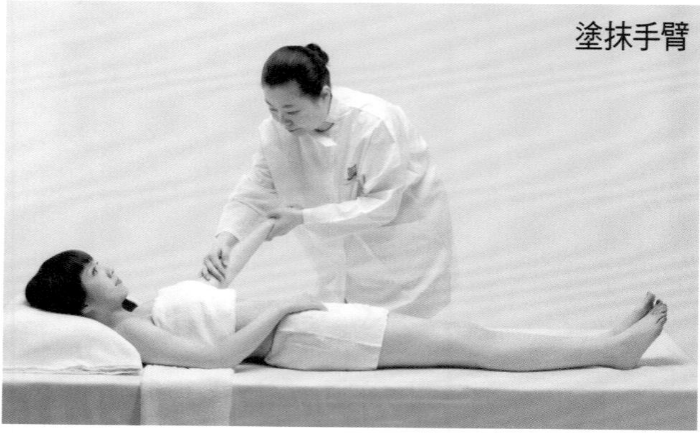
塗抹手臂

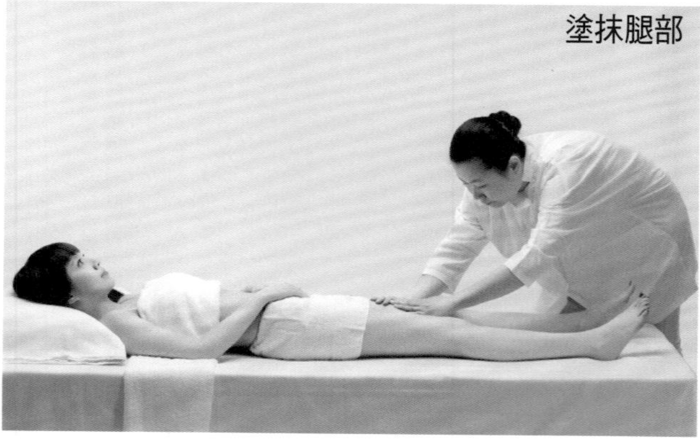
塗抹腿部

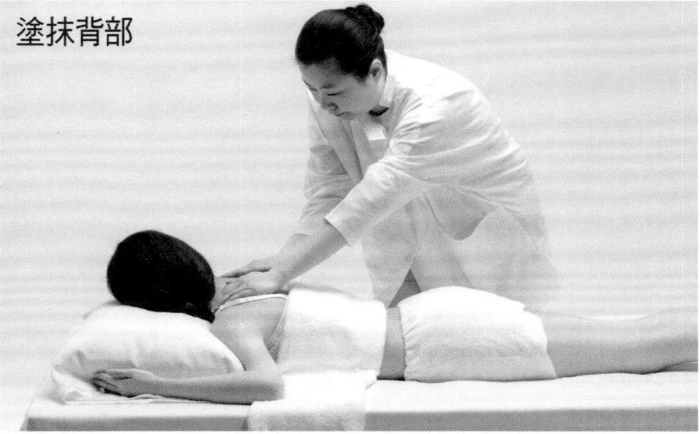

塗抹背部

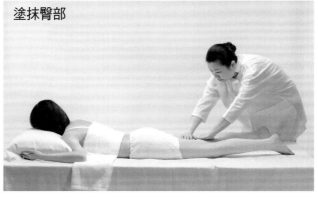

塗抹臀部

發燒 咳嗽

按壓點

發燒：大椎穴、曲池穴、合谷穴

咳嗽：天突穴、膻中穴、肺俞穴、身柱穴

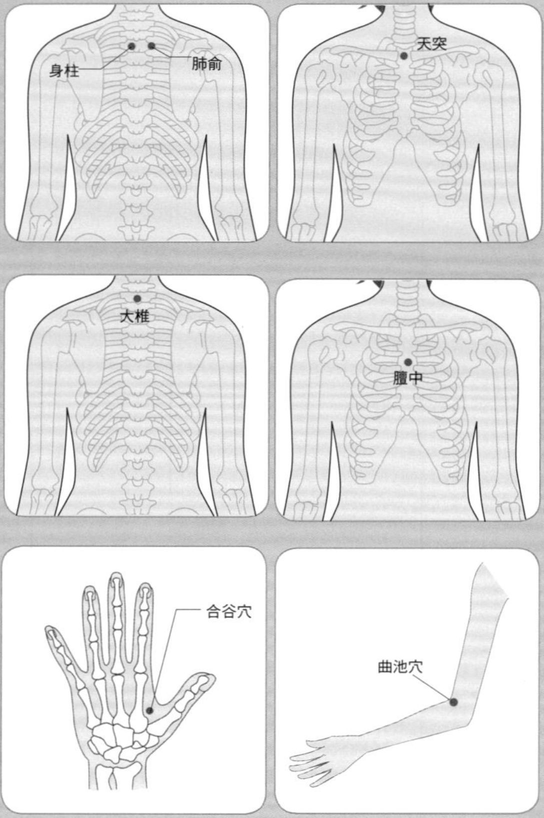

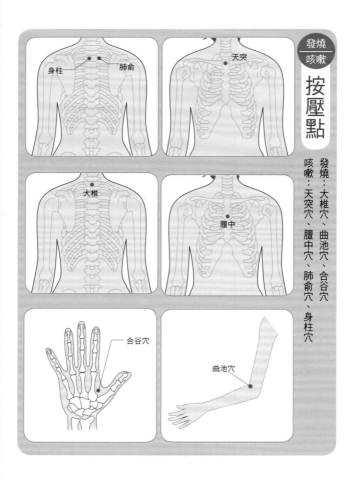

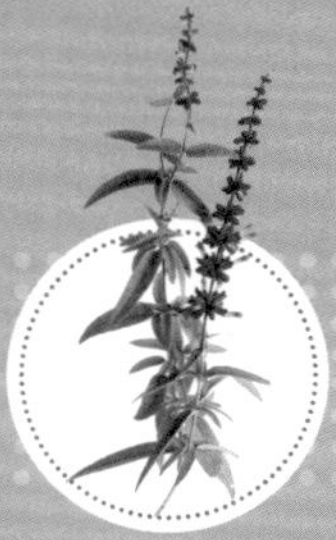

Aromatherapy